SIMPLYKETO.DE

Für Frage & Anregungen

support@simplyketo.de

Wichtiger Hinweis

Dieses Buch ist für Lernzwecke gedacht. Es stellt keinen Ersatz für eine individuelle medizinische Beratung dar und sollte auch nicht als solcher benutzt werden. Wenn Sie medizinischen Rat einholen wollen, konsultieren Sie bitte einen qualifizierten Arzt.

Die Autorin haftet für keine nachteiligen Auswirkungen, die in einem direkten oder indirekten Zusammenhang mit den Informationen stehen, die in diesem Buch enthalten sind.

3. Auflage 2020
© 2016 by Alexandra Pocol
Simply Keto
Eiswerder Str. 18
Gebäude 129 Aufgang E
13585 Berlin

ISBN Print: 978-3-9821789-0-5

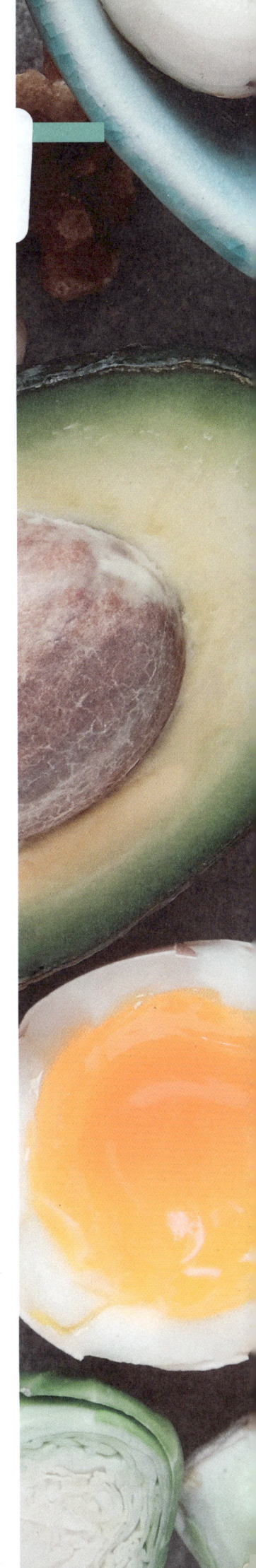

INHALTSVERZEICHNIS

INHALTSVERZEICHNIS

INHALTSVERZEICHNIS

HERZLICH WILLKOMMEN IN DER

30 TAGE KETO CHALLENGE VON SIMPLY KETO!

Wir freuen uns riesig, dass du dich dazu entschlossen hast, mit uns auf die Reise in ein gesünderes und energetisches Leben zu starten. Wir sind sicher, du wirst es nicht bereuen.

Bevor es losgeht, möchte ich mich und natürlich Simply Keto noch bei dir vorstellen.

Mein Name ist Alexandra Pocol, ich bin 28 Jahre alt und lebe in Berlin. Ich selbst ernähre mich seit einigen Jahren ketogen und befasse mich seit Beginn meiner Ernährungsumstellung intensiv mit der ketogenen Ernährung und bin voll und ganz von dieser Ernährungsform überzeugt.

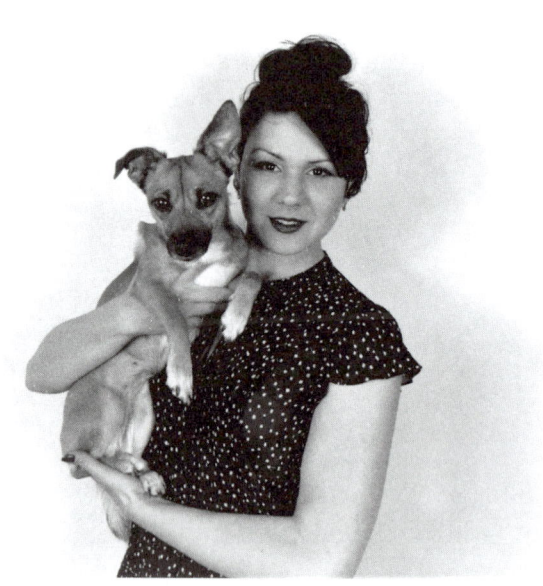

Bereits kurze Zeit nach der Umstellung konnte ich starke, gesundheitliche Verbesserungen feststellen.

Meine Allergien waren verschwunden, ich fühlte mich fitter und wacher und das über den gesamten Tag. Vor Keto war ich am Nachmittag oft so müde, dass ich ein kurzes Nickerchen machen musste, um über den Tag zu kommen.
Aber die beste Veränderung für mich war mein Verhältnis zu Essen.
Vor Keto war dieses sehr ungesund. Ich nahm sehr leicht zu, weshalb ich versucht habe, möglichst wenige Kalorien zu mir zu nehmen. Bei mir gab es eigentlich nur zwei Zustände - ich war entweder hungrig oder hatte ein schlechtes Gewissen.
Satt und glücklich kannte ich vor Keto nicht.

Mit einer high-carb + low-fat Ernährung, wie ich sie davor lebte, konnte ich bereits bei 1600 Kalorien eine Gewichtszunahme feststellen. Mit meiner ketogenen Ernährung halte ich mit 2200 Kalorien mein Gewicht. Ich kann mich nun satt essen, ohne schlechtes Gewissen und habe keine Heißhungerattacken mehr! Was zu Beginn für den einen oder anderen wie eine Art Verzicht wirken könnte, erwies sich für mich innerhalb kürzester Zeit nach der Umstellung als die ultimative Freiheit.
Und von da an brannte ein Feuer in mir - die Liebe zur ketogenen Ernährung.

2015 saß ich eines Abends mit meinen und Roberts (mein Partner, sowohl im Beruf, als auch privat) Eltern an einem Tisch und musste feststellen, dass mein damals 70-jähriger Vater gesundheitlich stark abgebaut hatte.
Er war schlapp, blass und konnte sich nicht mehr konzentrieren. Er konnte kaum an einem Gespräch mit mir teilnehmen. Ich machte mir natürlich ziemliche Sorgen um ihn. Dass es ihm nicht gut ging, wusste ich. Aber zu sehen, wie schlecht es ihm wirklich ging, ließ mich eine Entscheidung treffen:

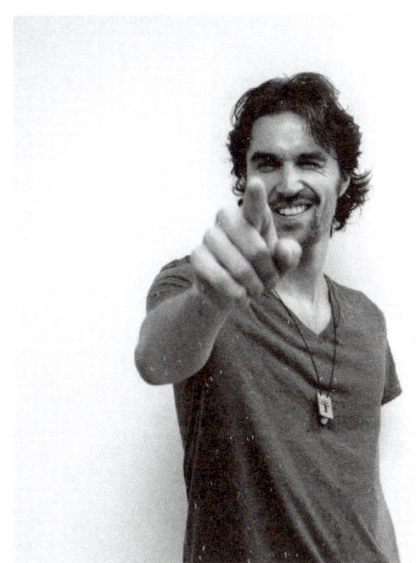

Ich musste meinen Vater zur ketogenen Ernährung bringen und ihn coachen.

Nach einer ausgiebigen Überzeugungsarbeit willigte er auch ein, einem von mir erarbeiteten 30 Tage Keto Plan zu folgen und mit meinem täglichen Telefonsupport den Versuch zu wagen. Obwohl ich das damals noch nicht wusste, war das die Geburtsstunde von Simply Keto und der 30 Tage Keto Challenge. All meine beruflichen Entscheidungen haben ihren Ursprung in diesem Abendessen mit meinen Eltern.

Die ersten Tage waren für meinen Vater wirklich nicht einfach. Einerseits war sein Arzt nicht mit dieser Ernährungsform einverstanden, was ihn natürlich ziemlich verunsichert hat. Andererseits war es schwierig für ihn, seine über 70 Jahre gewonnenen Gewohnheiten abzulegen. Und er wollte fast schon alles hinschmeißen.
Doch durch meine täglichen Telefonate mit ihm, konnte ich ihn überzeugen, am Ball zu bleiben und ich konnte ihm auch dabei helfen die Symptome der Umstellung zu verstehen und dadurch besser durchzuhalten.

Durch meinen Zuspruch, meine Tipps und die täglichen Rezepte schaffte er es und erzielte bereits nach 30 Tagen so tolle Erfolge, dass er weitermachen wollte und seither bei dieser Ernährungsform geblieben ist.

Selbst seinen Doktor konnte er letztendlich mit seinen stets besser werdenden Blutwerten und seiner Gewichtsabnahme überzeugen.

Aus der anfänglichen Skepsis wurde Erstaunen und Zuspruch!

In den Jahren seit der Umstellung konnte mein Vater noch viel größere Erfolge erzielen.
Mittlerweile sind bereits einige Jahre vergangen und obwohl mein Vater in diesen Jahren natürlich nicht jünger geworden ist - ist er wieder fit, wie ein Turnschuh! Vor seiner Ernährungsumstellung war ein Gang in den Keller schon eine große Herausforderung für ihn! Etwa 25 kg leichter, fährt er nun täglich zwischen 10 - 20 km mit seinem Fahrrad! Seine davor katastrophalen Blut- und v. a. Cholesterinwerte sind nun wieder tipptopp, sogar sein Doktor ist begeistert!

Und von einem Großteil seiner Medikamente konnte er sich auch verabschieden!
Dass ich diese fantastischen Veränderungen an meinem Vater miterleben konnte, hatte mir den unglaublichen Wert dieser Ernährungsform gezeigt.

Dies hat mich so sehr motiviert, meinen beruflichen Werdegang noch einmal komplett über den Haufen zu werfen und mein Studium vorzeitig zu beenden, um mich voll und ganz dem Thema ketogene Ernährung zu widmen.
Denn nun wuchs aus der Liebe für Keto auch noch die Mission, anderen Leuten genauso zu helfen, wie meinem lieben Vater!

Und so gründete ich 2015 mit meinem Partner Robert, Simply Keto

Mit der Mission, Keto unter die Leute zu bringen und es einfach zu machen, dabei zu bleiben.

An der Verfügbarkeitsfront kämpfen wir mit unserem Keto Café in Berlin Mitte, und unserem Online-Shop, in dem wir eine große Vielfalt an ketogenen Produkten anbieten.
Zu einem großen Teil von uns selbst hergestellt, aber auch von vertrauenswürdigen Firmen aus ganz Europa.

Zu Beginn gab es nur unser Café in Berlin Mitte. Dort verbrachten Robert und ich jeden Tag und nahmen uns die Zeit, die Fragen unserer Kunden zu beantworten. Auch dort konnten wir wahnsinnige Erfolge miterleben. Wir konnte dazu beitragen, dass Menschen, die schon lange erfolglos versuchten abzunehmen, es endlich geschafft hatten und das ohne zu Hungern.
Einige Menschen konnten -wie ich- ihre Allergien loswerden. Andere ihre Migräne oder sogar ihre Neurodermitis. Wir kannten viele dieser wunderbaren Effekte natürlich aus den Büchern, aber sie im echten Leben zu sehen, hat uns motiviert, noch mehr aus Simply Keto herausholen zu wollen, um noch mehr Menschen zu helfen.

Wir hatten einen Plan und arbeiteten die letzten Jahre hart an dessen Realisierung! Im Januar 2018 gab es für Simply Keto endlich die Chance, diese Challenge Online vielen hundert Teilnehmern kostenlos zu ermöglichen und mein Team und ich haben die Gelegenheit sofort ergriffen.
Seitdem gab es bereits mehrere Runden und das Feedback war jedes Mal wieder überwältigend.
Wir von Simply Keto sind uns einig: wir lieben Keto und wir haben eine Mission! Diese steckt bereits in unserem Namen: Simply Keto - Keto einfach machen.
Mit dieser Challenge wollen wir dir den Einstieg in die ketogene Ernährung so einfach und lecker wie möglich machen!
Und wenn du uns und der Challenge eine ehrliche Chance gibst und dich an unsere Angaben hältst, dann wissen wir, dass du deine Ziele mit uns erreichen wirst!

Wir freuen uns riesig, dass du uns dein Vertrauen schenkst und wünschen dir viel Spaß und großartige Erfolge mit unserer Challenge!

Liebe Grüße
Deine Alex &
das gesamte Simply Keto Team!

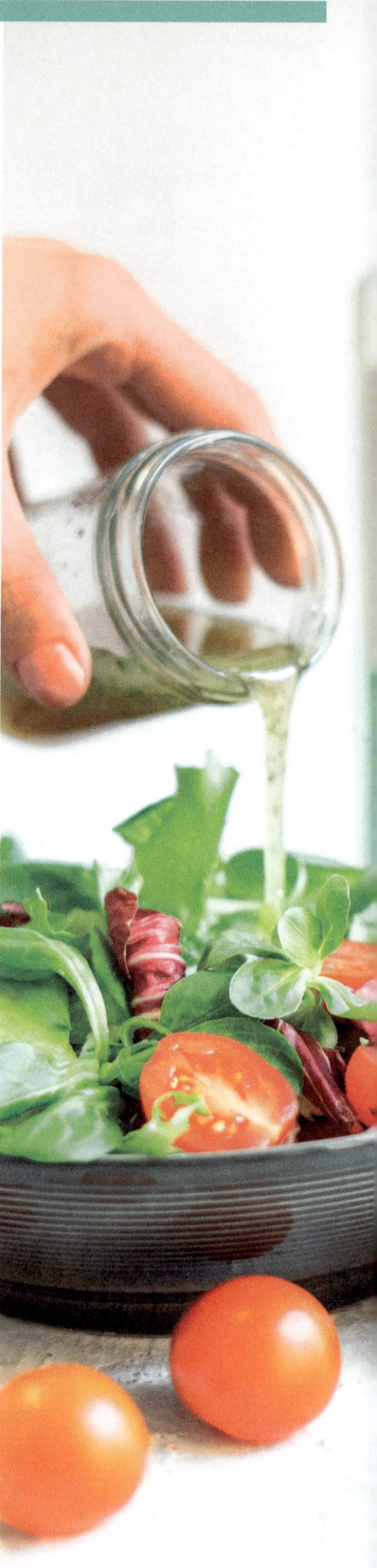

WIE IST EIGENTLICH DER ABLAUF DER

SIMPLY KETO CHALLENGE?

Sicherlich stellst du dir die Frage: Wie läuft diese Challenge eigentlich ab?
Und die möchte ich dir selbstverständlich beantworten.

Bevor es los geht:

Bevor es losgeht, möchte ich darauf hinweisen, dass die Challenge nicht alleine aus dem Buch und den Rezepten besteht.
Die Challenge besteht aus noch weiteren und nützlichen Funktionen, die dir helfen sollen, sie mit größtmöglichen Erfolgen und Motivation durchzuführen.

Wir legen dir sehr stark ans Herz, von allen Funktionen der Challenge Gebrauch zu machen und Teil der Community zu werden.

In regelmäßigen Abständen starten wir gemeinsam mit hunderten Teilnehmer in die Challenge.
In dieser Zeit gibt es jeden Tag eine Mail mit weiteren ergänzenden Infos, Videos und Rabatt-Aktionen.
Die Mails und Videos geben dir noch etwas tiefere Einblicke und dienen als Motivation.

Darüber hinaus gibt es eine große Facebook Gruppe, die speziell für die Challenge gegründet wurde. Den aktuellen Link zu ihr erhältst du bei der Online Anmeldung.
Dort findest du Gleichgesinnte, die das Ganze zeitgleich mit dir erleben.
Du kannst Deine Fragen stellen und dich austauschen.
Viele der Teilnehmer in der Gruppe machen die Challenge schon das zweite, dritte oder sogar vierte Mal und sind somit echte Profis.
Außerdem gibt es in der Gruppe tolle Administratoren, die sorgfältig von uns ausgewählt wurden und dir auch zur Seite stehen und Fragen in der Gruppe beantworten.
Du findest viel Inspiration und die Möglichkeit dich auszutauschen und motivieren zu lassen, wenn du mal einen Durchhänger hast ;-)
Ja, sogar Freundschaften wurden dort schon geschlossen!

Infos, wie du in die geschlossene Facebook Gruppe kommst, erhältst du in der ersten Mail.
Also denk dran, dich auf jeden Fall für die Mails anzumelden! ;-)

Auf www.simplyketo.de/keto-challenge/ kannst du dich für die E-Mails anmelden.

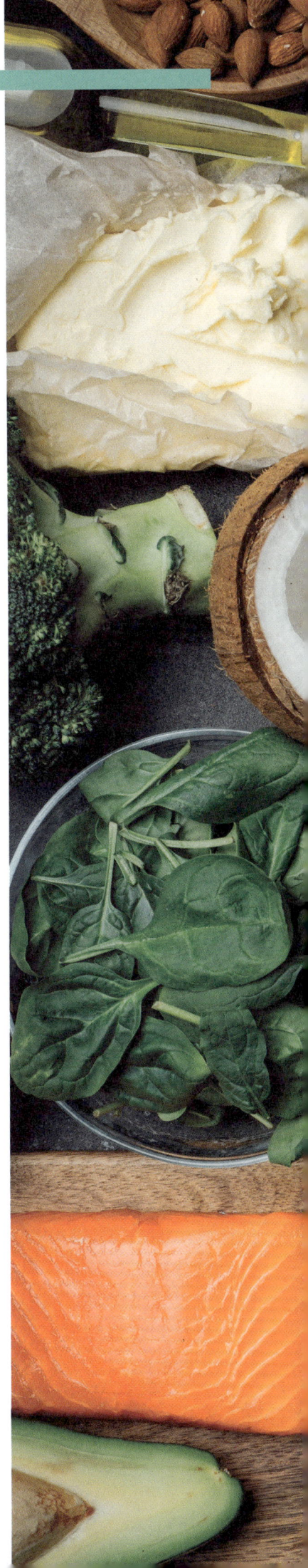

Der Ablauf der Challenge

Die Challenge ist ein 30 Tage Ernährungsplan, der darauf abzielt dich so schnell und einfach wie möglich in Ketose, dem Fettverbrennungs-Stoffwechsel zu bekommen.
Du erhältst perfekt aufeinander abgestimmte Rezepte, die du einfach nachkochen kannst. Neben den Rezepten wird es an sinnvollen Stellen im Buch, immer wieder Infos rund um die ketogene Ernährung geben.

Die ersten zwei Wochen wird dein Frühstück aus einem Keto Heißgetränk bestehen, dass den Fastenmodus nicht unterbricht. Das bedeutet dein Körper verhält sich so, als ob du fasten würdest, ohne dass du wirklich fasten musst.

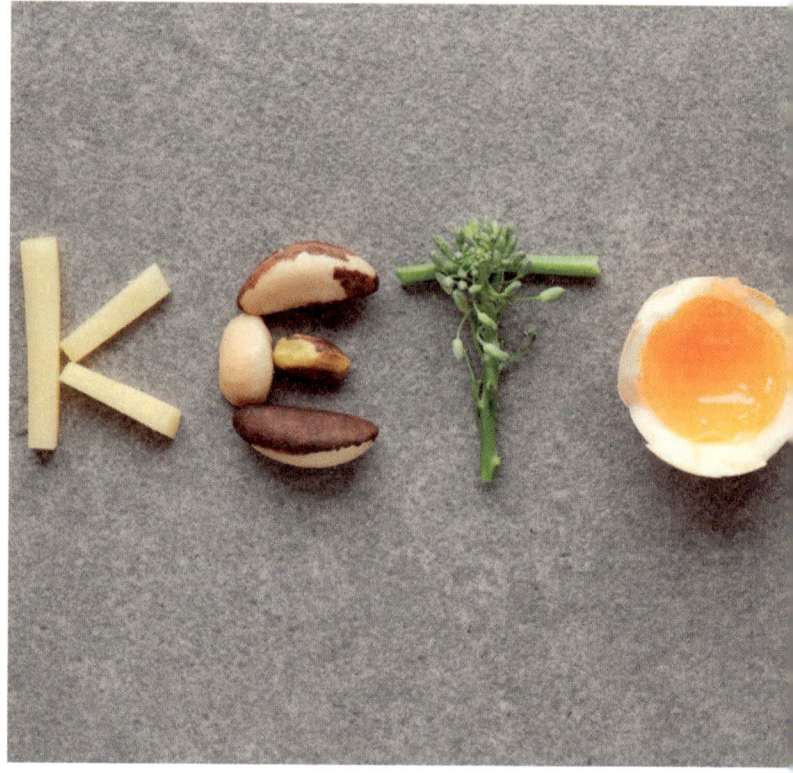

Das Keto Getränk wird dich satt halten und es wird dir nicht schwerfallen, bis zum Mittag ohne Essen auszukommen.
Mehr Infos zum Thema intermittierendes Fasten und dem Keto Getränk findest du auf den Seiten 24 und 28/29.
Du erhältst also jeden Tag zwei Rezepte, einmal für das Mittagessen und einmal für das Abendessen und dein Frühstück besteht aus einem Keto Getränk deiner Wahl.
Nach den ersten zwei Wochen wird es auch wieder Frühstückstage geben.
Neben den zwei Rezepten für mittags und abends erhältst du dann separat noch Frühstücks Rezeptvorschläge.

Damit du immer genau weißt, was du für die nächsten Tage brauchst, haben wir dir aneinander anknüpfende Einkaufslisten erstellt. Diese gibt es in regelmäßigen Abständen an den vorgesehenen Tagen. Somit musst du nur zwei Mal die Woche einkaufen gehen. Die Einkaufslisten sind basierend auf den verwendeten Zutaten in den Rezepten der Challenge.

Der Ablauf der Challenge

Nach 30 Tagen hast du die Challenge geschafft! Erfolge sollten unbedingt gefeiert werden und daher erhältst du von uns 3 Torten Rezepte zur Auswahl, mit denen du dich belohnen darfst! Wir ermutigen dich, das auch zu tun :-)
Zu guter Letzt findest du eine Urkunde, die du dir selbst für deine Erfolge ausstellen darfst! ;-)

Start ist Freitag Abend. Für Freitag bekommst du nur ein Rezept für dein Abendessen. Es macht Sinn, dass du auch schon tagsüber auf Kohlenhydrate verzichtest und Brot, Nudeln, Kartoffeln & Co. weglässt. Wir wissen aber, dass die ersten Tage mehr Zeit beanspruchen und möchten es dir ermöglichen in aller Ruhe nach deinem stressigen Arbeitsalltag zu starten und haben uns dafür das Wochenende ausgesucht.

Das bedeutet Freitag Vormittag und Mittag isst du noch, wie du möchtest, am besten schon Low-Carb und Samstag geht es dann schon richtig los.

Vor dem eigentlichen Start gibt es noch ein paar Infos, die du dir durchlesen solltest.

Alles klar? Oder wurden alle Klarheiten beseitigt? ;)
Es ist eigentlich alles sehr einfach, aber falls dir die Schritt-für-Schritt-Anleitungen nicht ausreichen, kannst du auch gerne zusätzliche Hilfe in unserer aktuellen Facebook Challenge Gruppe erhalten ;)

Jetzt steht deinem Start nichts mehr im Wege.

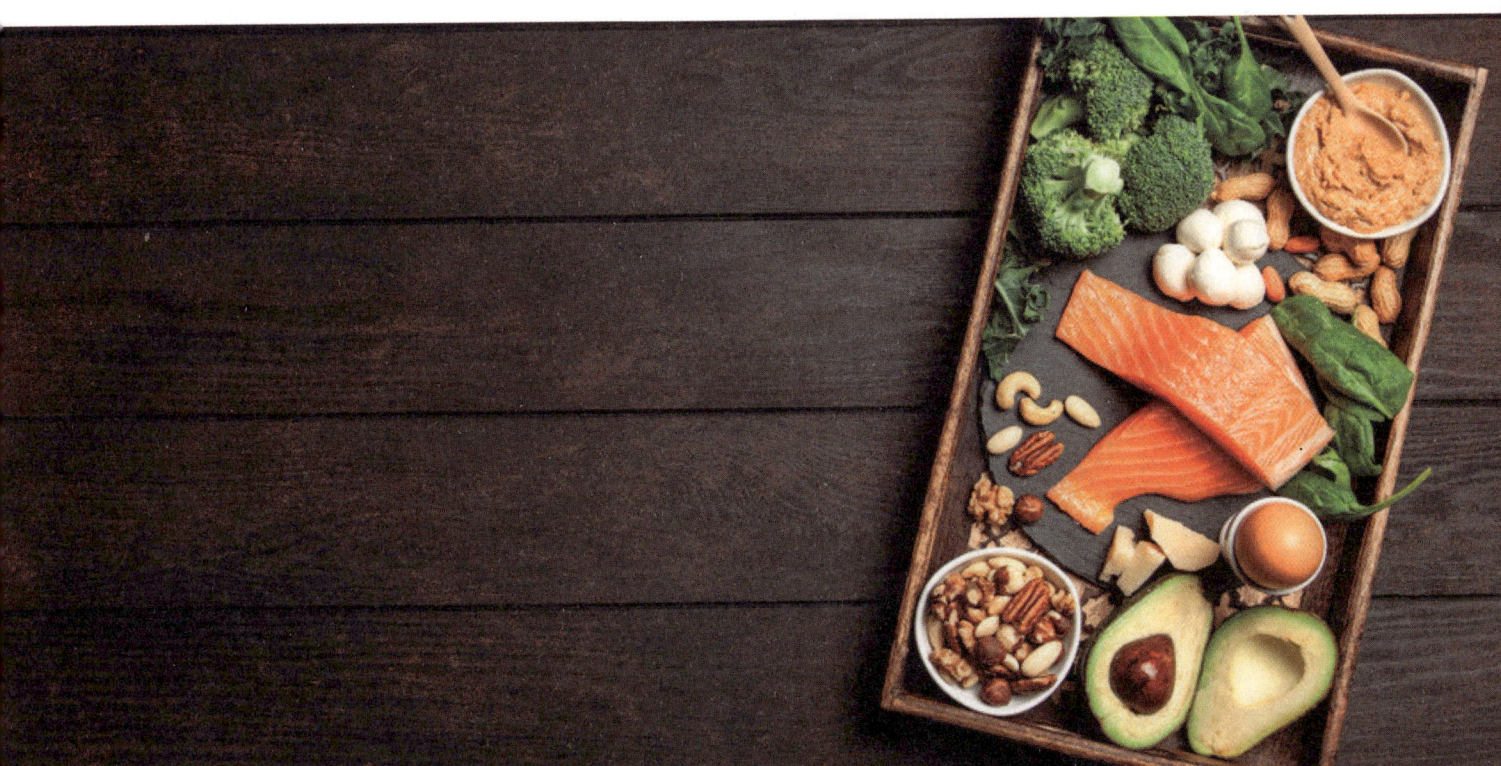

Die 10 Gebote der
30 Tage Keto Challenge

1. Du sollst nicht snacken zwischen den Mahlzeiten.
Deine Kalorien sind mit dem Plan der Challenge komplett gedeckt und snacken würde dein Budget sprengen. Außerdem ist es wichtig, ein gesundes Essverhalten zu lernen. Ständig Essen ist nicht gut.

2. Du sollst keine Milchprodukte zu Dir nehmen, außer Butter.
Milchprodukte hemmen bei vielen Menschen die Gewichtsabnahme, sprengen schnell die Kohlenhydrate und das Eiweiß und sind in der Challenge nicht vorgesehen. Deinen Kaffee trinkst du während der Challenge bitte schwarz. Außer natürlich deinen Keto Kaffee am Morgen.

3. Du sollst keine Cola light & Co. trinken.
Aspartam, Sucralose, Acesulfam K sind fragwürdige Süßungsmittel, die in der Challenge nicht erlaubt sind. Cola passt nicht in eine gesunde Ernährung. Mit Cola, egal ob normal oder light, kann man Rost entfernen. Stell dir vor, was das mit deinem Magen macht ;-)

4. Du sollst ausreichend trinken.
Die meisten von uns trinken viel zu wenig. Gerade in der Umstellung ist trinken aber sehr wichtig. Versuche bitte zwischen zwei und drei Liter zu trinken.

5. Du sollst genug Fett essen.
Zu Beginn kann es sein, dass du das Fett im Keto Kaffee/Tee am Morgen etwas reduzieren musst. Das ist kein Problem, wenn du es in deinen anderen Gerichten unterbringst. Achte aber darauf, dass du alles angegebene Fett zu dir nimmst. Fett ist deine Energiequelle und ohne Fett hast du schlichtweg keine Energie.

6. Du sollst essen, bis du satt bist, aber nicht darüber hinaus.
Infos zum Thema: Wie viel darf/soll ich essen findest du auf Seite 30

7. Du sollst aufstehen, deine Krone richten und weitermachen, auch wenn du mal gesündigt hast.
Es bringt dann gar nichts, Trübsal zu blasen und die Flinte ins Korn zu werfen. Optimalerweise sündigst du nicht, wenn es aber doch ausnahmsweise mal passiert: bestraf dich nicht und mach einfach weiter. Alles andere führt nur zu noch mehr Sündigen durch Frustessen!

8. Du sollst dich nicht jeden Tag wiegen.
Gewichtsschwankungen sind ganz normal und können auch immer mal wieder ein kurzzeitiges Plus auf der Waage bedeuten. Das kann sehr frustrierend sein und Körper und Geist stressen. Stress hemmt die Gewichtsabnahme, ja auch selbst gemachter, emotionaler Stress! Daher ist es nicht ratsam sich jeden Tag zu wiegen. Wiege dich nicht öfter als einmal die Woche.

9. Du sollst keine andere Keto Quelle haben neben Simply Keto.
Es gibt so viele verschiedene Meinungen und Ansätze, die zum Teil sogar gesundheitsschädigend sein können. Daher bitten wir dich, uns zu vertrauen und für diese 30 Tage auf die Infos in der Challenge zu hören. Die Challenge ist perfekt abgestimmt und du verwirrst dich nur, wenn du verschiedene Quellen miteinander verbindest.

10. Du sollst Simply Keto mit einer guten Bewertung ehren ;-)
Wenn du am Ende der Challenge glücklich und zufrieden bist, freuen wir uns sehr über eine positive Bewertung!

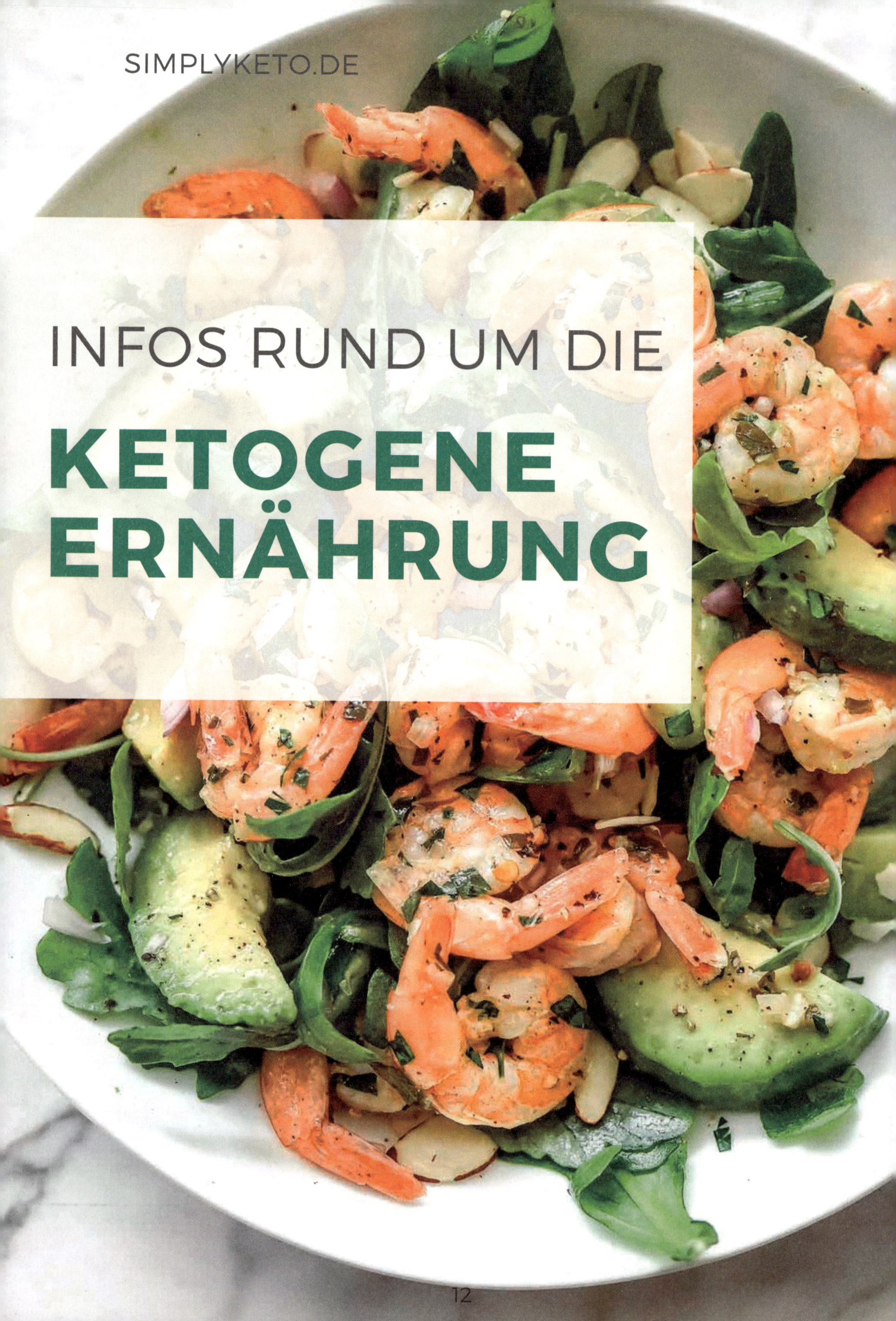

SIMPLYKETO.DE

INFOS RUND UM DIE

KETOGENE ERNÄHRUNG

WAS ERWARTET MICH IN DER

KETO CHALLENGE?

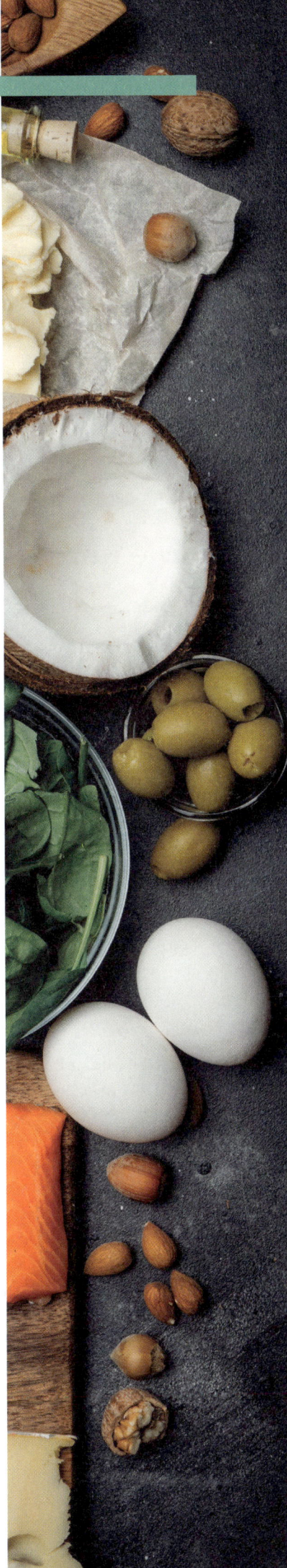

Mit dem Start der Challenge verpflichtest du dich 30 Tage lang ketogen zu kochen und leben. Vergiss einfach alles, was du über Essen, Energie und Nährwerte gehört hast und begib dich in unsere erfahrenen Hände.
Wir von Simply Keto leben und lieben die ketogene Ernährung seit vielen Jahren.
Wir sind von den Vorteilen überzeugt, kennen aber auch die Schwierigkeiten.
Da wir aber die Vorteile so sehr schätzen, haben wir es uns zur Aufgabe gemacht, anderen Leuten zu helfen, die Schwierigkeiten zu überwinden.

Wir betreiben seit 2015 erfolgreich ein ketogenes Café in Berlin und einen Online Shop.
Über die Jahre und mithilfe von Kundenkontakt und Feedback haben wir sehr viel gelernt.
Wir kennen die häufigsten Fragen, Herausforderungen und wissen, was sich die meisten Menschen wünschen und was sie vermissen. Auf diese Informationen basierend haben wir diese Challenge entwickelt.
Wir hoffen, dass wir damit so vielen Menschen wie möglich helfen können, ihre Ziele zu erreichen!

Challenge bedeutet auf Deutsch Herausforderung.

Und es ist wahr: du wirst deine Routine auf den Kopf stellen müssen und ungewohnte Dinge tun. Das kann zu Beginn eine große Herausforderung sein.
Und wir wissen, dass es anfänglich etwas überwältigend wirken kann. Aber es ist absolut machbar. Du wirst schon nach 30 Tagen merken, dass es viel leichter ist und schon bald wirst du keine Probleme mehr damit haben.

Und das Wichtigste: du wirst tolle Erfolge erzielen!

- Gewichtsverlust
- Mehr Energie
- Höhere mentale Leistung
- Gestärktes Immunsystem
- Optimierte Fettverbrennung
- Rückgang des Hungergefühls
- Allgemein verbessertes Wohlbefinden

ABER ERSTMAL:

WAS IST KETO?

Keto – Definition

Keto ist die Kurzform für ketogene Ernährung. Sie bezieht sich auf die Stoffwechselform Ketose. Neben dem bekannten Glukosestoffwechsel ist die Ketose eine natürliche Stoffwechselform des Körpers.

Wie Keto funktioniert

Ernährt man sich hauptsächlich aus Kohlenhydraten, verwendet der Körper Glukose als Energieträger. Glukose wird aus Kohlenhydraten gewonnen. Sie wird in Muskelzellen und Organen gespeichert. Wenn diese Energie durch Fasten oder Bewegung erschöpft ist, bedient sich unser Körper einer alternativen Energiequelle: Fett.

In der Ketose werden von der Leber Fettsäuren in sogenannte Ketonkörper umgewandelt. Sie sind im Gegensatz zu Fett wasserlöslich und können vom Blutstrom transportiert werden. Als körpereigene Energie können sie nun verstoffwechselt werden. Besonders Nervenzellen wie z.B. in unserem Gehirn können diese Ketonkörper sehr schnell und sehr gut nutzen.

Evolutionär betrachtet ist die Ketose ein ganz normaler Stoffwechselzustand. Früher waren Nahrungsmittel nicht immer und überall verfügbar. Es gab keine industriell veränderten Früchte, Zucker oder Weizen. Um nicht an Energiemangel zu leiden, hat der menschliche Organismus neben dem Glukosestoffwechsel den Fettstoffwechsel entwickelt. Konnten dem Körper keine Kohlenhydrate und Zucker zugeführt werden, bezog dieser seine Energie aus Fettdepots.

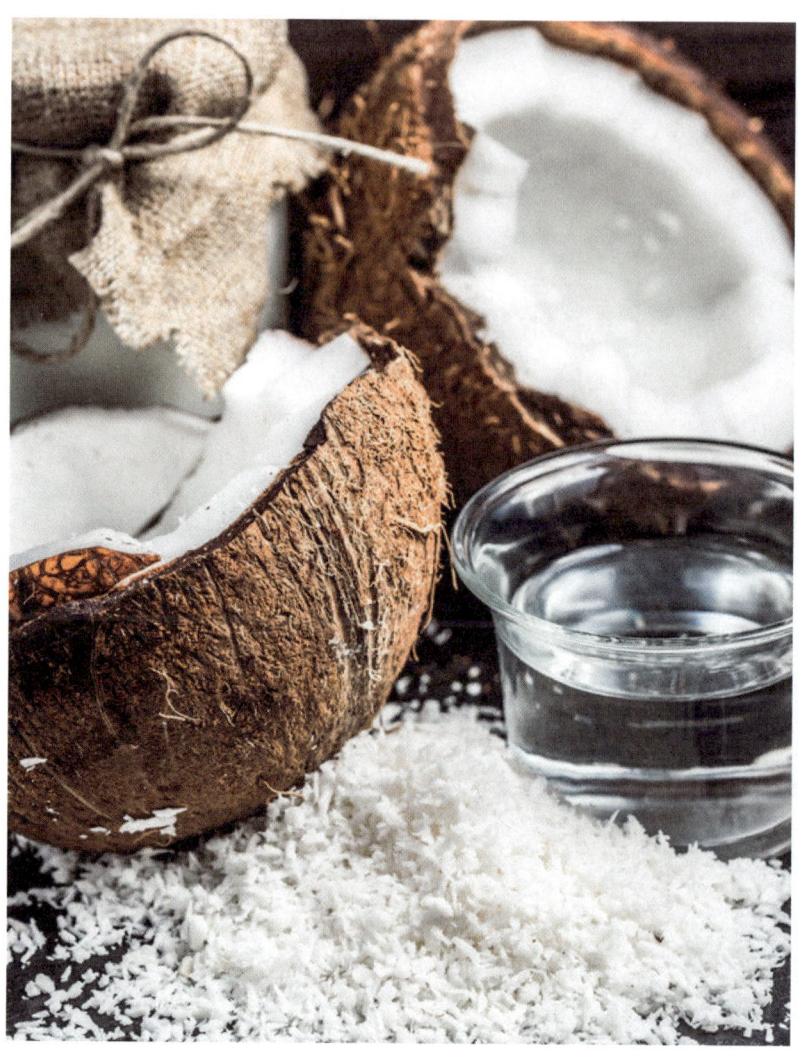

WISSENSWERT

Der menschliche Körper kann nur rund 400 Kalorien aus Kohlenhydraten in der Leber speichern, aber durchschnittlich 90.000 Kalorien in Form von Fett im ganzen Körper. Wenn du in der Ketose nichts zu Essen bekommst, greift der Körper automatisch auf seine Depots zurück, ohne dass du schlapp wirst, in Unterzucker kommst oder extrem hungrig wirst!

Positive Wirkungen von Keto

In unserer heutigen Überflussgesellschaft sind Zucker und Kohlenhydrate in Massen verfügbar. Für den Körper ist es nur noch selten notwendig, in den natürlichen Fettverbrennungsstoffwechsel zu wechseln. Evolutionär betrachtet ist unser Körper noch darauf ausgelegt, diesen „Hungerstoffwechsel" zu betreiben. Deshalb legt der Körper natürliche Fettreserven an. Er will für „schlechte Zeiten" gewappnet sein. Mit unnötigen, zumeist störenden Fettpölsterchen kämpfen wir gegen Übergewicht. Ketogene Ernährung kann helfen.

Die Vorteile von Keto

Der menschliche Stoffwechsel kann dauerhaft in den Fettverbrennungsmodus wechseln. Diese Ketose ist eine wahre Wunderwaffe der Natur, die uns zu Überlebenskünstlern gemacht hat. Sie hat zahlreiche positive Wirkungen:

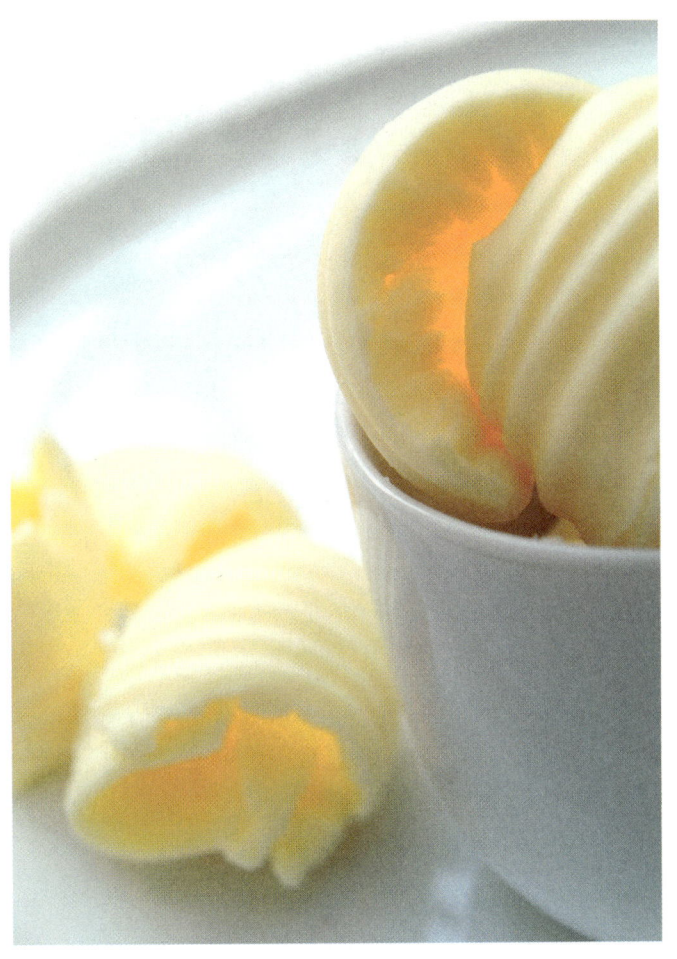

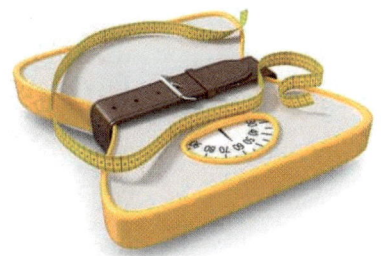

Schnelle Gewichtsabnahme

Studien zeigen, dass die ketogene Ernährungsform im Vergleich zu anderen Ernährungsformen am schnellsten Gewicht reduziert. Unliebsame Fettpölsterchen werden schlichtweg vom Körper „aufgegessen". Und das sogar ohne schlauchenden Ausdauersport!

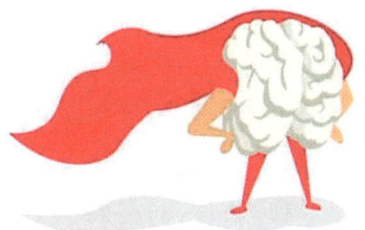

Energielevel und mentaler Fokus

Energielevel und mentaler Fokus Viele überzeugte Ketarier setzen auf den Performance-Lebensstil. Sie wollen ihre Konzentrationsfähigkeit und Produktivität steigern. Keto hebt ihr Energielevel. Man fühlt sich fit und energiegeladen.

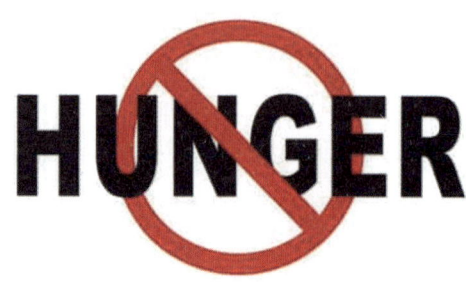

Rückgang des Hungergefühls

Wenn du gesunde Fette verzehrst, verliert dein Körper schon nach wenigen Wochen die Lust auf ungesundes Essen. Berüchtigte „Heißhungerattacken" sind kein Problem, sobald du die Umstellung in die Ketose geschafft hast. Dein Körper versteht, dass sein Energiebedarf immer gedeckt wird. Einen Hilfeschrei alias „Heißhunger" braucht er nicht mehr. Stattdessen transformiert sich der Körper in einen gesünderen Zustand, indem er unnütze Körpermasse abbaut. Nach und nach nimmst du die natürliche Form deines Körpertyps an.

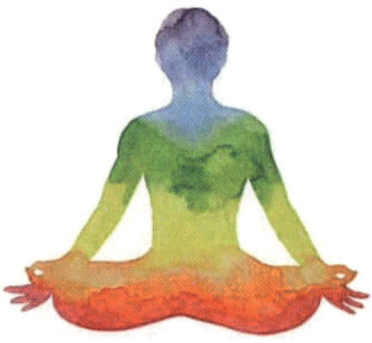

Entzündungshemmende Wirkung in der Medizin

In der Heilkunde wird ketogene Ernährung bei zahlreichen Erkrankungen empfohlen. Sie wird beispielsweise zur Therapie von Epilepsie und Multipler Sklerose, sowie bei Rheuma und Diabetes Typ 2 verwendet. Aktuell wird die Wirkung der Ketose in klinischen Studien unterstützend zur Krebstherapie getestet.

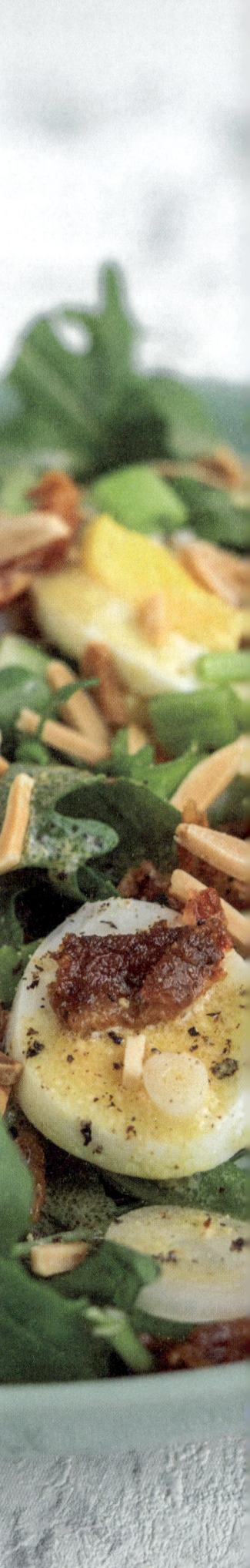

DEIN EINSTIEG IN DIE
KETOGENE ERNÄHRUNG

Die ketogene Ernährung hat viele wunderbare Vorteile und ist eine echte Wunderwaffe in vielen verschiedenen Bereichen. Die Umstellung auf Keto kann jedoch eine kleine Herausforderung sein.

Im Folgenden findest du die wichtigsten Tipps für den Start: Bevor du beginnst, sei dir im Klaren, dass es anfänglich viel Disziplin erfordert. Dein Körper ist an den Kohlenhydratstoffwechsel gewöhnt und auch wenn die Ketose an sich der optimalere Stoffwechsel von beiden ist, muss er sich erst wieder daran gewöhnen. Babys kommen zwar in Ketose zur Welt, dennoch kann der Körper über die Jahre verlernen, Fett als primäre Energiequelle zu nutzen, wenn Kohlenhydrate über sehr lange Zeit die primäre Energiequelle waren.

Für die Umstellung benötigt dein Körper ein paar Tage, bis hin zu zwei Wochen. In dieser Zeit ist es ganz besonders wichtig, dass du genau darauf achtest, was du isst.

Dein Körper steigt auf Ketonkörper als Brennstoff um, sobald er nicht mehr ausreichend Glukose zum Verstoffwechseln hat. Daher ist es sehr wichtig, dass du schnellstmöglich deine Speicher leerst.

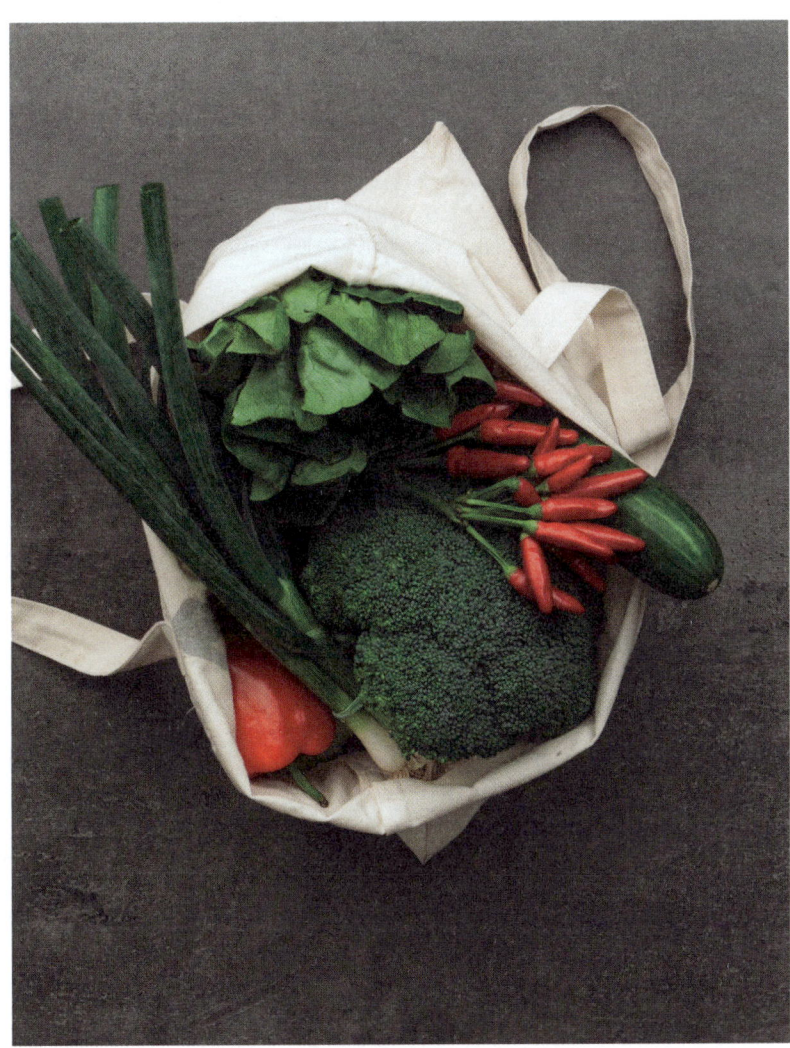

Dein Körper ist auf eine Energiequelle angewiesen, sei es Glukose oder Ketonkörper. Wenn er weder das eine, noch das andere ausreichend zur Verfügung hat, hast du schlichtweg keine Energie.

Das heißt, in der Übergangsphase wirst du dich etwas schlapp fühlen. Aber es gibt ein paar Tricks, mit denen du den Übergang angenehmer gestalten kannst.

SO FÄNGST DU AN

1. Verbanne alle kohlenhydrat- und zuckerhaltigen Lebensmittel aus deinem Zuhause

Verbanne alles aus dem Haus, was dich nicht in deiner Ernährungsumstellung unterstützt! Wenn es nichts gibt, was dich in Versuchung führen kann, wird es dir leichter fallen, deinen Gelüsten zu widerstehen. Neben dem offensichtlichen Zucker, gilt dies auch für Agavendicksaft, Honig, Ahornsirup und Co. Bei Keto sind lediglich Erythrit und reines Stevia empfehlenswerte Süßungsmittel.

2. Statte deine Küche mit gesunden und kohlenhydratarmen Produkten aus

Nachdem du die ungesunden Lebensmittel ausgemistet hast, wirst du feststellen, dass deine Küche nun ziemlich leer ist, nicht wahr? Du sollst ja nicht hungern, also ersetze diese nun mit gesunden, kohlenhydratarmen Lebensmitteln. Eine tolle Aufzählung an geeigneten Lebensmitteln erhältst du in den Keto Basics Artikeln.

3. Esse maximal 20 g Kohlenhydrate am Tag

Dein Körper muss sich erst einmal an die neue Art der Energiequelle gewöhnen, schließlich hast du ihm jahrelang Kohlenhydrate als Energiequelle gegeben. Wenn du längere Zeit ketogen gelebt hast, wirst du trotz einer höheren Menge Kohlenhydrate (sprich 30, 40 oder 50 g) in Ketose bleiben können. In der Umstellungsphase ist das jedoch nicht so. Daher empfiehlt es sich in den ersten Wochen nicht über 20 g Kohlenhydrate pro Tag zu kommen.
Wenn du dein Essen tracken willst, helfen dir Apps wie lifesum und Webseiten wie www.fddb.de weiter.

4. Nimm ausreichend Flüssigkeit zu dir

Viel trinken ist ein altbewährter Tipp und ist auch hier anzuwenden. Neben Wasser kannst du auch ungesüßte Kräutertees trinken. Früchtetees sind für den Anfang nicht so geeignet, da sie verhältnismäßig viele Kohlenhydrate enthalten. Ein Früchtetee mit 0,6 g Kohlenhydrate pro 100 ml bringt bei einem Liter schon 6 g Kohlenhydrate mit sich, also 1/3 deiner täglichen Kohlenhydrat Menge!

Bei einer ketogenen Ernährung benötigt der Körper auch mehr gutes Salz, daher ist auch eine salzige Knochenbrühe oder eine frisch zubereitete Gemüsebrühe sehr empfehlenswert.

5. Iss ausreichend kohlenhydratarmes Gemüse, viele gesunde Fette und moderat viel Protein

Gemüse ist die Basis deiner Ernährung. Wichtig ist, dass mindestens die Hälfte deiner Portion aus Gemüse besteht. Hierbei eignen sich vor allem Gemüsesorten mit einem geringen Stärkeanteil. Dazu zählen: Blattsalat, Gurken, Zucchini, Avocados, Brokkoli, Blumenkohl, Pilze und viele mehr.

Fett ist fortan deine Energiequelle, also iss ausreichend davon. 75 % deiner täglichen Energiezufuhr sollte aus gesunden Fetten stammen! Aber Achtung: Fett ist nicht gleich Fett. Die besten Fette sind Butter und Ghee aus Weidemilch, natives Bio Kokosöl, MCT Öl und Avocados.
Ein hochwertiges natives Olivenöl ist eine gute Wahl.

Iss eine moderate Menge an Proteinen. Ca. 20 % deiner täglichen Energiezufuhr sollte aus Proteinen stammen, z.B. aus Fleisch, Fisch oder Eiern. Die Qualität spielt dabei eine wichtige Rolle. Vermeide Fleisch und Eier aus Massentierhaltungen und Fisch aus Aquakulturen. Greif, wenn möglich, lieber zu Bio-Freilandeiern, Fleisch aus Weidehaltung oder Fisch aus Wildfang.

6. Hilf deinem Körper in Ketose zu kommen: Keto-Coffee und MCT ÖL

Eine große Hilfe schnell in Ketose zu kommen, ist MCT Öl und der sogenannte Keto-Kaffee!

MCT ist die Abkürzung für Mediumchaintriglycerides, auf Deutsch: Mittelkettige Fettsäuren, welche z.B. in Kokosöl enthalten sind. MCT Öl ist sozusagen ein Extrakt aus den Fettsäuren, die der Körper am schnellsten verstoffwechseln kann. Diese werden in deiner Leber ohne Umwege zu Ketonkörper verarbeitet und sind daher ein echter Kickstarter für die Ketose. Darüber hinaus regt MCT Öl die Fettverbrennung an, erhöht deine mentale Leistungsfähigkeit und dein Energielevel.

> **WIE DU EINEN KETO-KAFFEE ZUBEREITEST, ERFÄHRST DU IM NÄCHSTEN ABSCHNITT**

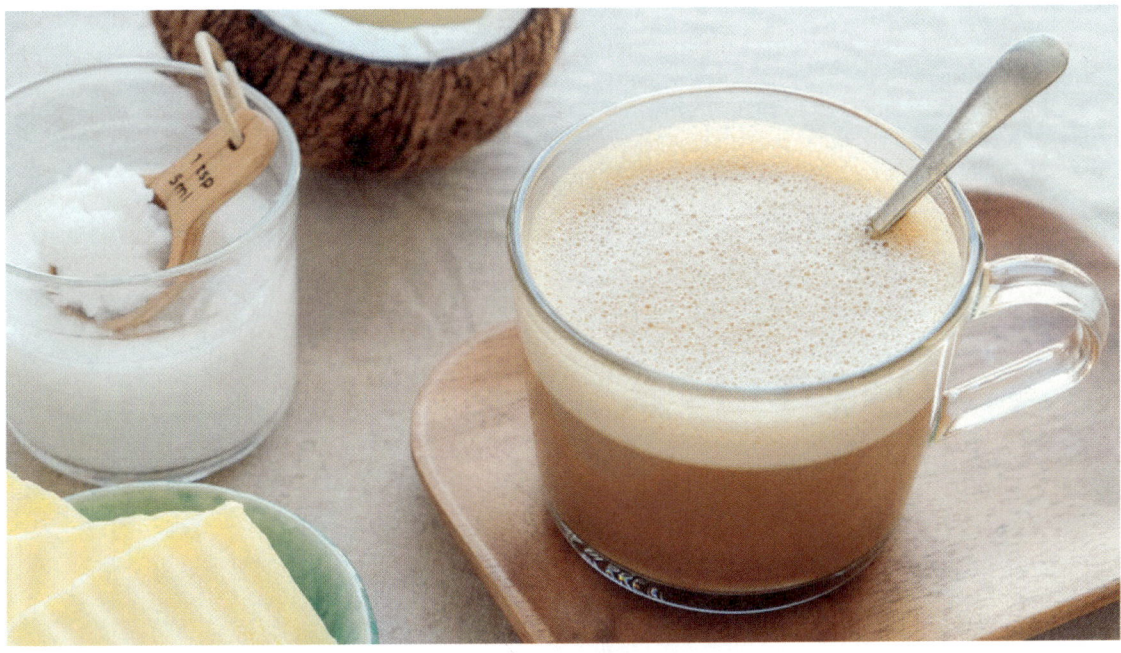

Wenn du die Umstellungsphase gut überstanden hast, wirst du merken, dass es sich gelohnt hat. Du wirst dich richtig energiegeladen fühlen und dich viel besser konzentrieren können. Die ungeliebten Fettpölsterchen werden sich nach und nach auch verabschieden. Wenn du dich an unseren Plan hältst, den du die nächsten 30 Tage erhältst, wirst du auf jeden Fall in den Fettverbrennungsstoffwechsel gelangen.
Ich sag schon einmal: Willkommen an Bord der Fettverbrenner!

WEITERER VERLAUF DER CHALLENGE

Bisher hast du gelernt, was es mit der ketogenen Ernährung auf sich hat und wie du in der Theorie vorgehen solltest.

Aber keine Sorge, du musst das nicht alles alleine machen. Auf den nachfolgenden Seiten bekommst du leckere, einfache Rezepte für 30 Tage ketogenes Kochen mitsamt Einkaufslisten. D.h. du musst dich nur noch ums Kochen kümmern ;)

Wir gehen wie bei unserer Online-Challenge vor und nehmen uns ein Wochenende zum Start, um genug Fokus auf die Challenge zu haben ;)

Mit den Rezepten beginnen wir am Freitag.

Freitag Abend isst du deine erste Keto Mahlzeit und am Samstag starten wir dann richtig durch! Wir haben den Termin so gelegt, dass du Freitag noch ganz normal und ohne viel Stress deiner Arbeit nachgehen und dich Samstag in aller Ruhe mit dem ersten 100% Keto Tag beschäftigen kannst.

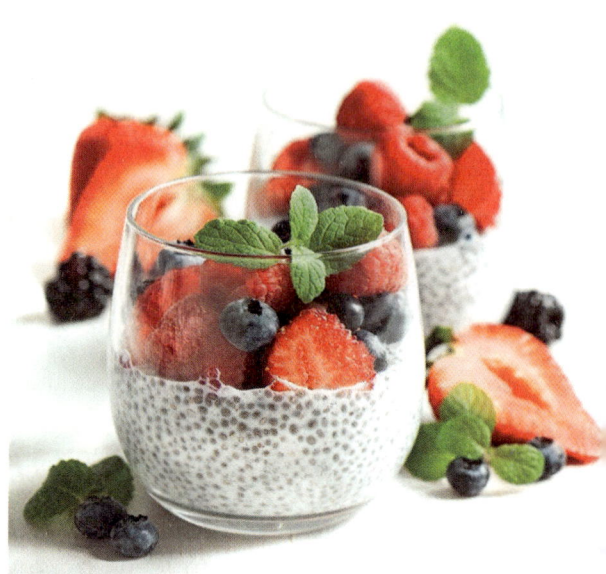

Bevor alle weiteren Infos, die du erst einmal verarbeiten musst, auf dich einprasseln, empfehlen wir dir hier noch 3 Produkte, die sehr hilfreich für die Challenge sind und die du nicht einfach so im Supermarkt kaufen kannst- damit du sie noch rechtzeitig bestellen kannst.

DIE 3 MUST-HAVES FÜR KETO

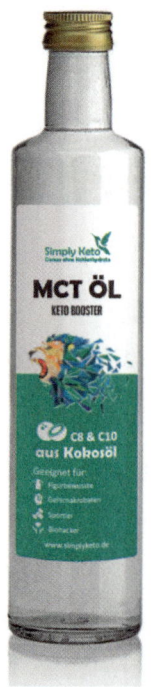

1. MCT Öl

MCT ist ein Extrakt aus Kokosöl. Und zwar ist es genau die "Bandbreite" an Fettsäuren, welche der Körper besonders schnell verstoffwechseln kann. Konkret sind es die mittelkettige Triglyceride, also mittelkettige Fettsäuren, wofür MCT als Kurzform steht. MCT Öl wird vom Körper in der Leber innerhalb kürzester Zeit in Ketonkörper umgewandelt und ist daher ein echter Booster für die Ketose. Es fördert deine körperliche Leistung, verbessert deine Konzentrationsfähigkeit und regt deine Fettverbrennung und somit die Ketose an. Wer es einmal ausprobiert hat weiß, warum es bei Ketariern so beliebt ist.

Natürlich im Simply Keto Shop erhältlich :)

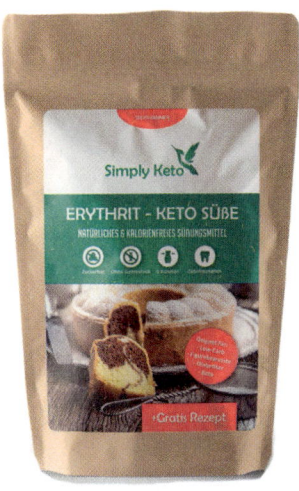

2. Erythrit

Erythrit ist eine natürliche und zahnfreundliche Zuckeralternative, die frei von Kalorien und verwertbaren Kohlenhydraten ist. Es sieht aus wie regulärer Haushaltszucker und ist der Nr.1 Süßstoff für Ketarier. Er ermöglicht es auch bei einer ketogenen Ernährung süße Speisen zuzubereiten, die einen weiter in Ketose bleiben lassen. Man findet Erythrit natürlich in reifem Obst, wie z.B. Birnen. Es handelt sich hierbei um fermentierten Traubenzucker, welcher nach der Fermentation keinerlei Auswirkungen auf den Blutzucker hat.

Natürlich im Simply Keto Shop erhältlich :)

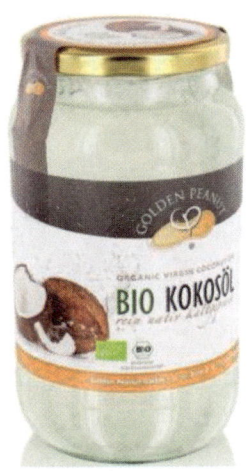

3. Kokosöl

Kokosöl ist ein echter Allrounder und aus einer ausgewogenen Ernährung nicht mehr wegzudenken. Es besteht zu 60 - 70 Prozent aus mittelkettigen Fettsäuren, ist reich an Vitaminen und Mineralien, wirkt antibakteriell und unterstützt dich bei der Gewichtsregulierung. Es eignet sich hervorragend zum Braten, da es einen sehr hohen Rauchpunkt hat. Für die ketogene Ernährung ist Kokosöl als Energiespender die Basis einer Vielzahl an Gerichten.

Natürlich im Simply Keto Shop erhältlich :)

Zum Vorzugspreis

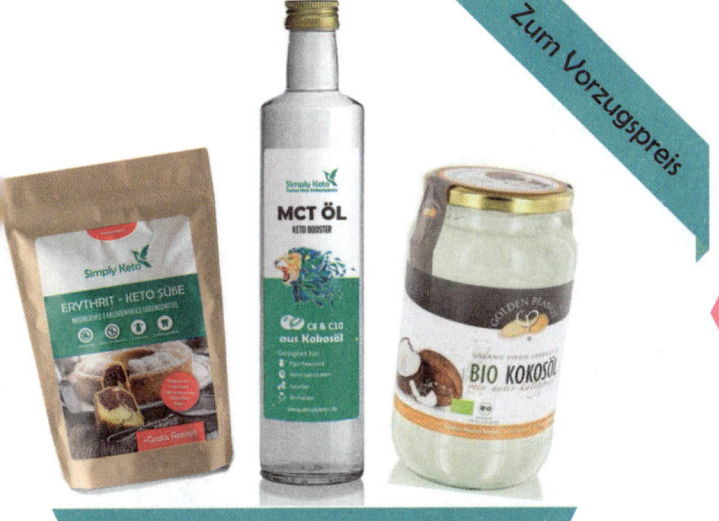

Das Starter Kit gibt`s als Sparangebot auf simplyketo.de

Keto Starter Kit

KETOGENE LEBENSMITTEL

Vorneweg: Es gibt einen Unterschied zwischen der generellen ketogenen Ernährung und der Simply Keto Challenge. Bei der Challenge ist es erstmal das Ziel in die Ketose zu kommen. Daher ist die erste Woche besonders schwierig und wir müssen etwas strenger mit uns sein. Bitte versucht nicht zu "snacken", denn erst dann wird die Fettverbrennung so richtig angekurbelt.

Wenn du artig warst, können wir in der zweiten Woche sogar ein bisschen mogeln :)

Dein erster ketogener Einkauf

Dein erster ketogener Einkauf steht vor der Tür und du überlegst dir sicher, was du alles auf deine Einkaufsliste schreiben solltest. In diesem Fall haben wir das ja für dich übernommen, aber nach der Challenge sollst du ja auch alleine einkaufen können.
Weil wir wissen, wie verloren man am Anfang sein kann, widmen wir uns in diesem Artikel deiner Grundausstattung. Wir geben dir Antwort auf folgende Fragen: Was kannst du bedenkenlos im Supermarkt kaufen? Welche Produkte sollten in einem Keto-Haushalt auf keinen Fall fehlen? Was solltest du unbedingt meiden?

Nährwerte und Zutatenliste

Bei verpackten Lebensmitteln ist es zu Beginn sehr hilfreich, als Erstes einen Blick auf die Nährwerte zu werfen.
Bei den Nährwertangaben wird zwischen Kohlenhydraten und Zucker unterschieden Dieser Unterschied ist für dich aber nicht relevant. Kohlenhydrate sind Kohlenhydrate!
Als guten Richtwert kannst du dir merken, nur die Lebensmittel zu nehmen, die 10 g Kohlenhydrate pro 100 g nicht überschreiten.

Wichtig ist auch das Verhältnis zwischen Fett, Eiweiß und Kohlenhydraten. Deine täglichen Kalorien sollten zu 75 % aus gesunden Fetten, 20 % Proteinen und 5 % Kohlenhydraten bestehen.

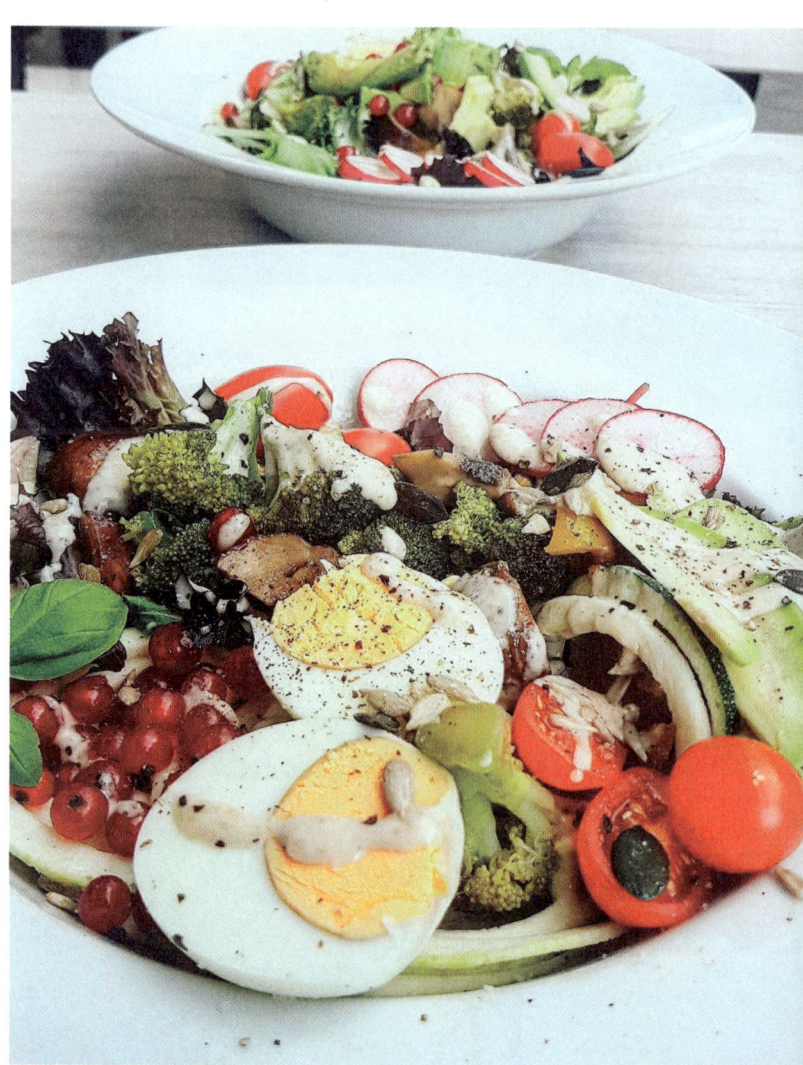

UNVERPACKTE LEBENSMITTEL

Bei unverpackten Lebensmitteln gibt es natürlich keine Nährwertangaben. Die Nährwerte dazu findest du z.B. in Apps wie Lifesum oder unter www.fddb.de.
Um dir den Einstieg zu erleichtern, haben wir dir darüber hinaus eine Liste an Lebensmitteln erstellt, die du bedenkenlos essen kannst.

KETOGENE
LEBENSMITTEL

Fette & Öle

- Avocadoöl
- Butter aus Weidehaltung
- Ghee
- Kakaobutter
- Kokosöl nativ
- Macadamiaöl
- MCT Öl
- Olivenöl nativ
- Rindertalg aus Weidehaltung

Getränke

- Keto-Coffee
- Gurkenwasser
- Minzwasser
- Wasser
- Kaffee
- Kräuter-Tee
- Zitronenwasser

Süßungsmittel

- Erythrit
- Stevia
- Xylit (in geringen Mengen)

Obst

- Brombeeren
- Erdbeeren
- Heidelbeeren
- Himbeeren
- Johannisbeeren
- Limetten
- Papaya
- Rhabarber
- Zitronen
- anderes Obst in sehr geringen Mengen (viel Fructose)

Gemüse

- Artischocken
- Auberginen
- Avocado
- Blattsalate (v.a. grüne)
- Blumenkohl
- Brokkoli
- Chili
- China Kohl
- Frühlingszwiebeln
- Gurken
- Kohl
- Kohlrabi
- Karotten
- Oliven
- Pak Choi
- Paprika (v.a. grüne)
- Petersilienwurzel
- Pilze
- Porree
- Radieschen
- Rosenkohl
- spitzkohl
- Sauerkraut
- Sellerie
- Spargel
- Spinat
- Tomaten
- Zucchini

Milchprodukte

- Butter aus Weidehaltung
- Crème Double
- Frischkäse Vollfett
- Ghee
- Griechischer Joghurt
- Hartkäse
- Körniger Frischkäse
- Mascarpone
- Quark 40 %
- Sahne
- Saure Sahne
- Weichkäse

Tierische Proteine

- Eier
- Fisch
- Fleisch
- Gelatine
- Innereien
- Knochenbrühe
- Kollagen
- Meeresfrüchte
- Whey

Mehle & Bindemittel

- Apfelpektin
- Backkakao
- Flohsamenschalenmehl
- Goldleinmehl
- Guarkernmehl
- Johannisbrotkernmehl
- Kartoffelfasern
- Kokosmehl
- Kürbiskernmehl
- Leinmehl
- Macadamiamehl
- Mandelmehl
- Sesammehl
- Walnussmehl

Auf Milchprodukte (außer Butter) verzichten wir in der Challenge. Milchprodukte können die Gewichtsabnahme hemmen, zu Heißhunger führen und haben recht viel Eiweiß oder Kohlenhydrate.
Ein Becher Quark mit ein paar Beeren hat bereits mehr als 10g KH, also mehr als die Hälfte deiner Tagesmenge, da bleibt nicht mehr viel Platz für Gemüse und bei Gemüse sparen wir nicht ;)

Keto-Kaffee, die Keto Wunderwaffe

Hier lernst du, warum Keto-Kaffee auch zu deiner Morgenroutine gehören sollte und wie du ihn perfekt zubereitest!

Richtig zubereitet unterstützt dich der Keto-Kaffee bei der Gewichtsabnahme, versorgt dich mit Energie, erhöht deine mentale Leistungsfähigkeit und schmeckt besser als jeder Cappuccino.

Keto-Kaffee besteht aus folgenden Zutaten:

- Kaffee
- Butter
- Kokosöl
- MCT Öl

Das klingt natürlich erst einmal ungewöhnlich. Mich hat es anfangs auch Überwindung gekostet, ihn überhaupt zu probieren.
Ich versichere dir aber: wenn du ihm eine echte Chance gibst, wirst du ihn lieben!

Was macht Keto-Kaffee denn zur ketogenen Geheimwaffe?

Vor allem eine Zutat darf in einem Keto-Kaffee nicht fehlen: das MCT Öl!

MCT Öl wird vom Körper in der Leber sofort in Ketonkörper umgewandelt und ist daher ein echter Booster für die Ketose. Ketonkörper sind in der Ketose der Energielieferant für deinen Körper und dein Gehirn. Wenn das MCT Öl einsetzt, wirst du es merken und dich unglaublich energiegeladen fühlen! Aber auch das Kokosöl und Butter, sollten in einem richtig guten Keto-Kaffee nicht fehlen. Die Butter ist essenziell für den Geschmack und die Cremigkeit des Kaffees. Sie sorgt dafür, dass du für mehrere Stunden satt sein wirst! Kokosöl kurbelt deinen Stoffwechsel an und rundet den Geschmack perfekt ab. Bei der Butter ist es wichtig darauf zu achten, dass sie aus Weidehaltung stammt. Kokosöl sollte unbedingt kaltgepresst sein.

Anleitung:
Kaffee aufbrühen. Besonders gut wird der Kaffee, wenn er handgebrüht wird. Wunderbar funktioniert eine French Press oder ein Handfilter.
Tipp: Kaffee wird bitter, wenn er zu heiß zubereitet wird. Die optimale Temperatur für das Aufbrühen von Kaffee sind 92° Celsius.
Du hast natürlich nicht immer ein Thermometer zur Hand, gib daher einfach einen Schuss kaltes Wasser in dein aufgekochtes Wasser, bevor du es über dein Kaffeepulver gießt. Lass den Kaffee 4 Minuten ziehen.
Alle Zutaten in einen Standmixer oder eine Schüssel geben
Es reicht nicht alle Zutaten in den Kaffee zu geben und mit dem Löffel umzurühren, du brauchst dafür einen Mixer. Ein Standmixer funktioniert am besten, aber ein Handrührgerät oder ein Pürierstab tun es auch. Wichtig ist aber, dass alles wirklich schaumig gerührt wird, sonst bilden sich an der Oberfläche Fettaugen und dein Keto-Kaffee schmeckt nicht perfekt.

ZUTATEN:
-250 ML KAFFEE
-40 G BUTTER
-5 G KOKOSÖL
-15 G MCT ÖL

GERÄTE:
-MIXER

Taste dich die ersten Tage langsam an die Fettmenge heran und erhöhe nach und nach, wenn du Neuling bist. Vor allem beim MCT Öl ist das sehr wichtig.

Nun kannst du dich zurücklehnen, den Kaffee genießen und merken, wie energetisiert du dich jetzt fühlst.

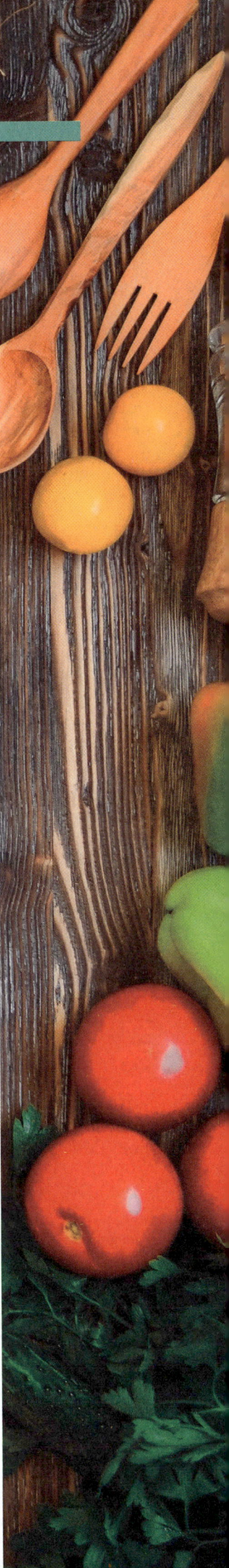

DEIN ERSTER EINKAUF

EINKAUFSLISTE TEIL 1

Es ist fast soweit, schon bald geht es los und du möchtest dich selbstverständlich eindecken. Daher bekommst du nun eine Einkaufsliste mit der du die nächsten 3 Tage abgedeckt bist.

Zu Beginn wird der Einkauf zwar etwas teurer sein, aber keine Sorge, das wird sich schnell einpendeln.
Viele der Zutaten werden wir auch in den nächsten Rezepten wiederverwenden.
Nehmen wir als Beispiel die Butter: wir werden keine 3 kompletten Päckchen Butter verwenden, aber da Fett deine Haupt-Energiequelle sein wird, ist es sehr sinnvoll diese immer ausreichend im Haus zu haben.

Bevor wir mit den frischen Produkten loslegen, gibt es noch die Basics. Einige davon hast du sicherlich schon Zuhause, aber um auf Nummer sicherzugehen, hier nochmal die Produkte die du für die nächsten 30 Tage verwenden wirst:

1. Apfelessig

Apfelessig ist nicht nur lecker und äußerst gesund, sondern auch noch einer der wenigen Essige, der für die ketogene Ernährung geeignet ist, da er so gut wie keine Kohlenhydrate hat.

2. Natives Bio Kokosöl

Fett ist von nun an dein Energielieferant Nummer 1 und du möchtest daher sicherstellen, dass du hochwertige und gesunde Fette zu dir nimmst. Kaltgepresstes Kokosöl ist ein wunderbares Öl, dass wir in der Keto Küche häufig verwenden werden. Es ist hoch erhitzbar, es ist stabil und oxidiert nicht. Darüber hinaus sind die mittelkettigen Fettsäuren im Kokosöl ein Booster für die Ketose.
Wir verwenden es für Salatdressings und zum Braten, aber auch für den Keto-Kaffee und Tee.

3. Flüssig Stevia

So manchen Leuten stellen sich die Haare im Nacken auf, wenn sie Stevia hören, denn in Desserts kann es einen ganz üblen Nachgeschmack haben. Wir verwenden es für die Salatdressings & Limonaden Rezepte, die noch folgen werden. Mit diesen Rezepten konnten wir bereits die schlimmsten Skeptiker überzeugen. Also gib auch du Stevia eine Chance ;)

4. MCT ÖL

MCT steht für mittelkettige Triglyceride, also mittelkettige Fettsäuren. Diese werden aus Kokosöl gewonnen. MCT Öl wird vom Körper in der Leber sofort in Ketonkörper umgewandelt und ist daher ein echter Booster für die Ketose. Es ist um ein mehrfaches effektiver in der Bildung von Ketonkörpern und mit Kokosöl nicht zu vergleichen. In Bezug auf die Ketose ist es etwa 6x effektiver, als Kokosöl Du kannst die Challenge auch ohne MCT Öl antreten und es einfach weglassen, aber ich kann es dir wirklich nur ans Herz legen.

Dein Frühstück für die ersten zwei Wochen wird der berühmte Keto-Kaffee/Tee sein und ein wichtiger Bestandteil des Rezeptes ist MCT Öl. Wie gesagt, es geht auch ohne, aber gerade zu Beginn, wenn der Körper wieder lernen muss, auf Fett als primäre Energiequelle zurückzugreifen, hilft MCT Öl dabei wirklich ungemein.

5. Erythrit

Erythrit ist eine natürliche und zahnfreundliche Zuckeralternative, die frei von Kalorien und verwertbaren Kohlenhydraten ist. Man findet Erythrit natürlich in reifem Obst, wie z.B. Birnen. Es handelt sich hierbei um fermentierten Traubenzucker, welcher nach der Fermentation keinerlei Auswirkungen auf den Blutzucker hat. Andere Zuckeralkohole wie Xylit (in größeren Mengen), Maltit oder Sorbit sind für die ketogene Ernährung nicht geeignet, da sie vom Körper zum Teil doch verstoffwechselt werden. Bei Xylit werden ca. 25% - 50% der
Kohlenhydrate vom Körper verwertet, bei Maltit und Sorbit sogar ca. 70%. Alle anderen Zuckeralkohole außer Erythrit haben eine Auswirkung auf den Blutzucker. Sollte dir der Geschmack von purem Erythrit nicht gefallen, gibt es als Alternative einen Erythrit-Stevia Mix. Man schmeckt das Stevia überhaupt nicht heraus, aber es nimmt dem Erythrit seinen leicht kühlen Nachgeschmack und ist Zucker am Ähnlichsten.

6. Natives Olivenöl

Olivenöl ist auch eine gute Fettquelle im Alltag. Wir werden es für Salatdressings und auch zum Braten verwenden. Wie du ja bereits weißt, spielt die Qualität des Fettes eine wichtige Rolle. Achte deshalb darauf, dass du ein gutes Olivenöl kaufst, das extra nativ ist.

Erythrit, MCT Öl & Co. findest du auf simplyketo.de

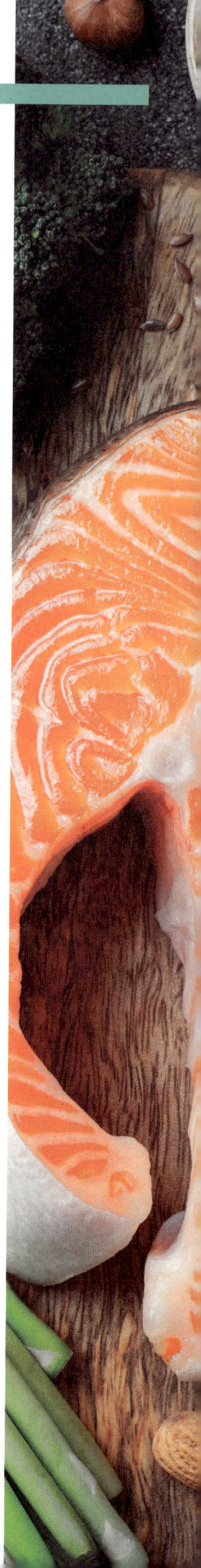

Einkaufsliste #1

Mit der Einkaufsliste für heute bist du bis inklusive Montag Mittag eingedeckt.

Wir werden auch danach mit den meisten Lebensmitteln weiter kochen, wenn du also keine genau 200 g schwere Zucchini findest, ist das kein Problem ;) (Außer dem Rettich)

GEMÜSE & OBST:

- 350 g Spitz-/ Weiß-/Chinakohl
- 200 g Zucchini
- 250 g Champignons
- 200 g Romana Salat
- 150 g Gurke
- 3 Frühlingszwiebel
- 1 1/3 Avocado
- 200 g Cherry Tomaten
- 100 g Feldsalat
- 50 g Heidelbeeren
- 350 g Rettich

PROTEINE & FETTE:

- 420 g Rinderhackfleisch
- 140 g Räucherlachs
- 125 g Wildlachs Filet (tiefgekühlt)
- 3 Eier
- 1 Knoblauchzehe

ZUSÄTZLICHES:

- 15 g Mandeln gehobelt
- 2x 250 g Weidebutter (z.B Kerrygold)

INTERMITTIERENDES FASTEN
BOOSTE DEINEN KÖRPER DURCH VERZICHT

Was ist Fasten?

Im Allgemeinen nennt man den Verzicht auf Essen „Fasten". Dies kann mehrere Stunden oder sogar mehrere Tage andauern.

Was ist Fasten?

Im Speziellen bezieht sich intermittierendes Fasten auf definierte, regelmäßige Zeitfenster, in denen du einerseits kein Essen zu dir nimmst und andererseits Zeitfenster, in denen du ausreichend isst. z.B. 16/8= 16h Fasten, 8h Essen. Wenn du dabei keine Kohlenhydrate & keine Proteine zu dir nimmst, täuschst du dem Körper das Fasten vor und kannst von den Vorteilen profitieren, ohne zu hungern.

Warum „tun" wir euch das an?

Fasten ist sehr viel einfacher, als jede Diät anzuwenden und bietet sehr viele Vorteile, die dir vielleicht gar nicht bewusst sind.

Einige (!) davon sind:

Allgemein:

- Es ist leichter weniger Kalorien/Kohlenhydrate zu sich zu nehmen.
- Es vereinfacht deinen Tagesablauf dramatisch (mit dem Wegfall von 1-2 Mahlzeiten) und gibt dir mehr Zeit vom Tag.
- Verlängert deine Lebenserwartung
- Es erhöht die Ausschüttung des menschlichen Wachstumshormons, was bedeutet, dass du schneller Fett verlierst und deine Muskeln einfacher wachsen.

Für Keto:

- Es hilft dir besser in Ketose zu kommen oder in dieser zu bleiben.
- Im Allgemeinen reduziert es unnötiges Fett. Gerade dann, wenn du dank Keto eine Fettverbrennungsmaschine geworden bist :)

Bei Krankheiten:

(kein Selbsttherapie Vorschlag, wenn du krank bist, gehe bitte zum Arzt):

- Reduktion der Symptome bei Multipler Sklerose
- Positive Auswirkung auf Cholesterin und Blutdruck
- Entzündungshemmende Wirkung
- Erhöhter Stoffwechsel
- Zellreparatur und -verjüngung

Wenn jemand all diese Vorteile in eine Pille stecken könnte und dir diese anbieten würde, würdest du sie kaufen? Was wäre dir diese Pille wert?

Nun, es ist keine Pille und du musst rein gar nichts dafür bezahlen!

Das Zauberwort heißt einfach nur: Verzicht.

Und genau deswegen ist es ein sehr wichtiger Bestandteil der Challenge und wir wollen, dass du diese tollen Vorteile während der Challenge erfährst.

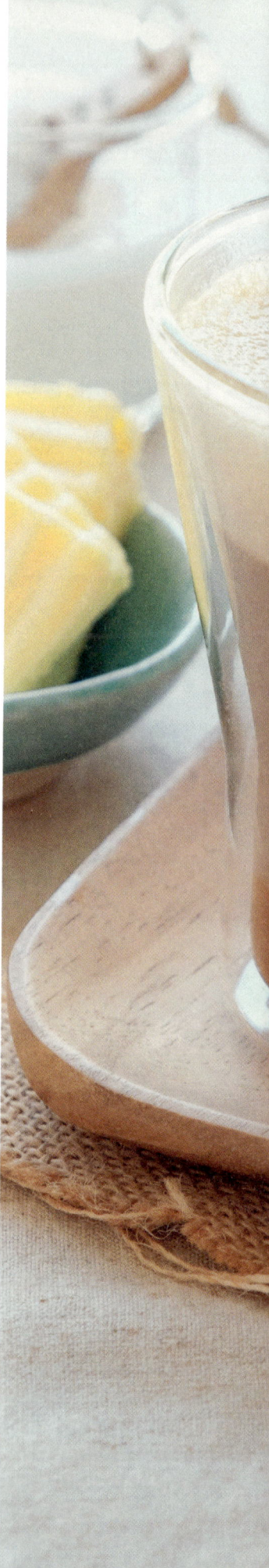

Gerade um erstmals in Ketose zu kommen und die Fettverbrennung anzuregen, ist das intermittierende Fasten sehr hilfreich.
Das machen wir uns in den ersten 2 Wochen der Challenge zunutze und ersetzen das Frühstück mit dem Keto-Kaffee (auch als Tee möglich).
Nach den ersten 2 Wochen gibt es dann wieder feste Alternativen :)

Viele von euch werden den Keto-Kaffee lieben lernen und wollen dann nicht mehr darauf verzichten ;)
Aber keine Sorge das müsst ihr auch nicht.
Nur ist es ratsam, nicht über einen längeren Zeitraum jeden Tag intermittierend zu fasten.

Besonders Frauen sollten dauerhaft nicht öfter als 2x die Woche fasten, sonst kann diese wunderbare Geheimwaffe unerwünschte Nebenwirkung haben.

Ein Zeitraum von 2 Wochen ist kein Problem und auch phasenweise Mal etwas öfter intermittierend zu fasten auch nicht. Aber es ist wichtig auf den Körper zu hören und ihm zu geben was er braucht.

Daher achte auf ihn und mögliche Anzeichen dafür, dass du das Fasten wieder öfter brechen solltest:

Mögliche Symptome bei zu häufigem intermittierenden Fasten sind:

- Anhaltende innere Unruhe
- Hautirritation
- Lustlosigkeit
- Antriebslosigkeit
- Aussetzen der Periode

Daher achte darauf, dass du nach der Challenge regelmäßig das Fasten brichst.

Fasten brichst du ganz einfach, in dem du ein bisschen Eiweiß oder Kohlenhydrate isst, sprich frühstückst.

Sollte dir der Keto-Coffee bis dahin so sehr ans Herz gewachsen sein, dass du kein festes Frühstück mehr zu dir nehmen möchtest, kannst du ein bisschen tricksen ;)
Rühre dir z.B. einfach einen EL Kollagen Pulver in den Kaffee.

(Kollagen ist ein Eiweiß und bricht somit das Fasten.)
Es ist sozusagen das Glibbrige im Körper. Also das, was unseren Körper elastisch macht. Unsere Haut ist z.B. reich an Kollagen, und genau deshalb elastisch. Knorpel in den Gelenken, Sehnen oder unsere Faszien sind alles wichtige Teile unseres Körpers, die aus Kollagen bestehen.
Von der Einnahme von Kollagen profitiert dein ganzer Körper, ja selbst deine Haare und Fingernägel. Natürlich findest du es auch auf www.simplyketo.de :)

Aber es gilt wie immer und v.a. nach der Challenge: Einfach ein paar Tage testen & realistisch einschätzen, was dir gut tut und was nicht.
Vielleicht fastest du nur 1x die Woche, gar nicht oder auch 3 Tage. Jeder Körper ist anders und du spürst am besten, was dir gut tut.

Viel Spaß beim Testen in 2 Wochen :)

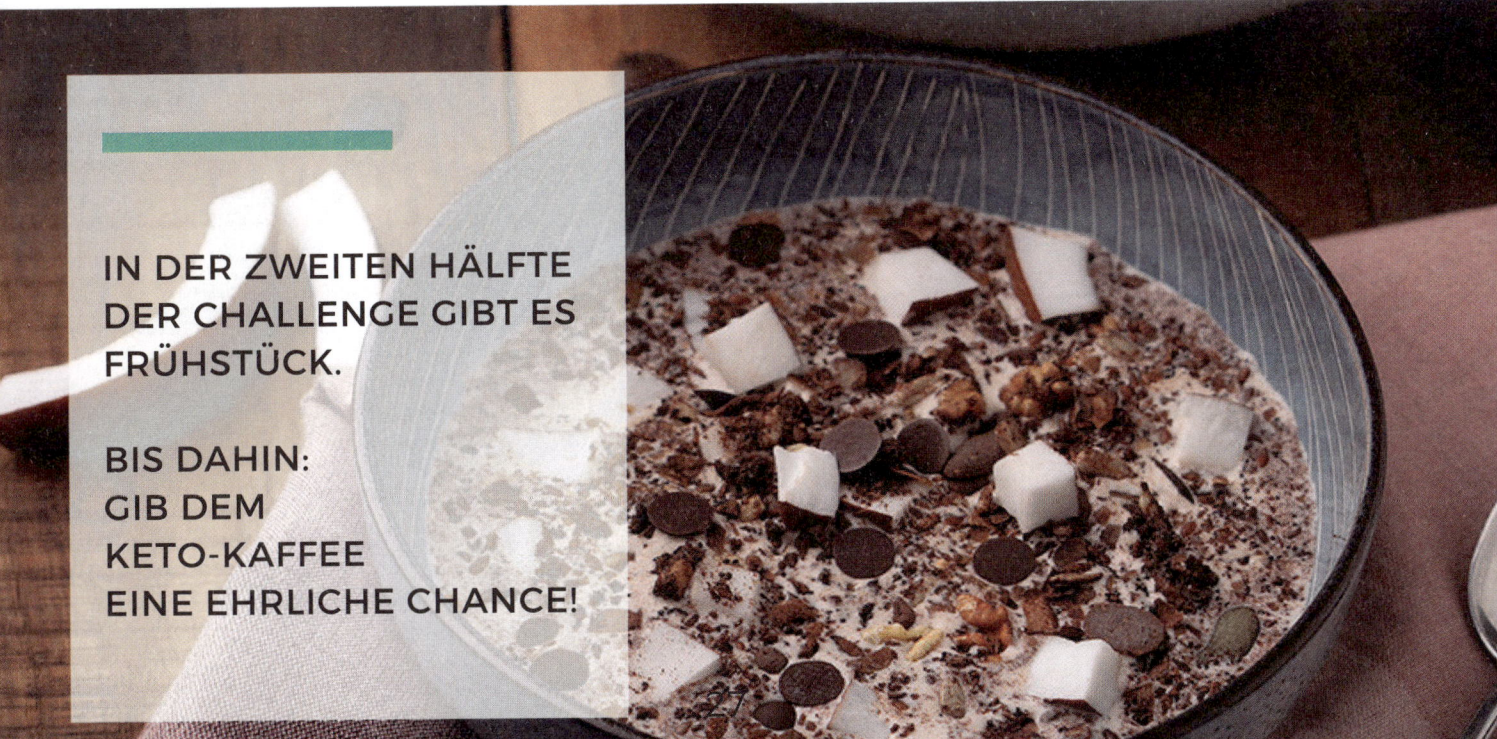

IN DER ZWEITEN HÄLFTE DER CHALLENGE GIBT ES FRÜHSTÜCK.

BIS DAHIN:
GIB DEM
KETO-KAFFEE
EINE EHRLICHE CHANCE!

VANILLA LATTE (KETO-KAFFEE ALTERNATIVE)

ZUTATEN:

- 250 ml sehr heißes Wasser
- 40 g Butter aus Weidemilch
- 5 g Kokosöl
- 1 TL gemahlene Vanille oder das Mark 1/2 Vanilleschote
- 15 g MCT ÖL
- Stevia und/oder Erythrit

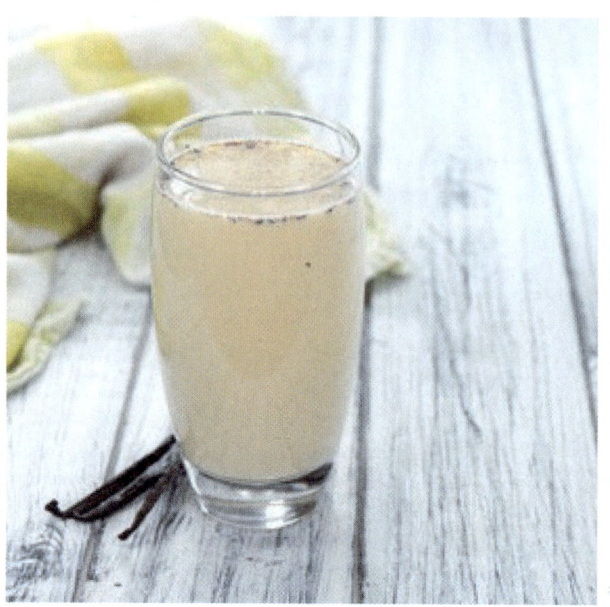

Generell:
Nicht jeder trinkt gerne Kaffee, das muss auch gar nicht sein. Es soll auch kaffeefreie Heißgetränke geben ;)
Sehr gut eignen sich würzige Tees, wie der Schoko Chai von Yogi Tea. Sie sind nahezu kohlenhydratfrei und lecker.
Bei der Zubereitung mit Tee, empfiehlt es sich 2 Teebeutel zu nehmen, damit sich genügend Aroma entfaltet. Solltest du aber auch kein Teetrinker sein, schmeckt dir vielleicht folgende Keto Vanilla Latte.

ZUBEREITUNG:

Alle Zutaten in den Standmixer oder eine hohe Schüssel geben.
Mt dem Standmixer oder einem Pürierstab kräftig mixen, bis alle Zutaten gut vermischt sind und sich ein leichter Schaum auf der Oberfläche bildet.

Lieblingstasse auswählen, eingießen und genießen!

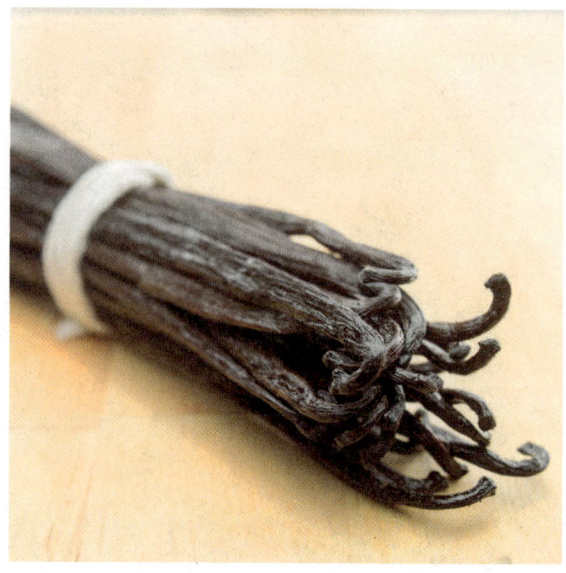

Tipp #1: Um das Fasten nicht zu unterbrechen, ist es sinnvoll, ein heißes Getränk zu nehmen, was so gut wie gar keine KH hat. Vermeide die Zubereitung mit pflanzlichen Milchsorten, wie Kokos- oder Mandelmilch.

Tipp #2: Du kannst quasi jedes Heißgetränk ersetzen und ketokonform halten, wenn du es kohlenhydratarm und fetthaltig hältst.
Z.B.: Kräutertee, Süßholztees.

FLEISCH -> FISCH TAUSCH TABELLE

Verhältnisse zum Tausch	a) Forelle	b) Garnele	c) Räucherlachs	d) Wildlachs	e) Thunfisch	f) Seelachs	g) Kabeljau	h) Tintenfisch	i) Meeresfrüchte Mix	j) Miesmuscheln
1. Bacon	1:1 +1 Tl Fett	x	1:1 +1 Tl Fett	x	x	1:1 +3 Tl Fett	x	1:1 +2 Tl Fett	1:1 +3 Tl Fett	1:2 +2 Tl Fett
2. Hähnchenbrust	1:1	1:2	1:1 -1 Tl Fett	1:1	1:1	1:1	1:2	1:1	1:2	1:2
3. Rindfleisch (mager)	1:1	1:2	1:1 -1 Tl Fett	1:1	1:1	1:1	1:2	1:1	1:1,5	1:2
4. Rinderhackfleisch	1:1 +1 Tl Fett	x	1:1 +1 Tl Fett	x	x	1:1 +2 Tl Fett	x	1:1 +2 Tl Fett	1:2 +2 Tl Fett	x

SO TAUSCHT DU FLEISCH GEGEN FISCH

Horizontal (x-Achse) = Fleisch 100 g
Vertikal (y-Achse) = Fisch 100 g
Fett = Butter, Kokosöl, Olivenöl
x = nicht tauschbar

Beispiel: Ich möchte 100 g Rinderhackfleisch mit Fisch ersetzen.
So suche ich „4. Rinderhackfleisch" in der linken Spalte und gehe rechts entlang der Zeile, bis ich auf Zahlen treffe.
In diesem Fall haben z.B. a) Forelle und c) Räucherlachs jeweils ein „1 : 1 + 1 Tl Fett" eingetragen.
Das bedeutet, dass ich 100 g Rinderhack mit jeweils 100 g der Fischsorten Forelle und Räucherlachs „1 : 1" ersetzen kann,
wenn ich jeweils 1 Tl Fett pro 100 g Fisch zum gesamten Gericht hinzufüge.

FISCH -> FLEISCH TAUSCH TABELLE

Verhältnisse zum Tausch	1. Forelle	2. Garnele	3. Räucherlachs	4. Wildlachs	5. Thunfisch	6. Seelachs	7. Kabeljau	8. Tintenfisch	9. Meeresfrüchte Mix	10. Miesmuscheln
a) Bacon	1:1 - 1 Tl Fett	x	1:1 - 1 Tl Fett	x	x	1:1 - 3 Tl Fett	x	1:1 - 2 Tl Fett	1:1 - 3 Tl Fett	2:1 - 2 Tl Fett
b) Hähnchenbrust	1:1	2:1	1:1 +1 Tl Fett	1:1	1:1	1:1	2:1	1:1	2:1	2:1
c) Rindfleisch (mager)	1:1	2:1	1:1 +1 Tl Fett	1:1	1:1	1:1	2:1	1:1	1,5:1	2:1
d) Rinderhackfleisch	1:1 - 1 Tl Fett	x	1:1 - 1 Tl Fett	x	x	1:1 - 2 Tl Fett	x	1:1 - 2 Tl Fett	2:1 - 2 Tl Fett	x

SO TAUSCHT DU FISCH GEGEN FLEISCH

Horizontal (x-Achse) = Fisch 100 g
Vertikal (y-Achse) = Fleisch 100 g
Fett = Butter, Kokosöl, Olivenöl
x = nicht tauschbar

Beispiel: Ich möchte 100 g Räucherlachs mit Fleisch ersetzen.
So suche ich „3. Räucherlachs" in der rechten Spalte und gehe die Zeile nach unten, bis ich auf Zahlen treffe.
In diesem Fall haben z.B. a) Bacon und d) Rinder Hackfleisch jeweils ein „1 : 1 - 1 Tl Fett" eingetragen.
Das bedeutet, dass ich 100 g Räucherlachs gegen jeweils 100 g Bacon oder Rinder Hackfleisch „1 : 1" ersetzen kann,
wenn ich jeweils 1 Tl Fett pro 100 g Fleisch vom gesamten Gericht abziehe.

WIE VIEL DARF & SOLL ICH EIGENTLICH ESSEN?

Als allererstes möchte ich eine ganz wichtige Sache sagen: MACH DICH NICHT VERRÜCKT!

Unser Ziel ist es, dir ein intuitives Essverhalten beizubringen, Wir verstehen aber auch, dass du besonders zu Beginn ein bisschen verunsichert bist und gerne mehr Kontrolle und Einblicke in die Mengen, Kalorien und Makro-Verteilung haben willst. Daher haben wir unser Bestes gegeben, eine einfach verständliche Tabelle zu erstellen, in der alle nötigen Informationen wirklich simpel erklärt werden.

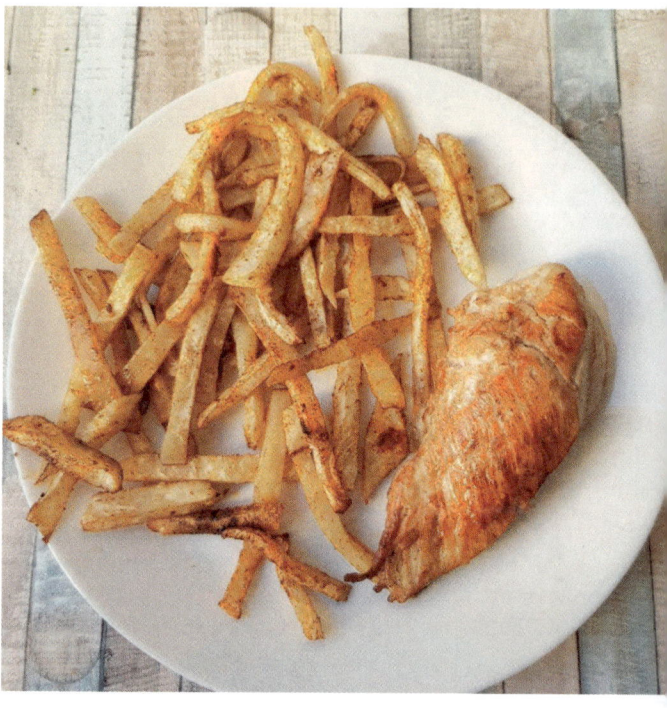

Generell ist es wichtig, dass du auf Dauer lernst, ohne das Tracken aller Lebensmittel durch den Alltag zu kommen, wenn du wirklich langfristig dabei bleiben willst. Ansonsten fühlt es sich nicht an wie eine Ernährungsumstellung, sondern wie eine Verzichts-Diät und das soll Keto ja nun wirklich nicht sein. Hierbei ist die Faustregel immer: "Iss dich satt, aber nicht über den Hunger hinaus".
Wenn du einen Tag mal keinen Hunger hast und wenig isst, ist das kein Problem und du musst dich nicht zum Essen zwingen. Dauerhaft ist es aber ratsam, seinen Kalorienbedarf zu decken, da der Körper sonst auf Sparflamme läuft und ein Profi darin wird, die wenigen Kalorien, die er bekommt, einzulagern.

Nach ein paar Monaten, wenn du Keto adaptiert bist, kannst du sogar mit den Kohlenhydraten etwas hochgehen.
Die Menge der Kohlenhydrate, ist von Mensch zu Mensch unterschiedlich, aber 30 g - 50 g ist der Bereich, in dem sich das Ganze bewegt. Und glaub uns, mit 40 g hast du unglaublich viel mehr Freiheit ;) Das bedeutet nämlich, dass du DOPPELT so viel Gemüse & Beeren & Co. essen könntest, wie jetzt und das wäre schon viel, oder?
Aber keine Sorge, du musst dann nicht plötzlich doppelt so viel essen, du kannst einfach wieder anderes Gemüse in deinen Speiseplan einbauen, das jetzt nicht so richtig reinpasst, wie beispielsweise Karotten oder rote Paprika.
Aber die ersten 3 Monate macht es auf jeden Fall Sinn, die 20 g Marke im Auge zu behalten.
Mit unseren Rezepten bist du auf der sicheren Seite.
Ab der 3. Woche, wirst du auch Frühstücks-Rezepte erhalten, die du auch in deinen Alltag integrieren kannst.

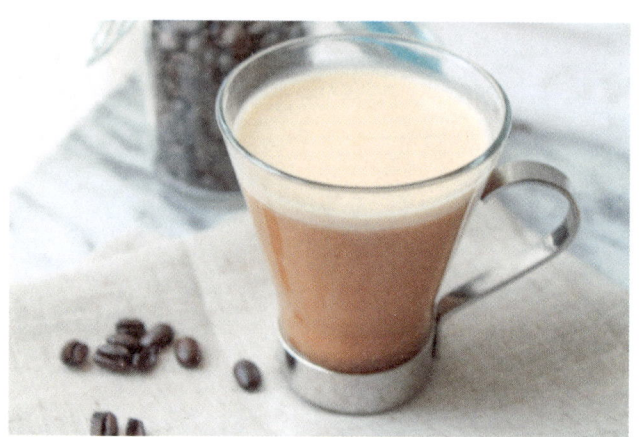

Makro-Verteilung

Eine Sache ist noch sehr wichtig zu beachten: Wie bereits erwähnt, die Makro-Verteilung ist ausschlaggebend für die Ketose.
Die Makro Verteilung bezieht sich auf das richtige Verhältnis von Fett, Kohlenhydraten und Eiweiß. Hierbei ist gemeint, wie viele Kalorien jeweils aus Fett, Kohlenhydraten und Protein kommen.
Bei der ketogenen Ernährung sollten immer ungefähr 75 - 80 % aus Fett, 5% aus Kohlenhydraten & 20 - 25 % aus Eiweiß stammen.

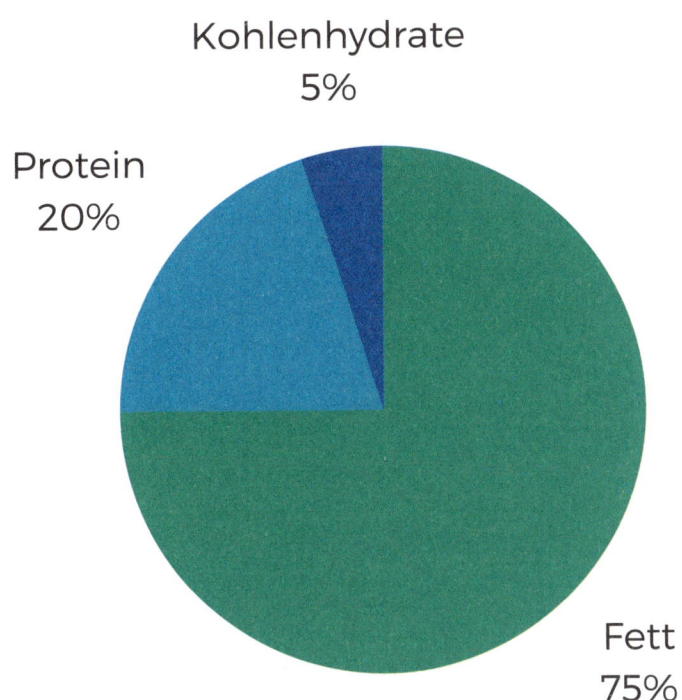

Kohlenhydrate
5%

Protein
20%

Fett
75%

Vorsicht auch bei Proteinen!

Das zu viele Kohlenhydrate deine Ketose behindern, weißt du bereits. Aber sei dir im Klaren, dass auch zu viel Eiweiß sich negativ auf deine Ketose auswirken wird.

Wichtig ist, dass du in etwa zwischen 0,8 g und 1 g pro Kg deines idealen Körpergewichts zu dir nimmst. Wenn du also übergewichtig bist und 90 Kg wiegst, bei deiner Körpergröße aber ein Gewicht von 75 Kg ideal wäre, solltest du die 75 g Eiweiß am Tag dennoch nicht überschreiten.
Wenn du dagegen 210 cm groß bist und 90 Kg wiegst, befindest du dich im Bereich deines Idealgewichts und solltest 90 g Eiweiß zu dir nehmen.
Wenn es mal ein bisschen zu viel oder zu wenig ist, ist das kein Problem. Wenn es dauerhaft zu viel ist, dagegen schon.

Idealgewicht Frauen		Idealgewicht Männer	
155cm	46 - 59 kg	165cm	54 - 69 kg
160cm	49 - 62 kg	170cm	58 - 73 kg
165cm	52 - 66 kg	175cm	61 - 78 kg
170cm	55 - 71 kg	180cm	65 - 82 kg
175cm	58 - 75 kg	185cm	68 - 87 kg
180cm	62 - 79 kg	190cm	72 - 92 kg

Unsere Rezepte sind auf eine 178 große Frau mit 70 kg angepasst, die Eiweißmenge liegt immer im Rahmen von ungefähr 70 g am Tag.
Wenn du also kleiner bist, solltest du entsprechend weniger Essen, wenn du größer bist entsprechend mehr.
Aber auch hier kommt es nicht darauf an, dass es Gramm genau ist, ein bisschen Schwankung ist völlig okay. Mach dich bitte nicht verrückt ;)

Portionsgrößen/Kalorien

Auch hier möchte ich noch mal erwähnen, dass du dich satt essen sollst. Wenn du also noch Hunger (nicht Appetit!) hast, dann darfst du mehr essen.
Wenn du die Portionen anheben willst, solltest du die Menge der kohlenhydrathaltigen Lebensmittel nicht erhöhen, sondern lediglich Fett und Proteine (falls dein Idealgewicht höher als 70 Kg liegt).

Solltest du kleiner sein/ weniger wiegen, solltest du die komplette Portion prozentual reduzieren, z.B. 10% weniger von allen Lebensmitteln.

In der folgenden Tabelle geben wir dir einen Überblick, wie du deine Portionen anpassen kannst. Wie gesagt: macht euch nicht verrückt, der Körper ist kein Brotbackautomat, bei dem du die absolut genaue Mischung beigeben muss, damit das Richtige dabei rauskommt ;)
Aber für alle, die es wirklich genau haben wollen, hier die Tabelle:

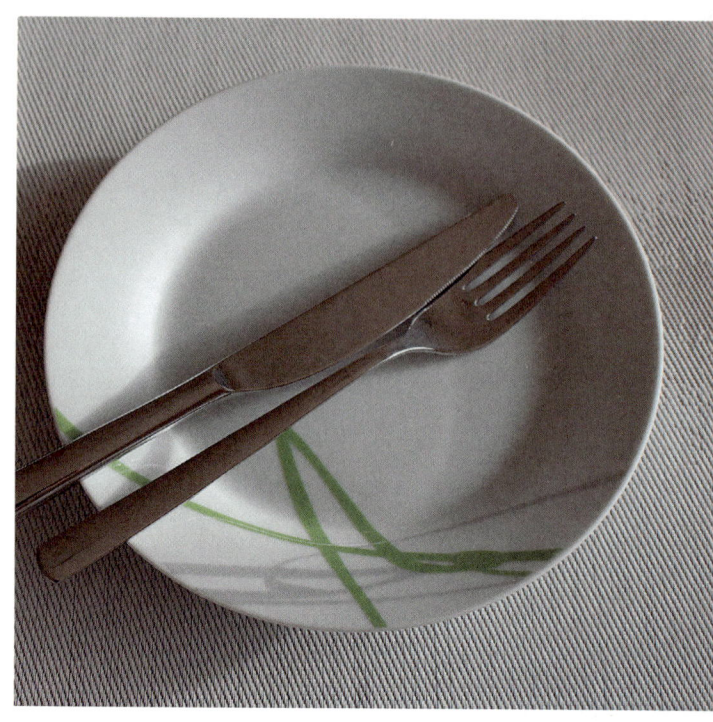

Ziel Gewichtsabnahme, Frauen ohne Sport

50 - 60 kg	Reduziere die gesamte Menge des Gerichtes um ca. 15 %
61 - 69 Kg	Reduziere die gesamte Menge des Gerichtes um ca. 10 %
70 - 85 Kg	Die Menge des Gerichtes ist ideal für dich.
86 - 100 Kg	Erhöhe den Fettanteil um 5 - 10 % und gegebenenfalls den Eiweißanteil (siehe Tabelle "Idealgewicht Frauen").

Ziel Gewichtsabnahme, Männer ohne Sport:

55 - 70 kg	Reduziere die gesamte Menge der Gerichte um ca. 5 %
71 - 85 kg	Die Menge in den Gerichten ist ideal für dich.
81 - 95 kg	Erhöhe den Fettanteil um 10 % -15 % und gegebenenfalls den Eiweißanteil (siehe Tabelle "Idealgewicht Männer").

An Tagen, an denen du Sport machst, kannst du deine gesamte Portion etwas vergrößern, aber auch hier gilt "iss nicht über deinen Hunger hinaus". Oftmals ist Sport die Tür zu übermäßigem Essen oder gar ungesundem Essen. Ganz nach dem Motto, das habe ich mir jetzt verdient. Oft wird auch überschätzt, wie viele Kalorien beim Sport verbrannt werden und dann entsprechend zu viele Kalorien gegessen. Wenn du Muskeln/Gewicht aufbauen willst, dann ist das sinnvoll. Wenn du abnehmen willst, ist es das nicht. Eine halbe Stunde mittleres Rad fahren oder Joggen verbrennen in etwa 300 Kalorien. Damit könntest du deine Portion um etwa 10 % erhöhen.

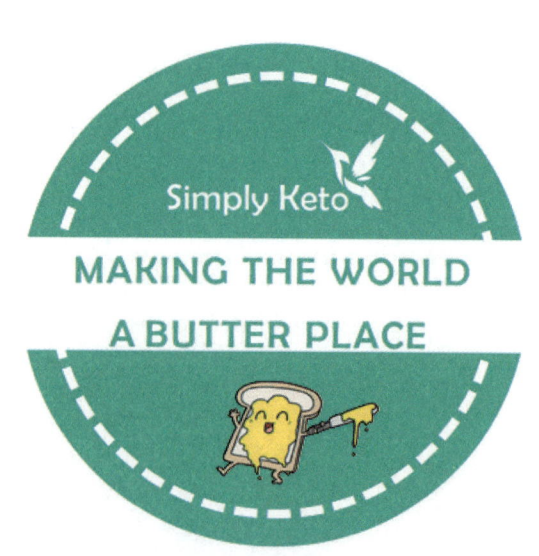

Simply Keto
MAKING THE WORLD
A BUTTER PLACE

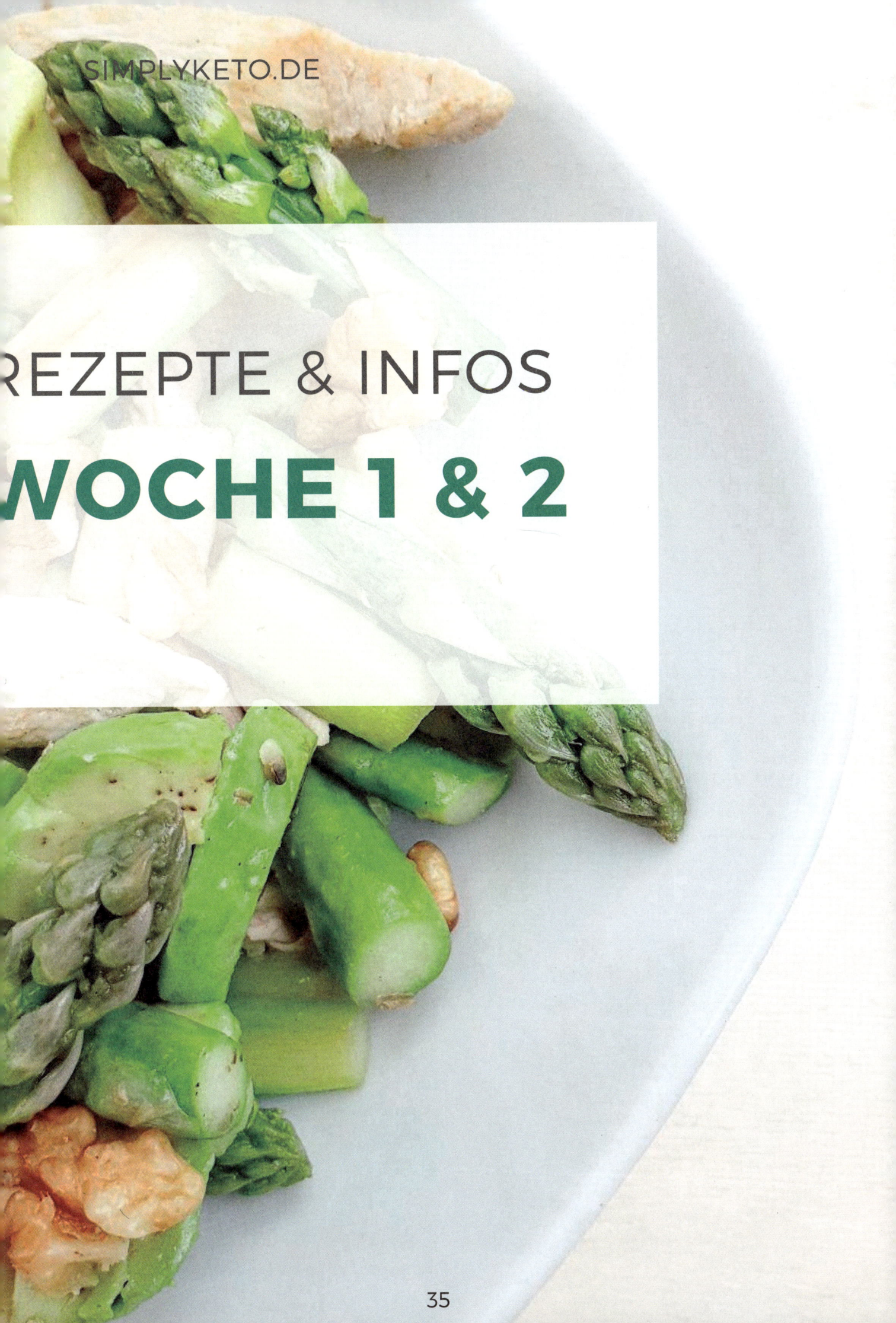

REZEPTE & INFOS
WOCHE 1 & 2

LACHS-ZUCCHINI RÜHREI

ZUTATEN:

- 3 Eier
- 200 g Zucchini
- 1/2 Avocado (ca. 80 g)
- 40 g Räucherlachs
- 1 Frühlingszwiebel
- 30 g Butter
- Salz & Pfeffer

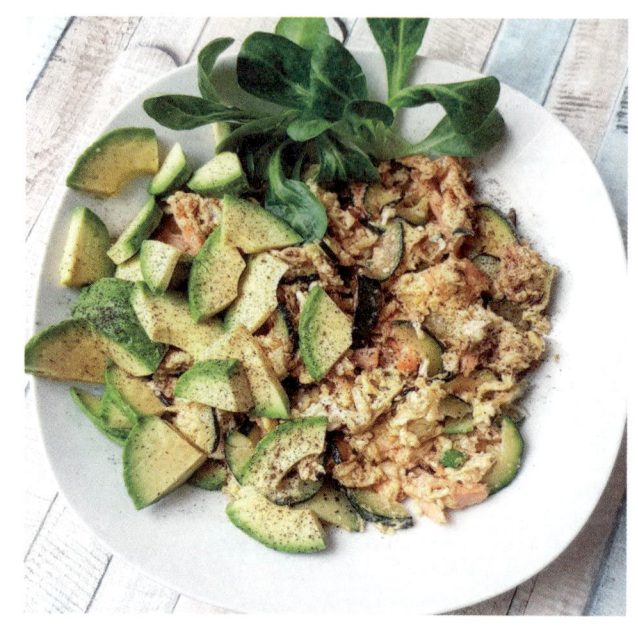

ZUBEREITUNG:

Schneide die halbe Zucchini & die Frühlingszwiebel in dünne Scheiben, brate diese auf mittlerer Stufe in einer Pfanne mit Butter oder Kokosöl (oder einem Gemisch aus beidem) an.
Schneide nun den Lachs in dünne Streifen.
Wenn die Zucchini schon etwas glasig ist, gib den Lachs mit dazu und brate diesen kurz mit an.
Gib nun die Eier in eine Schüssel und verquirle sie mit einer Gabel/einem Schneebesen.
Gib die Ei-Masse mit in die Pfanne und brate unter ständigem Rühren das Ei an, bis es nicht mehr flüssig ist.
Schmecke dein Rührei nun nach Belieben mit Salz & Pfeffer ab.

Platziere das Rührei nun auf einen Teller, halbiere die Avocado und schneide die eine Hälfte der Avocado in kleine Würfel. Verteile diese nun auf dem Rührei und fertig ist dein Essen. :)

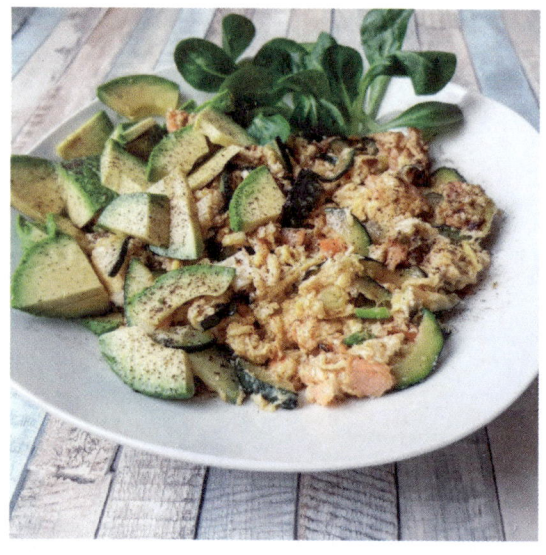

Tipp #1: Sollte dir diese Portion nicht reichen, kannst du noch etwas mehr Avocado & Lachs dazu essen. Achte aber darauf, dass du nur deinen Hunger stillst und nicht weiter isst, obwohl du satt bist.

Tipp #2: Die andere Hälfte der Avocado lagerst du am besten im Kühlschrank. Lasse den Kern stecken und bestreiche das offen liegende Fruchtfleisch mit etwas Olivenöl oder Zitronensaft gegen braune Flecken.

KOHLPFANNE MIT RINDERHACK

ZUTATEN:

- 350 g Spitzkohl
- 1 Frühlingszwiebel
- 150 g Rinderhackfleisch
- 20 g Butter
- 20 g Kokosöl
- Salz & Pfeffer
- Optional: Chili & süßes Paprikapulver

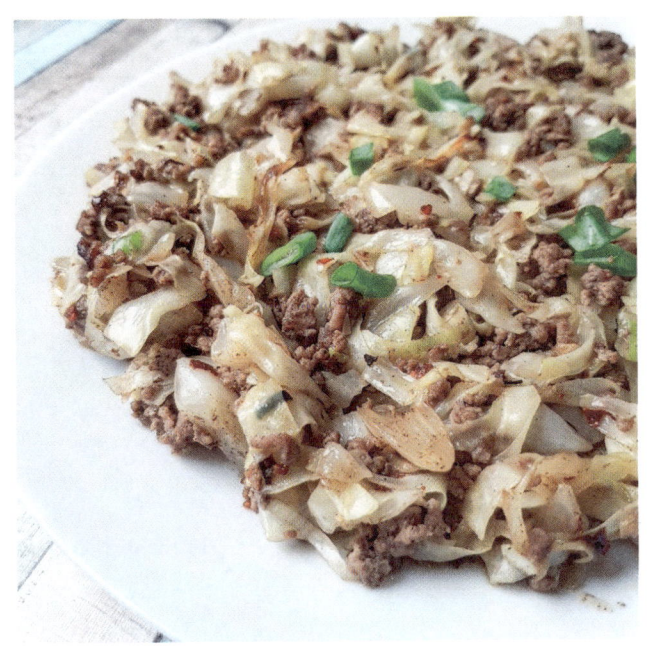

ZUBEREITUNG:

Schneide den Spitzkohl in 2 Hälften und entferne den Strunk. Schneide den Kohl in dünne Streifen. Schneide die Frühlingszwiebeln in dünne Streifen.
Nimm dir einen Topf zur Hand und schmelze darin die Butter mit dem Kokosöl auf mittlerer Stufe. Gib nun den Kohl, die Frühlingszwiebel und das Hackfleisch dazu und brate alles zusammen, bis der Kohl weich und das Hackfleisch durch ist. Schmecke es nun mit Salz und Pfeffer ab.

Wenn du ein bisschen mehr Pep in die ganze Sache bringen möchtest, dann würze noch mit süßem Paprikapulver und Chili nach.

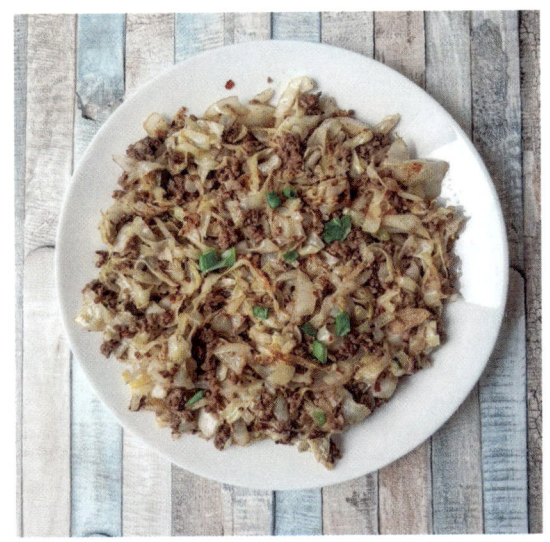

Tipp: Solltest du kein Fleisch essen, kannst du die Kohlpfanne auch mit Wildlachs zubereiten. Hierbei würde ich das Paprikapulver weglassen und stattdessen einen Spritzer Zitronensaft darüber geben.

SALATSCHIFFCHEN MIT WILDLACHS

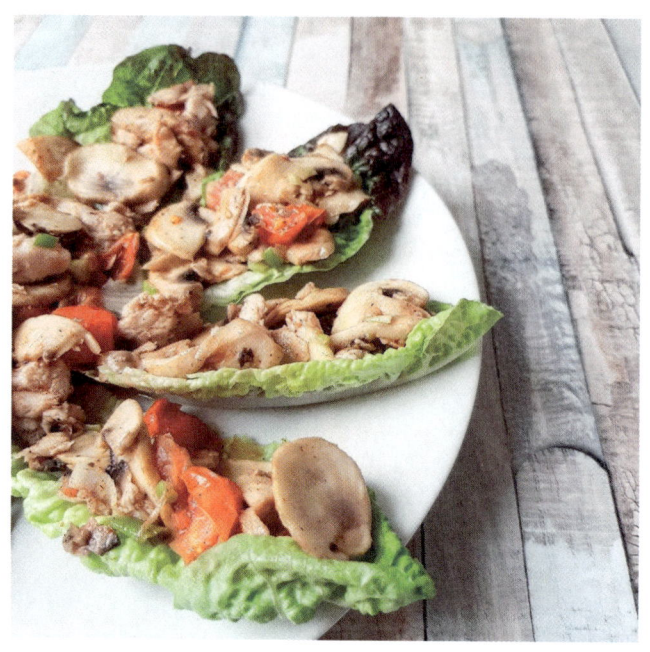

ZUTATEN:

- 250 g Champignons
- 125 g Wildlachsfilet
- 50 g Cherrytomaten
- 1 Frühlingszwiebel
- 30 g Butter
- 15 g Kokosöl
- Salz & Pfeffer
- Einige Blätter Romana Salat

ZUBEREITUNG:

Schneide die Champignons und Frühlingszwiebel in dünne Scheiben und teile die Tomaten in zwei Hälften. Schneide den Wildlachs in kleine Würfel. Brate nun alles zusammen in einer Pfanne mit Butter und Kokosöl an. Schmecke es mit Salz & Pfeffer ab, auch hier kannst du, wenn du es etwas abenteuerlicher magst, deine Lieblingsgewürze ins Spiel bringen. Ganz gut machen sich z. B. italienische Kräuter. Wasche derweil bereits den Salat und lege die sauberen, äußeren Blätter auf den Teller. Verteile nun die gebratenen Zutaten auf die Mitte der Salatblätter.

Jetzt wird's spaßig: Die Salatblätter dienen als Besteck-Ersatz und sind sozusagen Fingerfood :)
Du kannst die Wildlachs-Gemüsepfanne auf so viele Salatblätter verteilen, wie du möchtest. Wenn es dir irgendwann reicht mit dem Salat, kannst du dein Besteck zur Hand nehmen und den Rest ohne die Salatblätter essen ;)

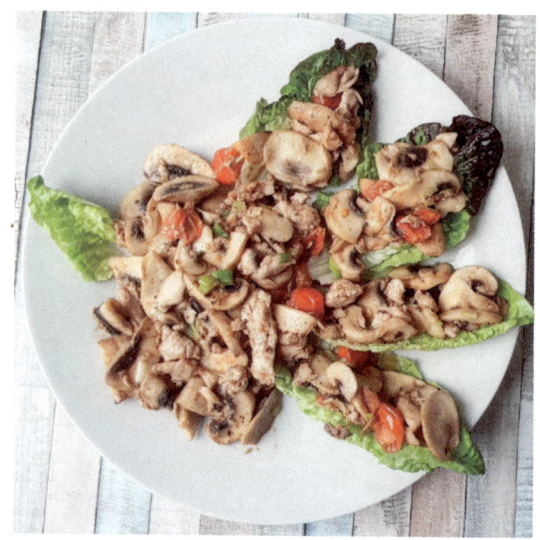

Tipp: Bevor du loslegst, achte darauf, dass der Wildlachs aufgetaut ist. sollte er noch gefroren sein, kannst du ihn in seiner Verpackung oder in einem Gefrierbeutel in eine Schüssel mit warmen Wasser legen und ihn für 15 Minuten darin liegen lassen.
Wenn du den Wildlachs gefroren verarbeitest, wird er viel Wasser verlieren und das Rezept wird eine kleine Sauerei ;)

RETTICHNUDELN BOLOGNESE

ZUTATEN:

- 140 g Hackfleisch
- 350 g Rettich
- 90 g Tomaten
- Italienische Kräuter
- 40 g Olivenöl
- Salz & Pfeffer
- 1 Knoblauch Zehe
- Optional: frische Petersilie & Oregano

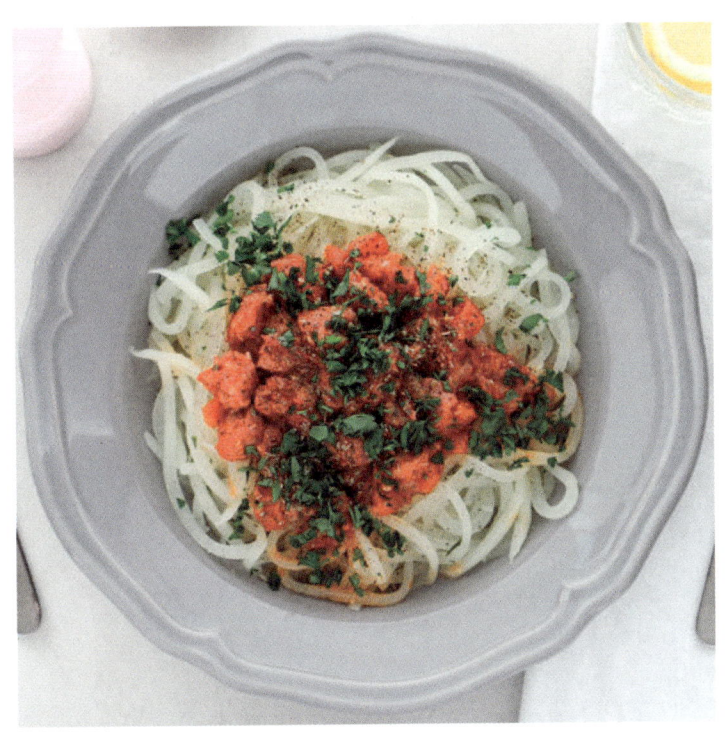

ZUBEREITUNG:

Schäle den Rettich und schneide ihn z.B. mit dem Sparschäler in Nudelform. Setze einen Topf mit Wasser auf, um die Rettichnudeln zu kochen. Wasche die Tomate, halbiere sie und entferne den Strunk. Schneide sie in kleine Würfel. Schäle den Knoblauch und hacke ihn fein. Würze das Hackfleisch mit Salz, Pfeffer und italienischen Kräutern.

Erhitze das Olivenöl in einer beschichteten Pfanne und gib das Hackfleisch dazu. Brate beides für etwa 3-4 Minuten bei mittlerer Hitze. Lösche das Hackfleisch mit Wasser (optional selbstgemachte Brühe) und gib die gewürfelten Tomaten dazu. Lasse das ganze ca. 5 - 10 Minuten einkochen. Gib die Rettichnudeln ins kochende Wasser. Sie benötigen etwa 5 Minuten. Schmecke die Soße mit Salz, Pfeffer und Oregano ab. Richte die Nudeln mit der Soße an und bestreue sie nach Belieben mit frischem Oregano oder Petersilie.

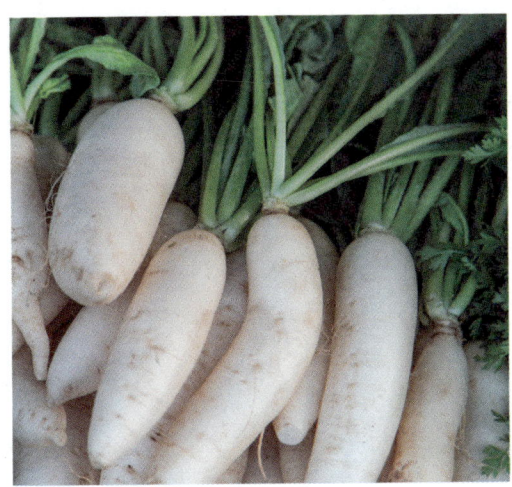

Tipp: Solltest Du keinen Rettich bekommen, kannst Du alternativ auch Zucchini verwenden.

GRÜNER SALAT MIT LACHS MIT AVOCADO-CREME

ZUTATEN:

- 100g Romana Salat
- 1/2 Avocado
- 100g Räucherlachs
- 60g Cherrytomaten
- 100g Gurke
- 15ml Apfelessig
- 10g Kokosöl
- 20g Olivenöl
- Salz & Pfeffer
- Optional Spritzer Stevia

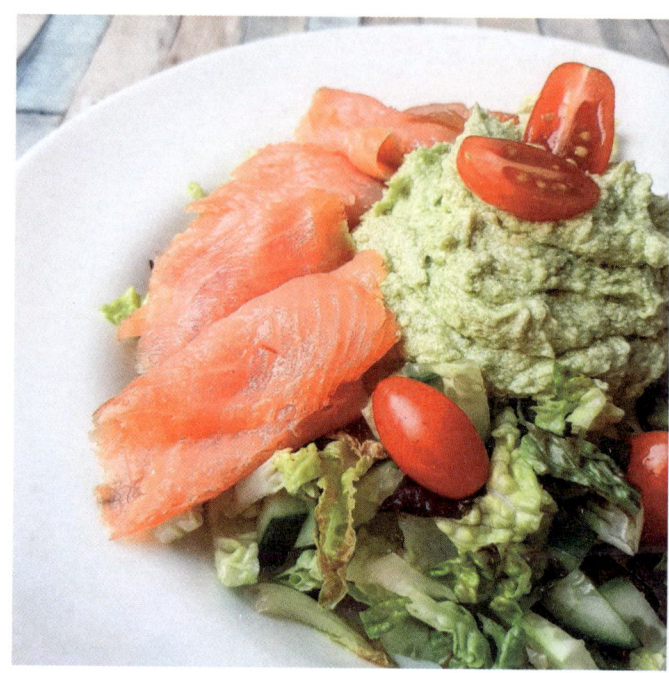

ZUBEREITUNG:

Den gewaschenen und geschnittenen Salat in eine Schüssel geben. Die halbe Gurke in kleine Würfel schneiden und darüber verteilen. Etwa eine Handvoll Tomaten (ca. 60 g) halbieren und mit 100 g Lachs in den Salat geben.

Die halbe Avocado vom Kern und der Schale befreien und in eine Schüssel oder in einen Standmixer geben. 10 g Kokosöl schmelzen und über die Avocado gießen. Gib abschließend noch 20 ml Olivenöl, 20 ml Apfelessig, etwas Salz & Pfeffer dazu und püriere es, bis es ein cremiges Mus ist. Schmecke das Avocadomus mit ein bisschen Stevia ab.
Gib die Avocadocreme auf den Salat und verrühre alles miteinander.

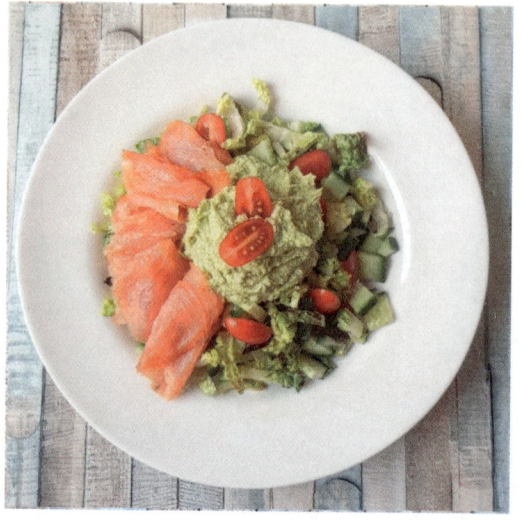

Tipp #1: Sollte dir Stevia nicht schmecken, kannst du das Dressing mit Erythrit machen. Erythrit löst sich aber nicht so gut auf, daher musst du das Dressing etwas erhitzen, um das Erythrit zu schmelzen.

Tipp #2: Solltest du kein Fisch essen, kannst du auch Speckwürfel dafür nehmen.

Einkaufsliste #2

Mit der Einkaufsliste für heute bist du bis inklusive Donnerstagabend eingedeckt.

Solltest du z.B. noch Wildlachs übrig haben, dann ziehe diesen von der Liste ab.
Kaufe also ergänzend zu deinem Vorrat!

GEMÜSE & OBST:

- 400 g Blumenkohl
- 400 g Zucchini
- 250 g Brokkoli
- 200 g Knollensellerie
- 150 g Spinat (tief gekühlt)
- 100 g Aubergine
- 50 g Cherrytomaten
- 1/3 Avocado
- 50 g Heidelbeeren
- 1 Frühlingszwiebel
- 1 Zitrone

PROTEINE & FETTE:

- 270 g Hähnchenbrust
- 225 Garnelen (tief gekühlt)
- 190 g Wildlachsfilet
- 7 Eier
- 120 g Speckwürfel

ZUSÄTZLICHES:

- 250 ml Kokosmilch (Aroy D!)
- 30 g Erythrit o. Flüssig Stevia
- 3 Blatt Gelatine oder. Agar-Agar
- Prise gemahlene Vanille
- 3 Packungen Butter
- 15 g gestiftete Mandeln

SALAT MIT AVOCADO & HACKBÄLLCHEN

ZUTATEN:

- 130 g Hackfleisch
- 100 g Feldsalat
- 1/3 Avocado
- 50 g Heidelbeeren
- 15 g gehobelte Mandeln
- 1/4 Gurke
- 15 ml Apfelessig
- 20 g Kokosöl
- 10 g Olivenöl
- 10 g Butter
- Salz & Pfeffer
- Optional Spritzer Stevia

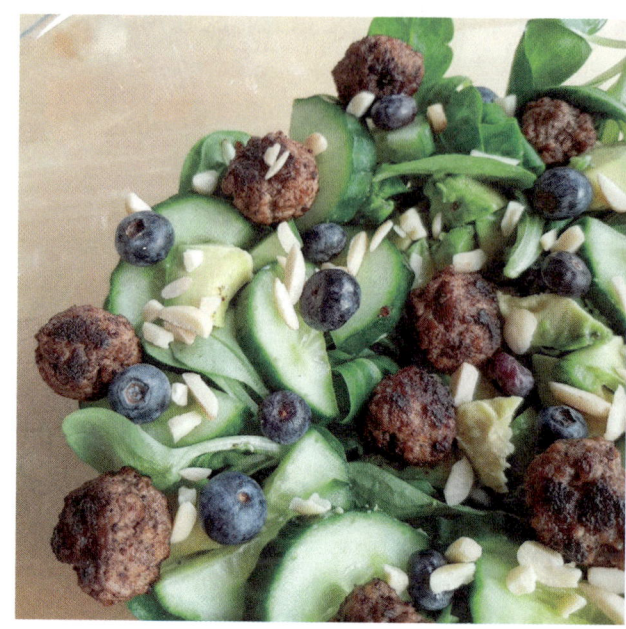

ZUBEREITUNG:

Forme kleine Hackbällchen aus dem Hackfleisch und brate diese bei niedriger Temperatur in einer Pfanne mit 10 g Butter. Lass die Bällchen auskühlen. Gebe währenddessen den gewaschenen Salat in eine Schüssel, Schneide 1/4 einer Gurke in dünne Streifen. Schneide 1/3 einer Avocado in kleine Würfel. Wenn die Hackbällchen etwas ausgekühlt sind, verteile diese inklusive des Bratfetts auf dem Salat. Verteile anschließend auch die Avocado, Mandeln, Heidelbeeren und die Gurke auf dem Salat.

Schmelze nun das Kokosöl und vermische es mit dem Olivenöl und dem Apfelessig. Schmecke das Salatdressing mit Stevia ab. Aber Vorsicht: Stevia ist sehr süß und wird leicht überdosiert. Gieße das Dressing über den Salat und vermische alles gut miteinander. Das Gericht eignet sich wunderbar zum kalt essen & mitnehmen.

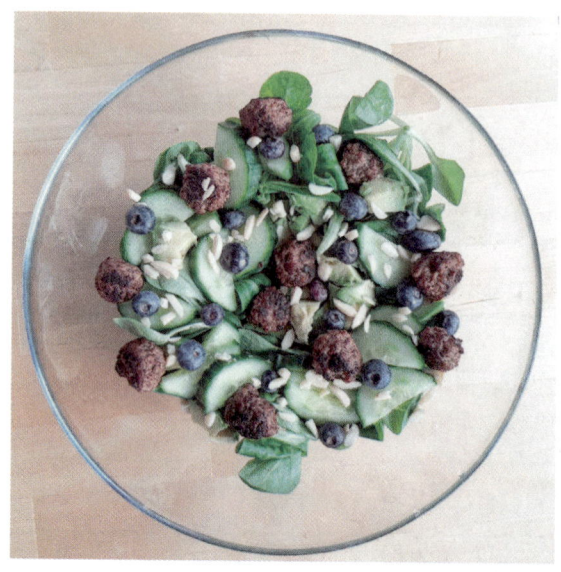

Tipp #1: Sollte dir Stevia nicht schmecken, kannst du das Dressing mit Erythrit machen. Erythrit löst sich aber nicht so gut auf, daher musst du das Dressing etwas erhitzen, um das Erythrit zu schmelzen.

Tipp #2: Solltest du kein Fleisch essen, kannst du auch Wildlachs dafür nehmen. Einfach in kleine Würfel schneiden und anbraten.

Tipp #3: Solltest dir der Geschmack von Kokosöl im Essen nicht gefallen, kannst du stattdessen MCT Öl verwenden.

EIER MUFFINS MIT GEBRATENEN ZUCCHINI

ZUTATEN:

- 150 g Zucchini
- 60 g Speckwürfel
- 3 Eier
- 1/2 Frühlingszwiebel
- 50 g Cherrytomaten
- 35 g Butter
- Salz & Pfeffer

+ Muffin-Backformen

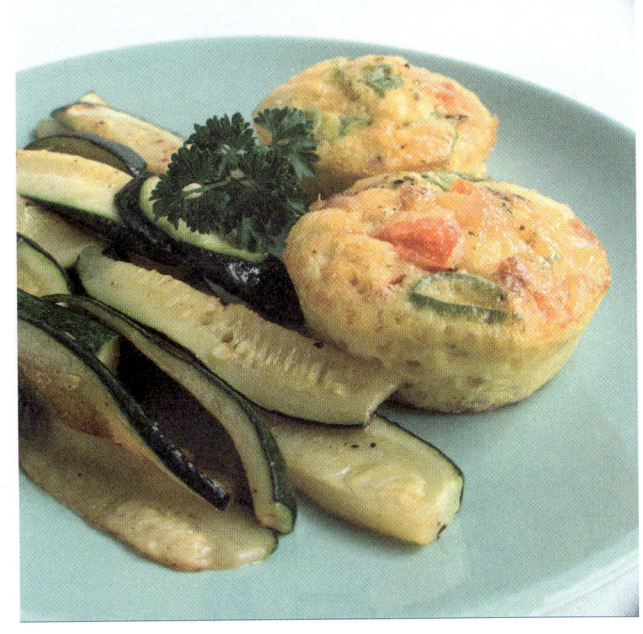

ZUBEREITUNG:

Nimm deine Muffin Backformen und fette 6 Förmchen gut mit Butter ein.
Schneide die Cherrytomaten und eine halbe Frühlingszwiebel in dünne Scheiben und verteile diese in die 6 Muffin Formen.
Brate die Speckwürfel an.
Schlage 3 Eier in eine Schüssel auf. Schmelze 25 g Butter, gieße sie zu den Eiern. Gib etwas Salz & Pfeffer hinzu und verquirle alles gut miteinander.
Gieße die Eiermasse & die Speckwürfel gleichmäßig in alle 6 Formen (etwa 3/4 voll). Backe es anschließend für 15 - 20 Minuten bei 175 Grad. Bevor du die Muffins aus den Formen löst, fahre mit einem Messer vorsichtig an den Rändern entlang, um die Muffins von den Formen zu trennen.
Schneide die Zucchini in Scheiben und brate diese in etwa 10 g Butter an.

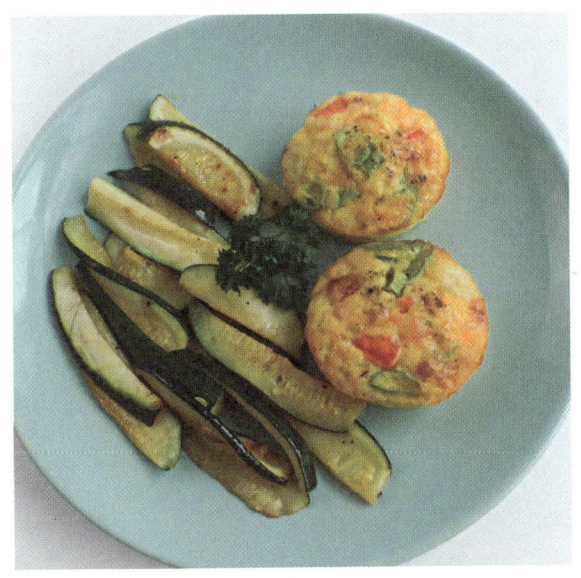

Tipp #1: Dieses Gericht schmeckt auch kalt und eignet sich daher wunderbar zum Mitnehmen.

Tipp #2: Solltest du kein Fleisch essen, kannst du auch Lachs dafür nehmen. Einfach statt des Bacons mit in die Förmchen geben.

Tipp #3: Solltest du keine Muffin Backformen haben, kannst du natürlich auch ein Rührei oder Omelette daraus machen ;)

WAS IST DIE

KETO GRIPPE?

Der ein oder andere hat bestimmt schon davon gehört oder es vielleicht sogar selbst erlebt: die Keto Grippe. Aber was genau passiert da eigentlich und was kann man tun, damit es schneller vorbei geht ?

Die Keto-Grippe ereilt einige Neu-Ketarier häufig, wenn sie die Kohlenhydrate drastisch runterfahren. Dein Körper erfährt eine Umstellung und muss sich zunächst auf die neuen Gegebenheiten (die Hauptenergiequelle wird von Kohlenhydraten auf Fett umgestellt) anpassen.

Das Ganze fühlt sich oftmals unschön an und ähnelt einer Grippe bzw. einem Entzug, viele nennen es auch "Zucker-Entzug"

Ein bisschen bildhafter erklärt kann man folgendes sagen: Die meisten unserer Kohlenhydrat-Enzyme wurden soeben auf die Auswechselbank geschickt und dürfen nicht mehr mitspielen.

Unsere neu dazugewonnenen Fett-Enzyme wurden soeben eingewechselt und müssen sich erstmal auf dem Spielfeld orientieren, bevor sie den Gegner schwindelig spielen.

Gleichzeitig bist du der Trainer und fragst dich, warum die Einwechslung so lange dauert und die neuen erstmal gegeneinander und im Kreis laufen.
Das ist aber ganz normal, wenn deine Spieler Jahre bzw. Jahrzehnte auf der Bank saßen ;)

Für dich bedeutet das erstmal: durchhalten und abwarten, bis sich alles eingependelt hat. Aber sei dir sicher, es lohnt sich!

Mögliche Symptome:

· Husten
· Schnupfen
· Kopf & Gliederschmerzen
· Müdigkeit
· Übelkeit
· Muskelkrämpfe

Die Dauer variiert, aber mit ein paar Tagen kann man rechnen. Die Symptome nehmen aber ab, bis sie komplett verschwinden und von einem plötzlichen Wohlbefinden, mit viel Energie und mentaler Klarheit abgelöst werden.

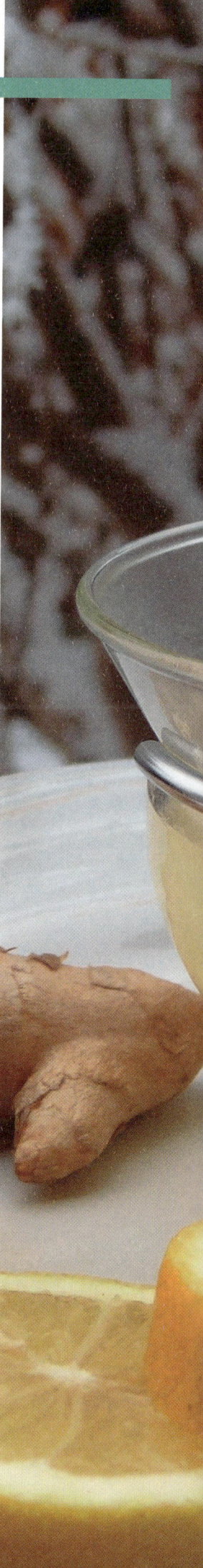

Nicht jeder wird Opfer der Keto-Grippe, aber hier ein paar Tipps, wie du sie besser überstehst.

- Viel trinken!
  Besonders gut eignen sich Kräutertees und Wasser mit Zitronen & Ingwer,
- Elektrolyte & Mineralien erhöhen!
  Das bedeutet Salzkonsum erhöhen z.B. kannst du Rinder & Hühnerbrühe trinken oder sogar ein Glas Salzwasser (eine Prise Salz reicht)
- Fett erhöhen!
- Nährstoffe zuführen!
  Möglichst auf verarbeitete Produkte verzichten und mit grünem, oberhalb der Erde gewachsenem Gemüse ersetzen.

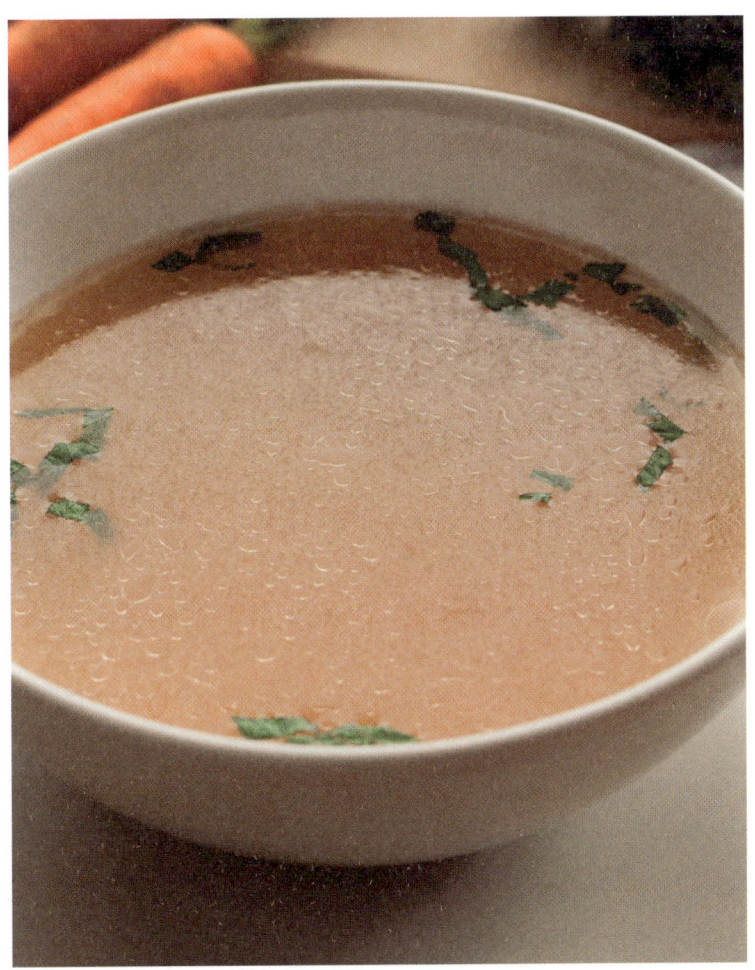

GESCHAFFT!

Nach der Überwindung der gemeinen Keto-Grippe folgen genau die gegensätzlichen Symptome:

- Mehr Energie über den ganzen Tag
- Bessere Konzentration
- Gestärktes Immunsystem
- Gute Laune
- Optimierte Fettverbrennung

Du siehst, das Durchleben lohnt sich und schließlich handelt es sich hierbei um eine Challenge ;)

SUPPLEMENTS?

ODER AUF DEUTSCH "NAHRUNGSERGÄNZUNGSMITTEL"

Bei Nahrungsergänzungsmitteln scheiden sich die Geister oftmals. Einige halten generell nicht viel davon, denn sie sind ja nicht "natürlich". Diese Gruppe an Menschen versucht, all ihre Nährstoffe aus gesundem Essen zu gewinnen, was heutzutage leider oft nur schwer möglich ist und zu einem Mangel führen kann. Grund sind die Böden, auf denen unsere Nahrung angebaut wird und welche zu einem großen Teil sehr ausgelaugt sind, was Spurenelemente angeht. Aufgrund von weit verbreiteter, unvollständiger Düngung der Böden (lediglich mit Stickstoff und Phosphor), ist die Nahrung leider nicht mehr so nährstoffreich an Spurenelementen, wie noch vor 100 Jahren.

Andere denken, sie können eine unausgewogene Ernährung damit ausgleichen. Das ist wohl die schlechteste Einstellung im Bereich Nahrungsergänzung. Denn wie der Name sagt, geht es hier um die Ergänzung wichtiger Nährstoffe, die der Körper nicht ausreichend über eine ansonsten gesunde Ernährung, erhält. Man kann sich also nicht von Fastfood und Süßigkeiten ernähren und eine Multivitamin Tablette einwerfen. Beziehungsweise - man kann, aber es ist nicht ratsam ;)

Und zu guter Letzt gibt es die Gruppe von Menschen, die es meiner Meinung nach genau richtig machen und wie eben beschrieben, ihren Körper mit einer gesunden und ausgewogenen Ernährung versorgen und ihren Nährstoffbedarf mit den richtigen Supplements ergänzen.

Welche Supplements sind gut/schlecht ?

Es ist natürlich sehr wichtig, welche Nahrungsergänzungsmittel man verwendet. Denn die falschen können mehr schaden, als sie helfen.
Wichtig ist sich auf einzelne Supplements zu konzentrieren und nicht Multivitamin Präparate zu nehmen. V.a. nicht die, die man im Drogeriemarkt findet. Hiermit gibt es gleich eine ganze Reihe an Problemen!
Es ist teuer, ein weites Spektrum an Nährstoffen sinnvoll in eine einzige Kapsel zu stecken. Um Kosten zu sparen, enthalten sie daher oft zu viel von den günstigen Stoffen (z.B. Vitamin A, Vitamin B12...) und zu wenig von den anderen (z.B. Magnesium).
Das bedeutet, dass man sich einerseits überdosiert und andererseits nicht die wichtigen Nährstoffe bekommt, die man mit der Supplementierung anstrebt.

Ein weiteres Problem dieser Präparate ist, dass sie in der Regel von minderwertiger Qualität sind und die angegebene Dosis eines Stoffes kaum bis fast gar nicht vom Körper aufgenommen werden kann.
Dazu kommt, dass auch Nahrungsergänzungsmittel eine Schwermetallbelastung oder andere Kontaminationen haben können.
Nicht zu vergessen unerwünschte Füllstoffe, wie z.B. Zucker.

Wichtig ist also, sich auf einzelne Nahrungsergänzungsmittel in hoher, guter Qualität zu konzentrieren, um das beste Ergebnis zu erzielen.

Welche Supplements gerade bei Keto wichtig sind und wie du diese verwenden musst, erfährst du im folgenden Artikel:

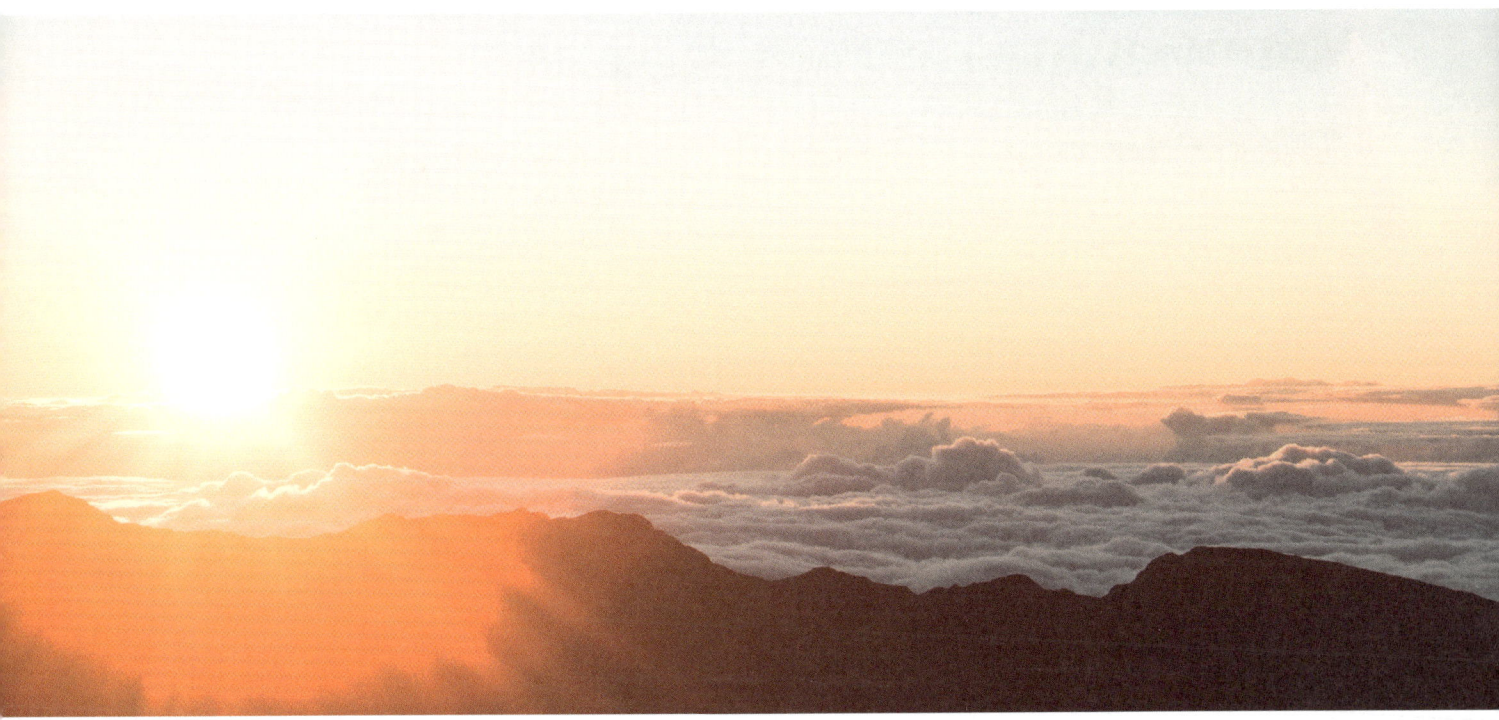

Vitamin D

Vitamin D ist das wichtigste Supplement. Es hat auf viele Funktionen im Körper einen enormen Einfluss. Es wird zwar Vitamin genannt, ist aber eigentlich eine Hormon-Vorstufe und steuert den Aufbau vieler anderer Hormone, wie z.B. Testosteron und Östrogen.

Es kann vom Körper mithilfe von Sonneneinstrahlung selbst hergestellt werden. Dies stellt aber in der heutigen Zeit ein großes Problem dar, denn heutzutage verbringen wir Menschen die meiste Zeit drinnen, also abgeschottet von der wichtigen Sonneneinstrahlung.

Unsere Vorfahren verbrachten früher einen Großteil ihrer Zeit draußen, in der Sonne (z.B. Feldarbeit)
Wir kommen somit selbst im Sommer nicht ausreichend in Kontakt mit den Sonnenstrahlen. Noch schlimmer sieht es da in den dunklen Wintermonaten aus. Da Vitamin D über 30 Organe und Gewebe aktiviert, hat ein Mangel weitreichende Folgen und ist in seinen Symptomen ebenfalls breit gefächert.

Selbst unsere Laune und unser Immunsystem leiden unter Vitamin D Mangel. Ist dir schon mal ausgefallen, dass Menschen im Winter oftmals schlechtere Laune haben ?

Mögliche Symptome bei Vitamin D Mangel :

- Depression
- Osteoporose
- Muskelschwäche
- Herzinfakt
- Malignome
- Diabetes
- geschwächtes Immunsystem

Anwendung:

Am besten wird Vitamin D in Kombination mit Vitamin K2 eingenommen, um eine höhere Bio-Verfügbarkeit sicherzustellen.
Die empfohlenen Mengen sind oft zu niedrig angesetzt. Eine Dosis von 1000 i.E. täglich sollte nicht unterschritten werden. Im Winter kann der Bedarf deutlich höher sein.

Unsere Empfehlungen:

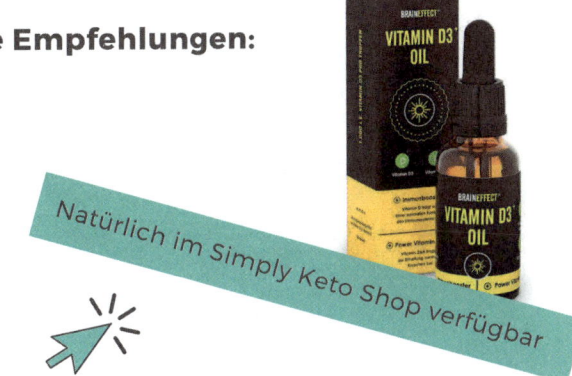

Natürlich im Simply Keto Shop verfügbar

47

Magnesium

Magnesium ist fast genauso wichtig, wie Vitamin D. Es ist so ziemlich bei allen wichtigen Stoffwechsel Prozessen beteiligt und somit essenziell für deren reibungslosen Ablauf. Erhöhter Stress (auch Ernährungsumstellung ist Stress), sportliche Aktivität, chronische Erkrankungen und nährstoffarme Nahrungsquellen können zu einem Magnesiummangel führen.

Gerade hierbei ist es mittlerweile fast unmöglich, seinen Bedarf allein aus Nahrung zu decken. Grund dafür sind die durch Monokulturen ausgelaugten Böden.

Die für viele Experten zu geringe empfohlene Tagesdosis von 300-400mg, schaffen Studien zufolg gerade einmal 1/3 aller Menschen einzunehmen.

Dabei geht man davon aus, dass die erhöhten täglichen Anforderungen des modernen Alltags ehe Tagesdosen von 600-900mg benötigen. Somit sind eigentlich alle betroffen. Gerade in Ketose benötigt man eine höhere Dosis.

Es bleibt festzuhalten, dass ein Großteil der Bevölkerung unter einem Magnesiummangel leidet und die Abwesenheit des Alleskönners zu negativen Symptomen führen kann:

Mögliche Symptome bei Magnesiummangel:

- Muskelkrämpfe
- Muskelzuckungen
- Taubheit in Fingern & Füßen
- Müdigkeit
- Nervosität
- Migräne
- Unruhe
- Schlafstörungen
- Herzrhythmusstörungen
- Steigerung der
- Herzfrequenz
- Bluthochdruck
- Durchblutungsstörungen
- Regelschmerzen

Anwendung:

Laut aktueller Wissenslage hat Magnesium Citrat deutlich höhere Bioverfügbarkeit.
Das bedeutet, dass Präparate mit Magnesium Ci am besten vom Körper aufgenommen werden können.
Die Dosis sollte zwischen 200 - 800 mg täglich l und du solltest das Magnesium abends nehmen. Leidest du unter einem der aufgeführten Sympto solltest du deine Zufuhr steigern, bis die Sympto abklingen.

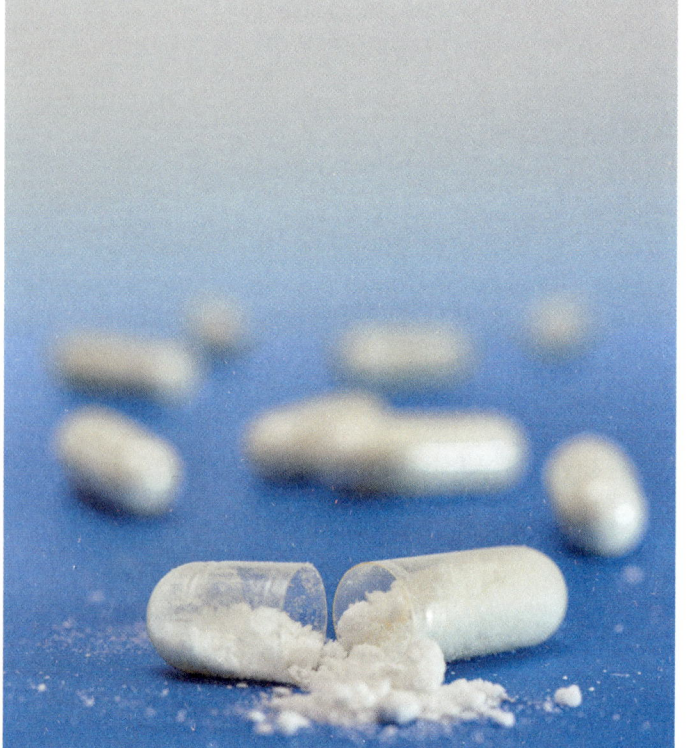

Unsere Empfehlung:

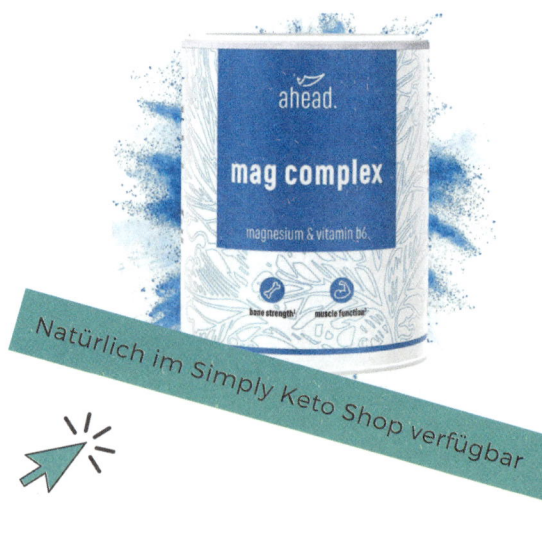

Natürlich im Simply Keto Shop verfügbar

Omega 3 > Krill Öl

Omega 3 Fettsäuren sind essenziell, d.h. dein Körper kann sie nicht selber herstellen.
Somit sind sie lebensnotwendig für dich.

Sie sollten in genug Mengen (mindestens 300 mg) und im ungefähren Verhältnis von 1 : 3 zu Omega 6 Fettsäuren zu sich genommen werden. Das bedeutet, du solltest maximal 3x so viel Omega 6 zu dir nehmen wie Omega 3.

Damit beide Fettsäuren ihre lebenswichtigen Aufgaben erledigen können und sich nicht gegenseitig aus blocken (sie konkurrieren um dieselben Stoffwechselwege.)

Leider haben wir in der modernen Ernährung ein deutliches Omega 6 Übergewicht (vor allem durch Fleisch aus Massentierhaltung und Sonnenblumenöl) und wir müssen mit Omega 3 supplementieren, um den entzündungsförderlichen Prozessen, die mit den Omega 6 Fettsäuren einhergehen, nicht das Feld zu überlassen.

Enorm wichtig ist auch hier wieder die Qualität! Die meisten Omega 3 Kapseln sind Fischöl Kapseln aus minderer Qualität. Diese schaden mehr, als sie helfen. Denn sie sind schadstoffbelastet und oxidieren schnell, was ihre entzündungshemmende Wirkung völlig hinfällig macht.
Daher ist es wichtig, dass du auf Krill Öl zurückgreifst!

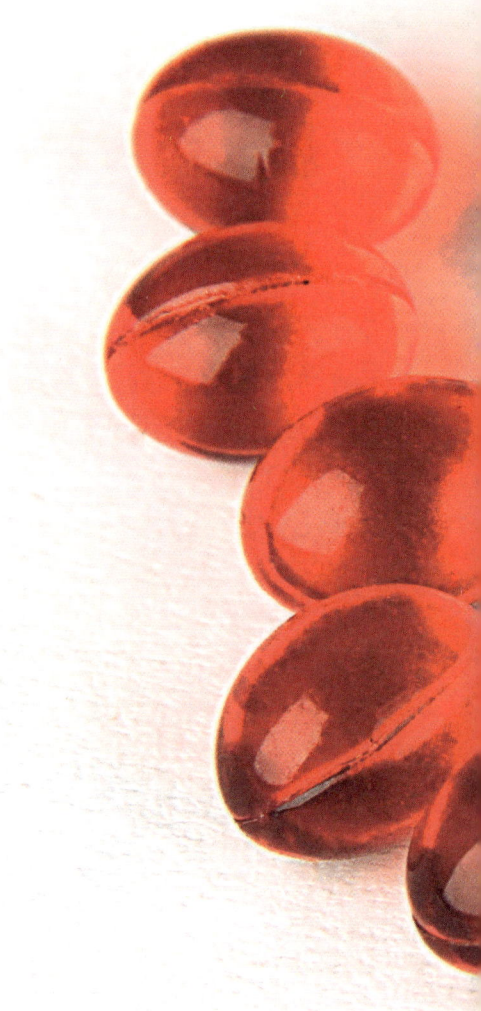

Mögliche Symptome bei einem Ungleichgewicht von Omega 3 zu Omega 6 :

- Müdigkeit
- Muskelschwäche
- Sehschwäche
- Hautausschläge
- Nervosität

Unsere Empfehlungen:

Anwendung:
.2 Kapseln Krill Öl pro Tag, am besten mit deinen Mahlzeiten.

Krill Öl im Speziellen entgeht der Schadstoff- und Schwermetallbelastung durch die größeren Fangtiefen und ist aus unserer Sicht somit allen anderen Omega 3 Fettsäuren (wie z.B. billigen Fisch Öl Kapseln) vorzuziehen.

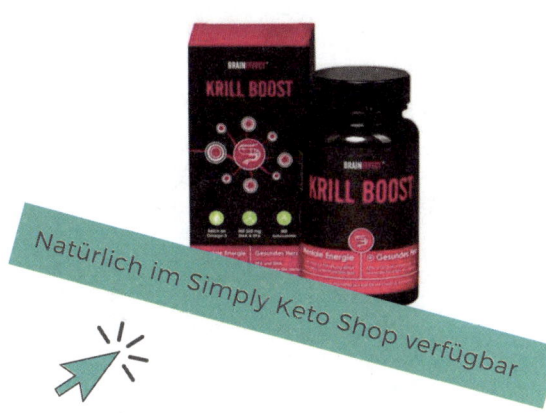

Natürlich im Simply Keto Shop verfügbar

SELLERIE POMMES MIT HÄHNCHEN & AVOCADO

ZUTATEN:

- 200 g Knollensellerie (geschält)
- 1/3 Avocado (etwa 55 g)
- 150 g Hähnchenbrust
- 30 g Olivenöl
- 30 g Butter
- Saft 1/2 Zitrone
- Salz, Pfeffer, Paprikapulver oder Chili

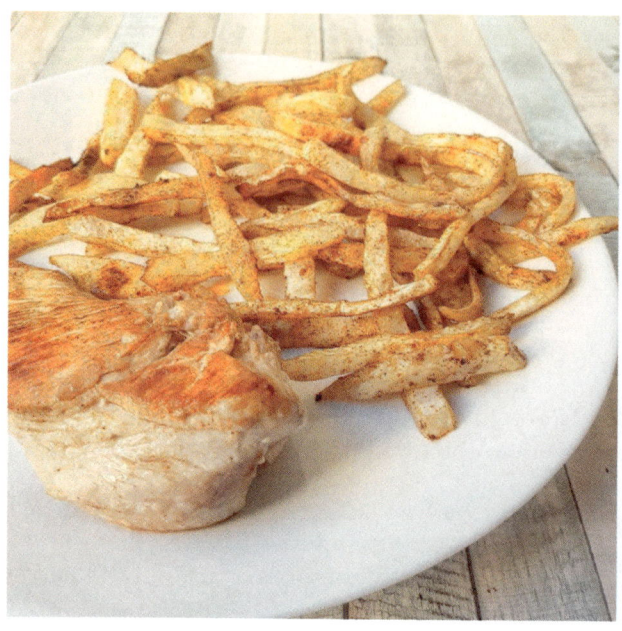

ZUBEREITUNG:

Schneide einen Teil von der Sellerieknolle ab (ohne Schale ca. 200 g) und schäle sie.

Schneide nun den geschälten Teil in etwa 0,5 cm dicke Scheiben und anschließend die Scheiben in Pommesform.

Gib die Pommes auf ein mit Backpapier ausgelegtes Backblech und gieße 30 g Olivenöl darüber. Würze die Pommes nach Belieben mit Salz, Pfeffer, Paprikapulver oder Chili und vermische alles, indem du die Selleriestreifen mit deinen Händen wälzt. Back sie nun für etwa 25 Min. bei 175 Grad Umluft.

Schneide die Avocado in Streifen und lege sie auf den Teller, presse den Saft einer halben Zitrone darüber aus und würze sie mit Salz & Pfeffer.

Brate nun das Hähnchenfleisch bei mittlerer Temperatur in einer Pfanne mit Butter. Zu guter Letzt mit Salz & Pfeffer abschmecken und mit Avocado und Pommes genießen!

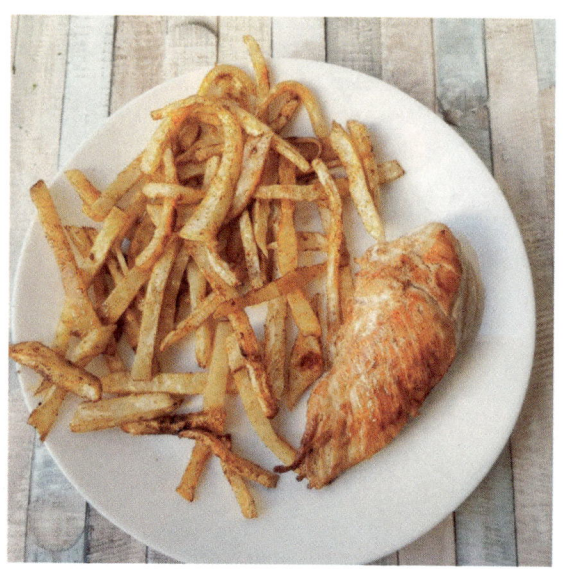

Tipp #1: Solltest du kein Fleisch essen, kannst du alternativ auch Garnelen oder Wildlachs nehmen.

Tipp #2: Solltest du keine Avocado mögen, kannst du ein bisschen mehr Sellerie und Fett dazugeben.

BROKKOLI-BLUMENKOHL SUPPE MIT GARNELEN

ZUTATEN:

- 150 g Blumenkohl
- 100 g Brokkoli
- 100 ml Kokosmilch
- 100 ml Wasser
- 225 g Garnelen tief gekühlt
- 35 g Butter
- 15 g Kokosöl
- Salz & Pfeffer
- Optional gemahlene Muskatnuss

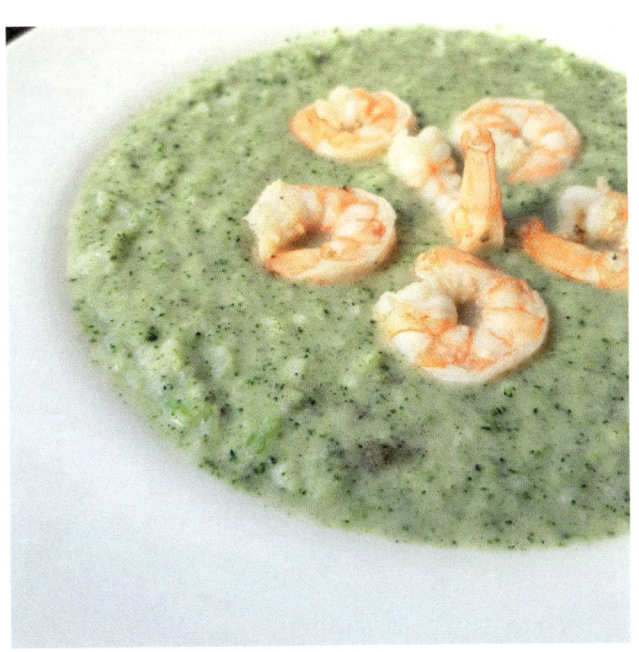

ZUBEREITUNG:

Schneide den Brokkoli & Blumenkohl in kleine Stückchen und gib sie mit der Kokosmilch, dem Wasser, dem Kokosöl & 20 g Butter in einen Topf und lasse die Suppe etwa 15 Minuten köcheln.
Brate die Garnelen mit der restlichen Butter in einer Pfanne an.
Püriere die Suppe mit einem Pürierstab. Schmecke sie abschließend mit Salz, Pfeffer und Muskatnuss ab und lege anschließend die Garnelen darauf.

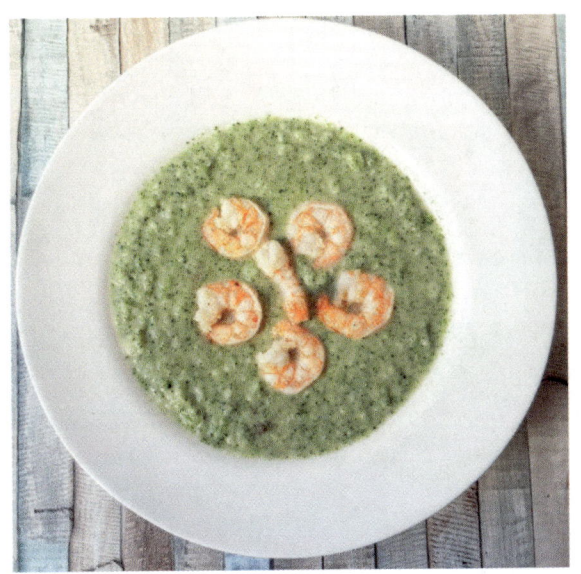

Tipp #1: Dieses Gericht schmeckt auch kalt und eignet sich daher wunderbar zum Mitnehmen.

Tipp #2: Solltest du keine Garnelen essen, kannst du stattdessen auch Hähnchen nehmen.

WILDLACHS-SPINAT OMELETTE

ZUTATEN:

- 3 Eier
- 150 g Spinat
- 65 g Wildlachs
- 50 g Cherrytomaten
- 30 g Butter
- 20 g Olivenöl
- Salz & Pfeffer
- Optional Muskatnuss

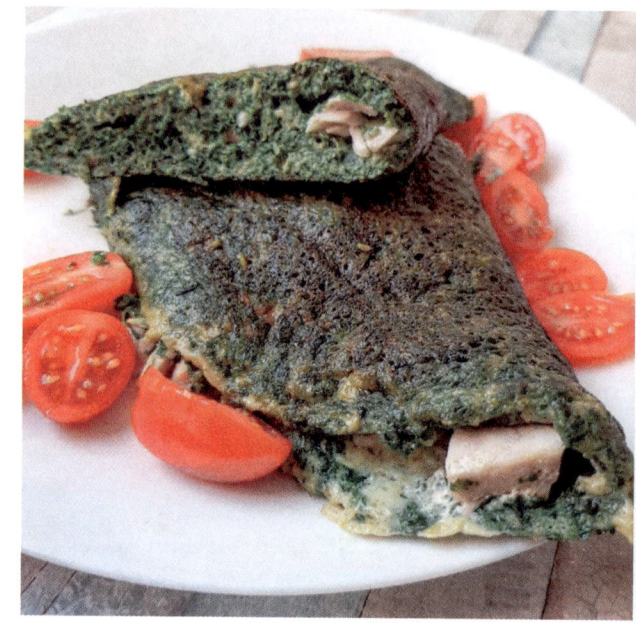

ZUBEREITUNG:

Schlage die Eier in eine Schüssel auf. Drücke aus dem aufgetauten Spinat die Flüssigkeit heraus und gib ihn zu den Eiern in die Schüssel.
Schneide nun den aufgetauten Wildlachs in kleine Würfel und gib auch diesen mit in die Schüssel.
Würze das Ganze mit Salz & Pfeffer und optional einer Prise Muskatnuss.
Verquirle alles zu einer homogenen Masse.
Gib die Butter und das Olivenöl in eine Pfanne und warte, bis die Butter vollständig geschmolzen ist.
Kippe nun den Inhalt der Schüssel in die Pfanne und verteile ihn gleichmäßig.
Brate das Omelette bei niedriger Temperatur mit geschlossenem Deckel bis es fest ist. Ca. 10-12 Minuten.
Gib das Omelette auf einen Teller und verteile die Tomaten darüber.

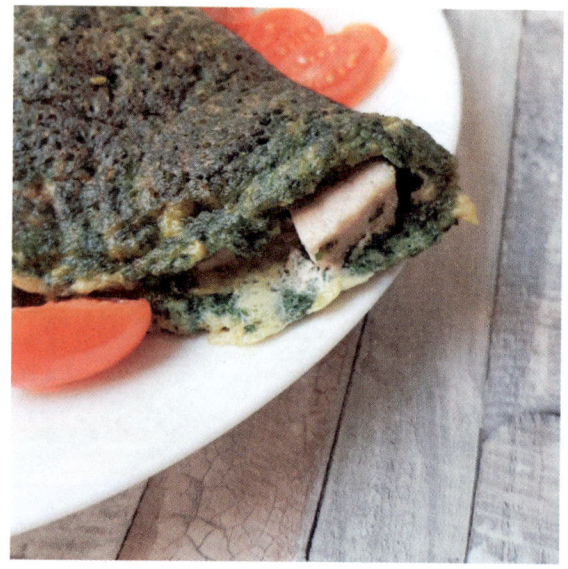

Tipp #1: Der Spinat sollte unbedingt bereits aufgetaut sein.

Tipp #2: Achte darauf, dass du Spinat ohne Zusätze verwendest.

GEBRATENE ZUCCHINI & HÄHNCHEN + KOKOSPUDDING

ZUTATEN:

Hauptmahlzeit:
- 150 g Zucchini
- 120 g Hähnchenbrust
- 40 g Butter

Dessert:
- 50 g Heidelbeeren
- 3 Blatt Gelatine oder 1/3 TL Agar-Agar
- 150 ml Kokosmilch
- 50 ml Wasser
- Prise gemahlene Vanille
- 20 g Erythrit oder Stevia nach Belieben
- 15g gestiftete Mandeln
- 1 TL MCT Öl (Falls nicht vorhanden geschmolzenes Kokosöl)

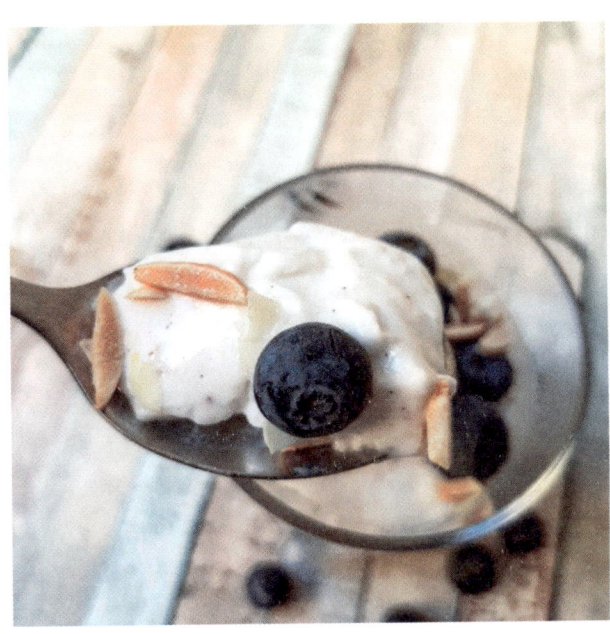

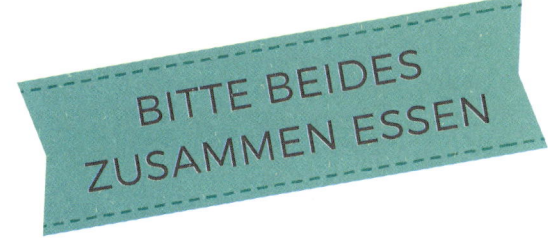

BITTE BEIDES ZUSAMMEN ESSEN

ZUBEREITUNG:

Hauptmahlzeit:
Schneide die Zucchini in Scheiben und brate diese mit dem Hähnchenbrustfilet in einer Pfanne mit Butter an.

Dessert:
Lege die Blätter Gelatine für 5 Minuten zum Quellen in kaltes Wasser.
Gib Kokosmilch, Wasser, Erythrit & Vanille in einen kleinen Topf und erhitze es. Achte darauf, dass es nicht kocht. Gib nun die Gelatine und das MCT ÖL hinzu und rühre, bis die Gelatine sich komplett aufgelöst hat. (Wenn du Agar-Agar nimmst, musst du die Kokos-Masse mit dem Agar-Agar aufkochen lassen, damit es geliert.)
Gieße nun die Masse in eine kleine Schüssel und stelle es für mindestens 3 Stunden in den Kühlschrank.

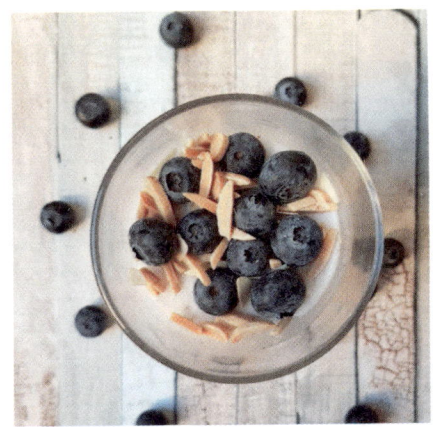

Tipp #1: Wenn du es eilig hast, stelle den Pudding in den Gefrierschrank. Da geht's schneller ;)

Tipp #2: Die Konsistenz sollte einem Wackelpudding ähneln. Wenn es noch nicht fest genug ist, stell es nochmal kühl.

BLUMENKOHL-PÜREE MIT SPECK UND SPIEGELEI

ZUTATEN:

- 250 g Blumenkohl
- 120 ml Wasser
- 60 g Speckwürfel
- 1 Ei
- 30 g Butter
- 10 g Olivenöl
- Salz, Pfeffer, Muskatnuss
- Optional Kreuzkümmel

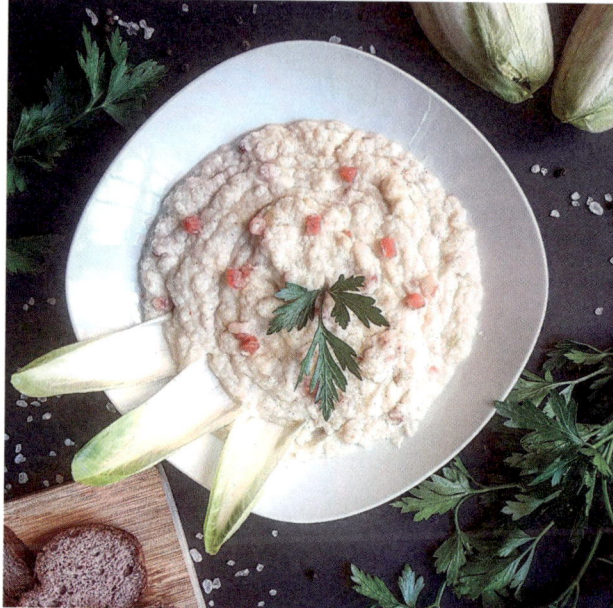

ZUBEREITUNG:

Schneide den Blumenkohl in kleine Stücke und gib ihn mit 120ml Wasser in einen Topf. Lasse ihn köcheln bis er schön weich ist. Gib anschließend die Butter hinzu und püriere den Blumenkohl, bis er zu einer homogenen Masse wird.

Brate nun die Speckwürfel in Olivenöl an und rühre sie anschließend im Blumenkohl Püree unter.

Brate anschließend ein Spiegelei.

Platziere beides auf einen Teller und lass es dir schmecken!

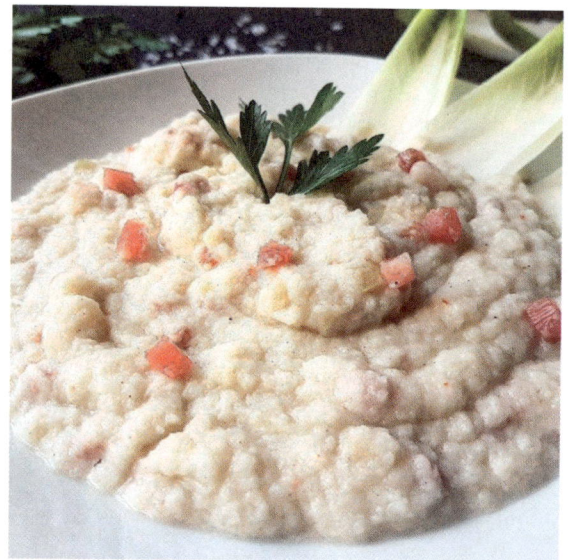

Tipp: Solltest du kein Fleisch essen, kannst du anstelle von Speck und Ei ein Lachsfilet essen

GEMÜSEPFANNE MIT WILDLACHS

ZUTATEN:

- 125 g Wildlachs
- 1/2 Frühlingszwiebel
- 100 g Aubergine
- 150 g Brokkoli
- 100 g Zucchini
- 10 g Olivenöl
- 40 g Butter
- Salz, Pfeffer
- Kräuter nach Belieben

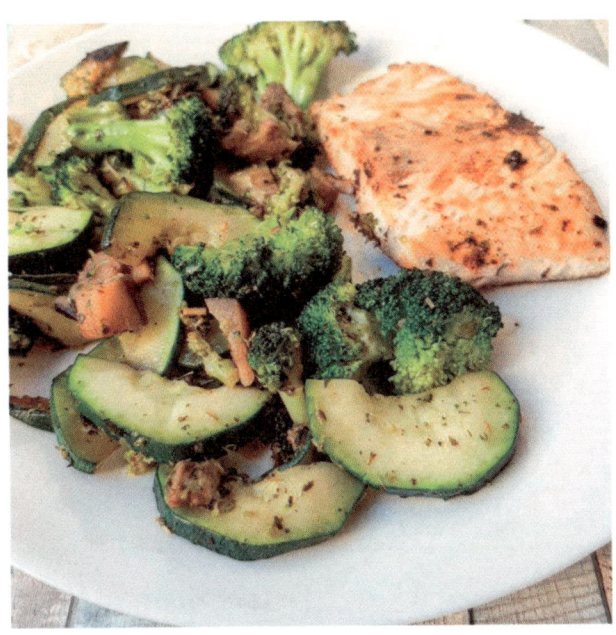

ZUBEREITUNG:

Schneide das ganze Gemüse in mundgerechte Würfel/Scheiben und brate dieses in einer Pfanne mit 20 g Butter und 5 g Olivenöl bei mittlerer Temperatur an. Schmecke dieses mit Salz, Pfeffer und den Kräutern deiner Wahl ab. Besonders gut passen italienische Kräuter.
Brate anschließend noch den bereits aufgetauten Wildlachs in der restlichen Butter und dem restlichen Olivenöl an.
Gib beides zusammen auf einen Teller und lass es dir schmecken.

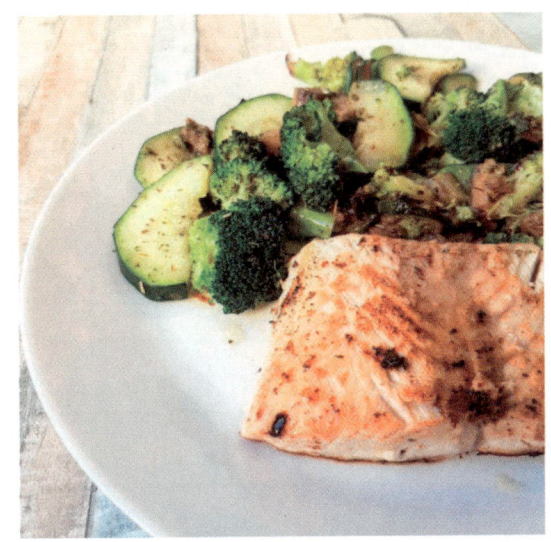

Tipp #1: Der Fisch sollte vor dem Braten bereits aufgetaut sein. Ist er noch gefroren, kannst du ihn für 15 Minuten in eine Schüssel mit lauwarmem Wasser geben.

Tipp #2: Solltest du keinen Fisch essen, passt hier Hähnchenfleisch sehr gut dazu.

Einkaufsliste #3

Mit der Einkaufsliste für heute bist du bis inklusive Montag Mittag eingedeckt.

Kaufe wie immer ergänzend zu deinem Vorrat.

GEMÜSE & OBST:

- 500 g Brokkoli
- 250 g Champignons braun
- 250 g Zucchini
- 250 g Aubergine
- 250 g Blumenkohl
- 200 g Cherrytomaten
- 130 g Rucola Salat
- 1x Knoblauch
- 1 Bund Frühlingszwiebeln
- 1/2 Avocado

PROTEINE & FETTE:

- 240 g Rinderhack
- 225 g Garnelen (tief gekühlt)
- 125 g Wildlachsfilet (tief gekühlt)
- 5 Eier
- 120 g Bacon Streifen

ZUSÄTZLICHES:

- 180 ml Kokosmilch
- 55 g Mandeln gehobelt
- 30 g Erdbeeren (TK geht auch;))
- 20 g Kokosraspeln
- Optional Dijon-Senf (aber sehr empfohlen ;))

GEBRATENE AVOCADO IN BACON AUF RUCOLA

ZUTATEN:

- 1/2 Avocado
- 50 g Rucola
- 50 g Cherry Tomaten
- 60 g Bacon
- 20 g geschmolzenes Kokosöl
- 10 g Olivenöl
- 20 g Apfelessig
- Stevia nach Geschmack
- Salz & Pfeffer

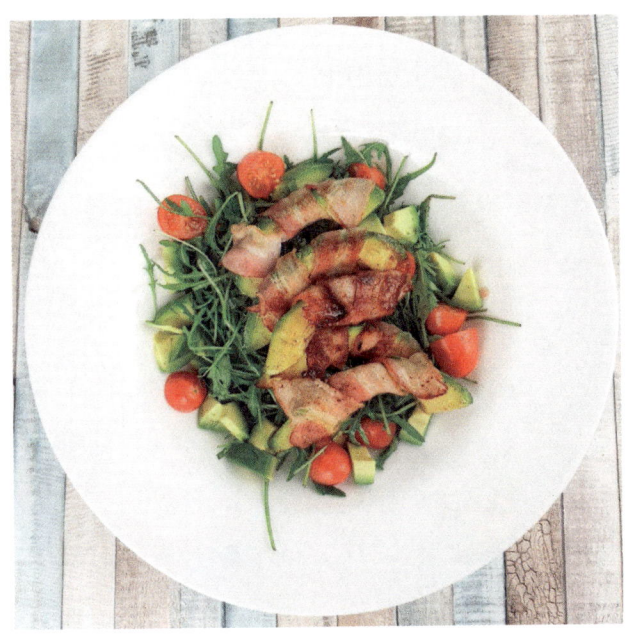

ZUBEREITUNG:

Schneide die Avocado in Spalten und umwickle diese mit den Bacon Scheiben. Ein Teil der Avocado wird übrig bleiben, schneide diesen in kleine Würfel.
Brate die Avocado im Bacon-Mantel kurz an.
Wasche den Salat und gib ihn in eine Schüssel.
Mische das Kokosöl und Olivenöl mit dem Essig, schmecke das Dressing mit Stevia ab und gieße es über den Salat.
Schneide die Tomaten in Würfel und verteile diese zusammen mit den Avocado-Würfeln auf dem Salat.
Würze diesen mit Salz & Pfeffer und mische alles kräftig durch.
Verteile die gebratenen Avocado Scheiben darüber. Fertig!

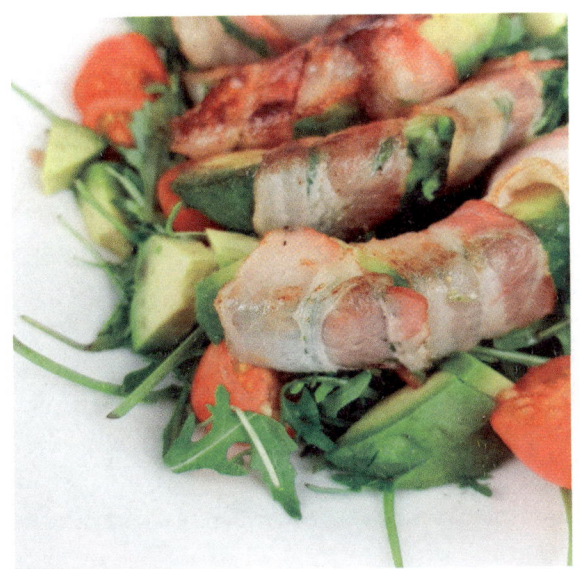

Tipp: Solltest du kein Fleisch essen, kannst du alternativ auch Räucherlachs nehmen.

AUBERGINENPFANNE MIT HACKFLEISCH

ZUTATEN:

- 250 g Aubergine
- 120 g Rinderhackfleisch
- 1/2 Frühlingszwiebel
- 50 g Cherry Tomaten
- 20 g gehobelte Mandeln
- 1 Knoblauchzehe
- 30 g Butter
- 20 g Olivenöl
- Salz, Pfeffer, Paprikapulver oder Chili

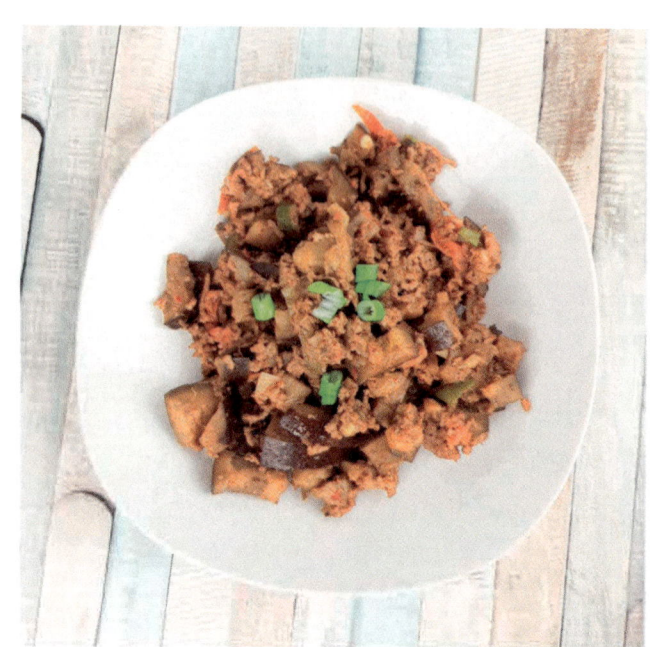

ZUBEREITUNG:

Schneide die Auberginen, Tomaten, Frühlingszwiebel und den Knoblauch klein. Gib das Gemüse mit der Butter, dem Olivenöl und dem Fleisch in eine Pfanne und brate alles zusammen, bis die Auberginen Stücke weich sind.
Schmecke es mit Salz, Pfeffer und Paprikapulver ab. Wenn du es feurig magst, gerne auch ein bisschen Chili. Streue die Mandeln obendrauf.

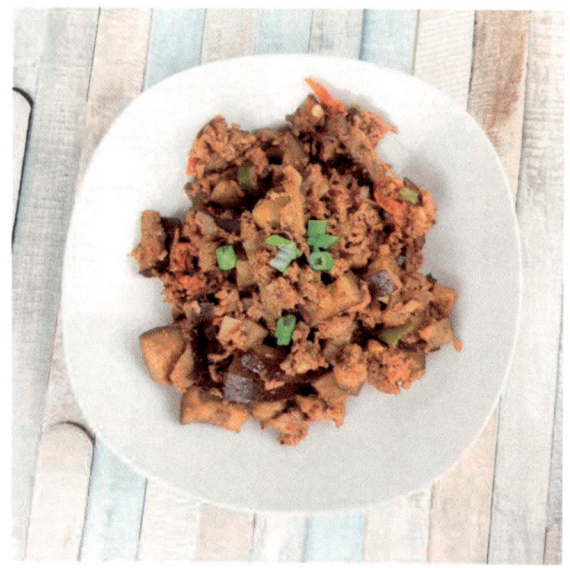

Tipp #1: Solltest du keine Auberginen essen, kannst du stattdessen Zucchini nehmen.

Tipp #2: Solltest du kein Fleisch essen, kannst du stattdessen auch Wildlachs nehmen. Dabei würde ich aber die Auberginenpfanne ohne den Wildlachs zubereiten und diesen als Filet dazu servieren.

ZUCCHINI-SPAGHETTI MIT GARNELEN

ZUTATEN:

- 250 g Zucchini
- 225 g Garnelen
- 1 Knoblauchzehe
- 50 g Cherry Tomaten
- 15 g gehobelte Mandeln
- 1 Knoblauchzehe
- 30 g Butter
- 5 g Kokosöl
- Salz, Pfeffer, Paprikapulver oder Chili

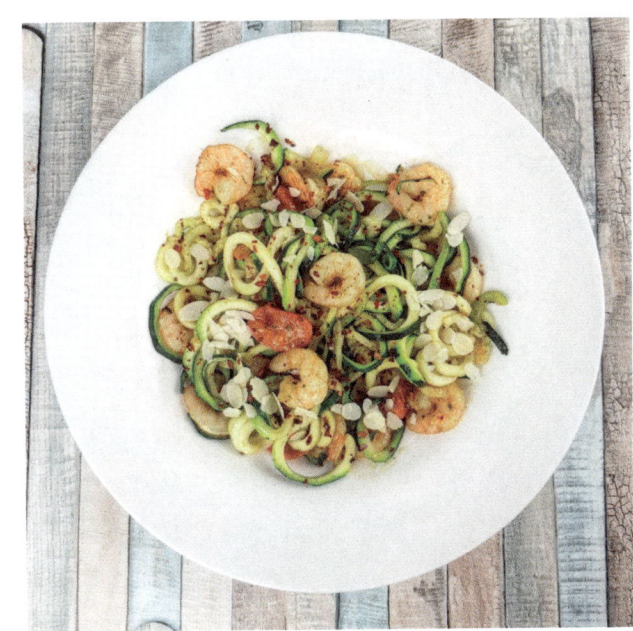

ZUBEREITUNG:

Drehe die Zucchini durch einen Spiralschneider und schneide die Reste in kleine Würfel.
Schneide die Knoblauchzehe in kleine Würfel. Brate die bereits aufgetauten Garnelen mit dem Knoblauch in einer Pfanne mit Butter und Kokosöl, bis sie durch sind. Schneide die Cherrytomaten in Würfel.
Gib zum Schluss die Zucchini Spaghetti und die Tomaten dazu und brate diese noch kurz an.
Achte darauf, dass die Zucchini nicht labbrig werden. Bissfest sind sie besser ;)
Schmecke zum Schluss alles mit Salz, Pfeffer und gegebenenfalls Chili ab.
Gib alles in einen Teller und streue die gehobelten Mandeln darüber!

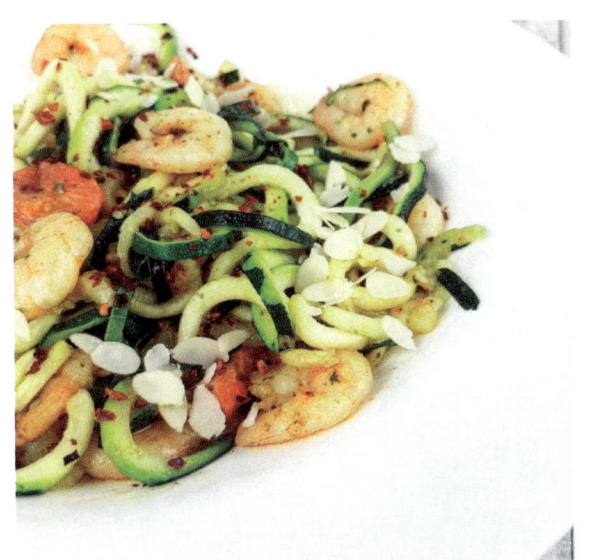

Tipp #1: Solltest du keine Garnelen essen, kannst du alternativ auch Hähnchen nehmen.

Tipp #2: Solltest du keinen Sprialschneider haben, kannst du mit einem Gemüseschäler improvisieren. Schäle einfach die Zucchini bis zur kernigen Mitte. Dann hast zu zwar keine Spaghetti, aber Tagliatelle ;)

BROKKOLI & SPIEGELEI + KOKOS-ERDBEER EIS

ZUTATEN:

Hauptmahlzeit:
- 150 g Brokkoli
- 2 Eier
- 30 g Butter
- 50 g Cherry Tomaten

Dessert:
- 80 g gefrorene Kokosmilch
- 20 g kalte Kokosmilch
- 20 g kaltes Wasser
- 20 g Erythrit
- 20 g Kokosraspeln
- 30 g gefrorene Erdbeeren

ZUBEREITUNG:

Hauptmahlzeit:
Brate den Brokkoli in 20 g Butter und die Spiegeleier in 10 g Butter an und verfeinere sie mit Salz & Pfeffer.

Dessert:
Friere am Abend zuvor 80 ml Kokosmilch in Eiswürfelformen ein.
Gib die gefrorenen Kokosmilch Stückchen und 30 g gefrorene Erdbeeren in einen Standmixer. Gib nun die restlichen Zutaten hinzu und mixe alles, bis eine homogene Masse daraus entsteht. Wenn dir das Eis zu flüssig ist, stelle es nochmal für 15 Minuten in den Gefrierschrank.

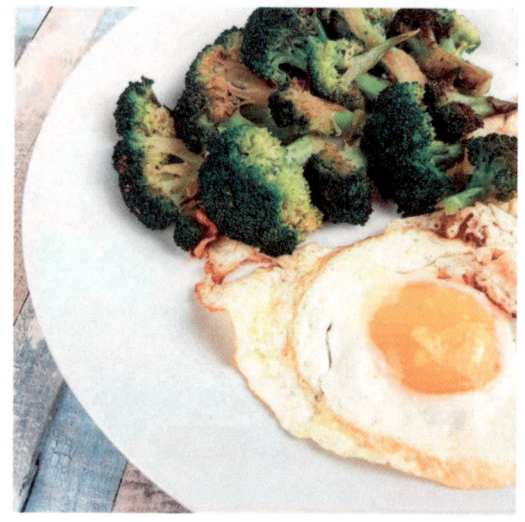

Tipp #1: Achte darauf, dass die Kokos Eiswürfel nicht zu groß werden, da de Mixer es sonst eventuell etwas schwe hat. Fülle die Formen eventuell nur ha voll.

Tipp #2: Wenn du keine gefrorenen Erdbeeren hast, kannst du auch Himbeeren oder Heidelbeeren nehme davon aber nur ca. 20 g.

BROKKOLI-CHAMPIGNONS PFANNE MIT HACKBÄLLCHEN

ZUTATEN:

- 200 g Brokkoli
- 120 g Rinder Hackfleisch
- 250 g Champignons
- 1/2 Frühlingszwiebel
- 1 Knoblauchzehe
- 20 g Olivenöl
- 25 g Butter
- Salz, Pfeffer
- Optional Kräuter deiner Wahl

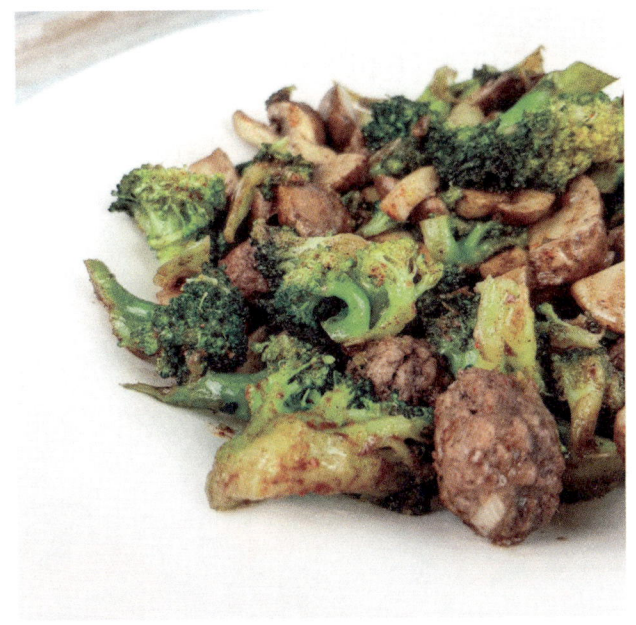

ZUBEREITUNG:

Teile die Champignons in 4 Teile und schneide den Brokkoli, Knoblauch und die Frühlingszwiebeln klein.
Forme kleine Hackbällchen aus dem Hackfleisch. Schmelze die Butter mit dem Olivenöl in einer Pfanne und gib alle Zutaten mit in die Pfanne. Lasse es mit geschlossenem Deckel köcheln, bis alles fast durch ist. Nimm für die letzten 2-3 Minuten den Deckel ab, damit noch etwas Flüssigkeit verdampfen kann. Würze es nach Belieben mit Salz, Pfeffer und Kräutern deiner Wahl.

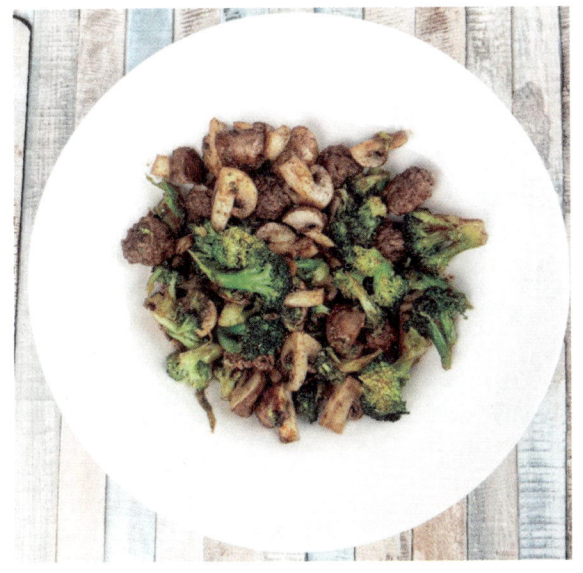

Tipp: Solltest du kein Fleisch essen, kannst du alternativ auch Lachs nehmen. Einfach in Würfel schneiden und mit in die Pfanne geben.

BLUMENKOHL-KOKOS-PÜREE MIT WILDLACHS

ZUTATEN:

- 125 g Wildlachsfilet
- 250 g Blumenkohl
- 100 g Kokosmilch
- 150 g Wasser
- 30 g Butter
- 15 g Kokosöl
- Salz & Pfeffer

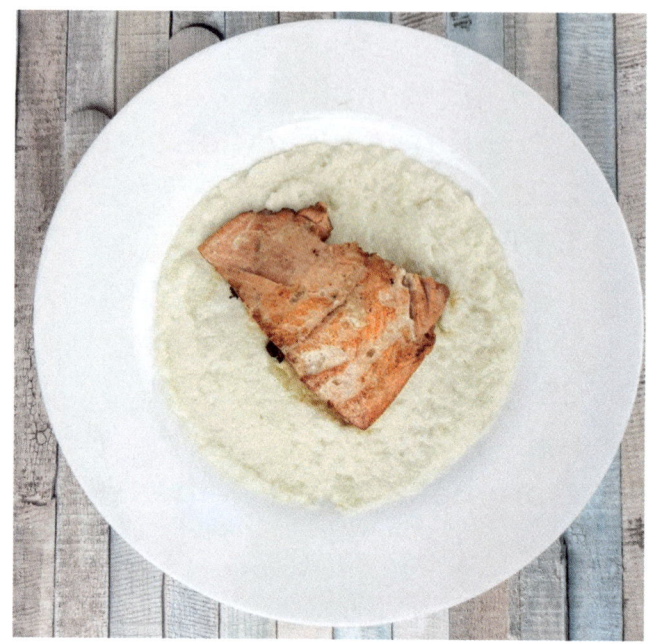

ZUBEREITUNG:

Schneide den Blumenkohl in kleine Stückchen, gib diese mit Kokosmilch, Butter und Wasser in einen Topf und lasse alles köcheln, bis der Blumenkohl weich ist.

Brate währenddessen den bereits aufgetauten Wildlachs in Kokosöl an.

Püriere den Blumenkohl, bis eine homogene Masse daraus wird und schmecke es mit Salz und Pfeffer ab. Gib nun den Wildlachs mit dem Bratfett auf das Püree und genieße es.

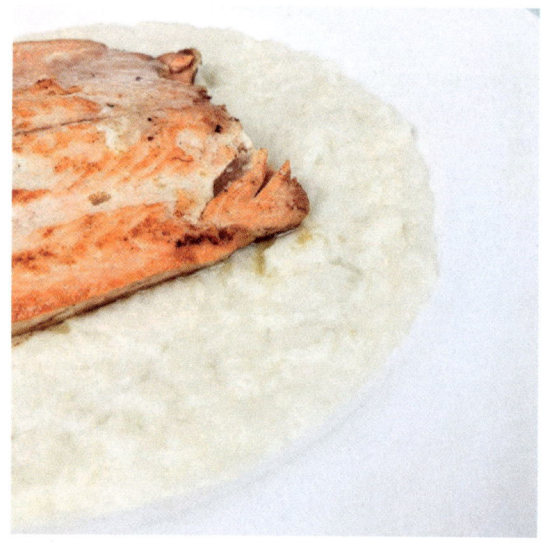

Tipp: Wenn du keinen Wildlachs magst, kannst du stattdessen Hähnchen oder Garnelen verwenden.

Einkaufsliste #4

Mit der Einkaufsliste für heute bist du bis inklusive Donnerstag Mittag eingedeckt.

Kaufe wie immer ergänzend zu deinem Vorrat.

GEMÜSE & OBST:

- 360 g Champignons
- 100 g Zucchini
- 430 g Blumenkohl
- 280 g Cherry Tomaten
- 150 g Salat Gurke
- 80 g Rucola
- 1 kleine Zwiebeln (ca. 50 g)
- 125 g Avocado (etwa eine)
- 100 g Eisbergsalat
- 2 Frühlingszwiebeln
- 2 Knoblauchzehen
- 50 g Himbeeren
- Optional frische Petersilie
- Gyros o. Hähnchen Gewürz

PROTEINE & FETTE:

- 500 g Hähnchenbrust
- 180 g Garnelen (tief gekühlt)
- 120 g Rindergulasch

ZUSÄTZLICHES:

- 320 ml Kokosmilch
- 20 g Pekan Nüsse /Walnüsse
- Rote Thai Curry Paste

CRISPY BACON SALAT

ZUTATEN:

- 60 g Bacon
- 2 Eier
- 100 g Rucola
- 1 Frühlingszwiebel
- 20 g Mandeln gehobelt
- 15 g Olivenöl
- 10 g Butter
- 10 g Apfelessig
- 10 g Dijon Senf
- Stevia oder Erythrit nach Belieben
- Salz & Pfeffer

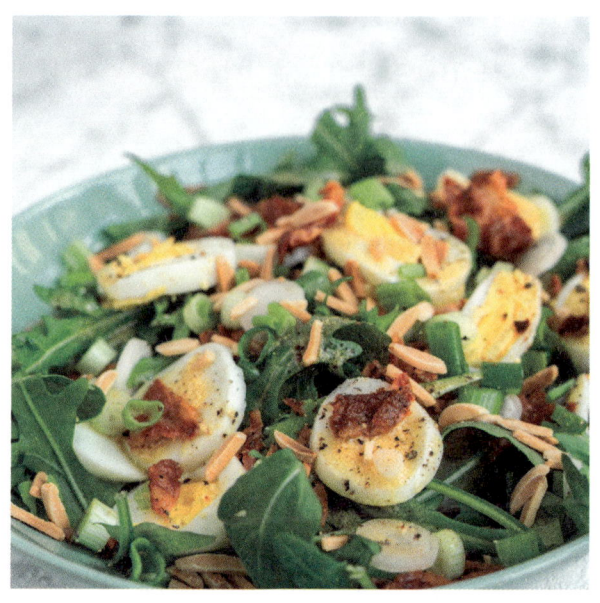

ZUBEREITUNG:

Koche zuerst die Eier hart. Braten anschließend den Bacon in Butter bis dieser knusprig ist.
Wasche nun den Salat und gib ihn in eine Schüssel. Schneide nun das Ei, den Bacon und die
Frühlingszwiebel klein und verteile sie mit den Mandeln auf den Salat.
Mische nun das Dressing aus Olivenöl, Senf und Apfelessig zusammen und gib das Bratfett mit ins
Dressing. Schmecke es nach Belieben mit Stevia, Salz & Pfeffer ab.

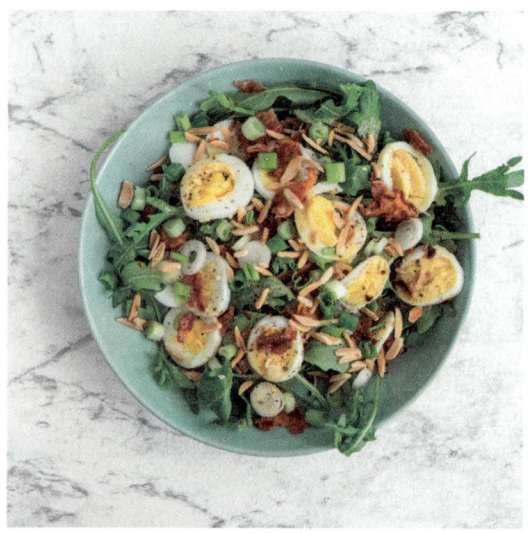

Tipp #1: Mit Senf schmeckt es wirklich am besten, aber solltest du keinen Senf haben, gib stattdessen 5 g Kokosöl oder MCT Öl ins Dressing.

Tipp #2: Mit gerösteten Mandeln wird das Ganze noch leckerer. Röste dir doch einfach mehr vor und lagere es in einem Verschlossenem Gefäß. So hast du immer was auf Vorrat.

TOMATEN-REIS MIT GARNELEN

ZUTATEN:

- 200 g Blumenkohl
- 130 g Tomaten
- 120 g Kokosmilch
- 40 g Butter
- 180 g Garnelen
- Süßes Paprikapulver
- Cayenne Pfeffer o. Chili
- Salz, Pfeffer

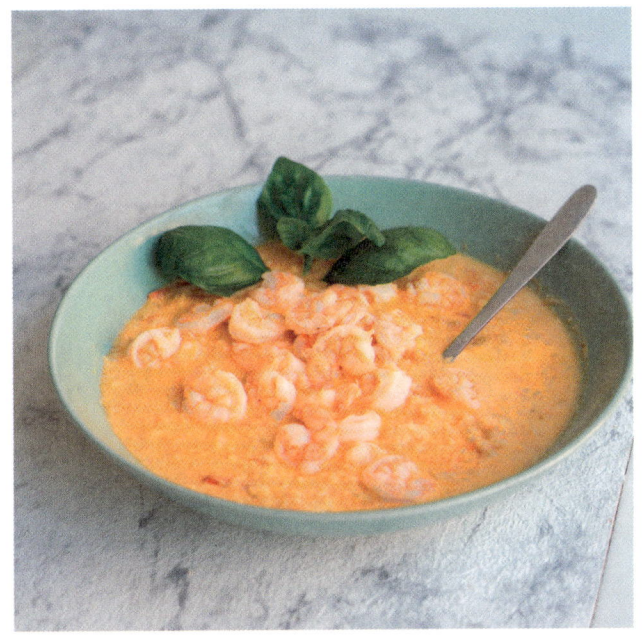

ZUBEREITUNG:

Teil 1:
Blumenkohlreis: Schneide den Blumenkohl in mittelgroße Stückchen. Fülle deinen Standmixer zu 1/3 mit Wasser. Gib anschließend den Blumenkohl dazu, bis das Gefäß zur Hälfte mit Blumenkohl gefüllt ist und schalte es für 1 Sekunde an. Wiederhole den Vorgang, bis der Blumenkohl von der Größe Reis ähnlich ist. Siebe das Wasser nun durch ein Sieb und wiederhole den Vorgang, bis der komplette Blumenkohl zu Reis verarbeitet ist.

Teil 2:
Schneide die Tomaten klein und gib diese mit der Kokosmilch und 20 g Butter in eine Pfanne.
Lass es solange ohne Deckel köcheln bis daraus eine dickflüssige Soße entstanden ist. Brate in der Zwischenzeit die bereits aufgetauten Garnelen in 20 g Butter an.
Gib nun den Blumenkohlreis mit in die Soße und lass das ganze noch für etwa 5 Minuten köcheln.
Würze nun alles nach Belieben.

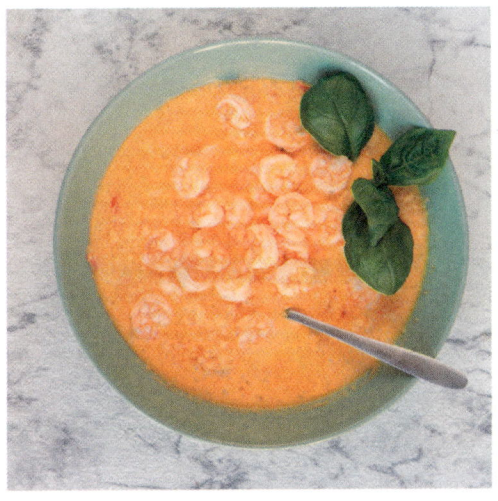

Tipp #1: Wenn du keinen Standmixer hast, kannst du den Blumenkohl auch mithilfe einer Reibe klein raspeln.

Tipp #2: Schmeckt auch super mit Hühnchen statt 180 g Garnelen, kannst du 130 g Hühnchen nehmen.

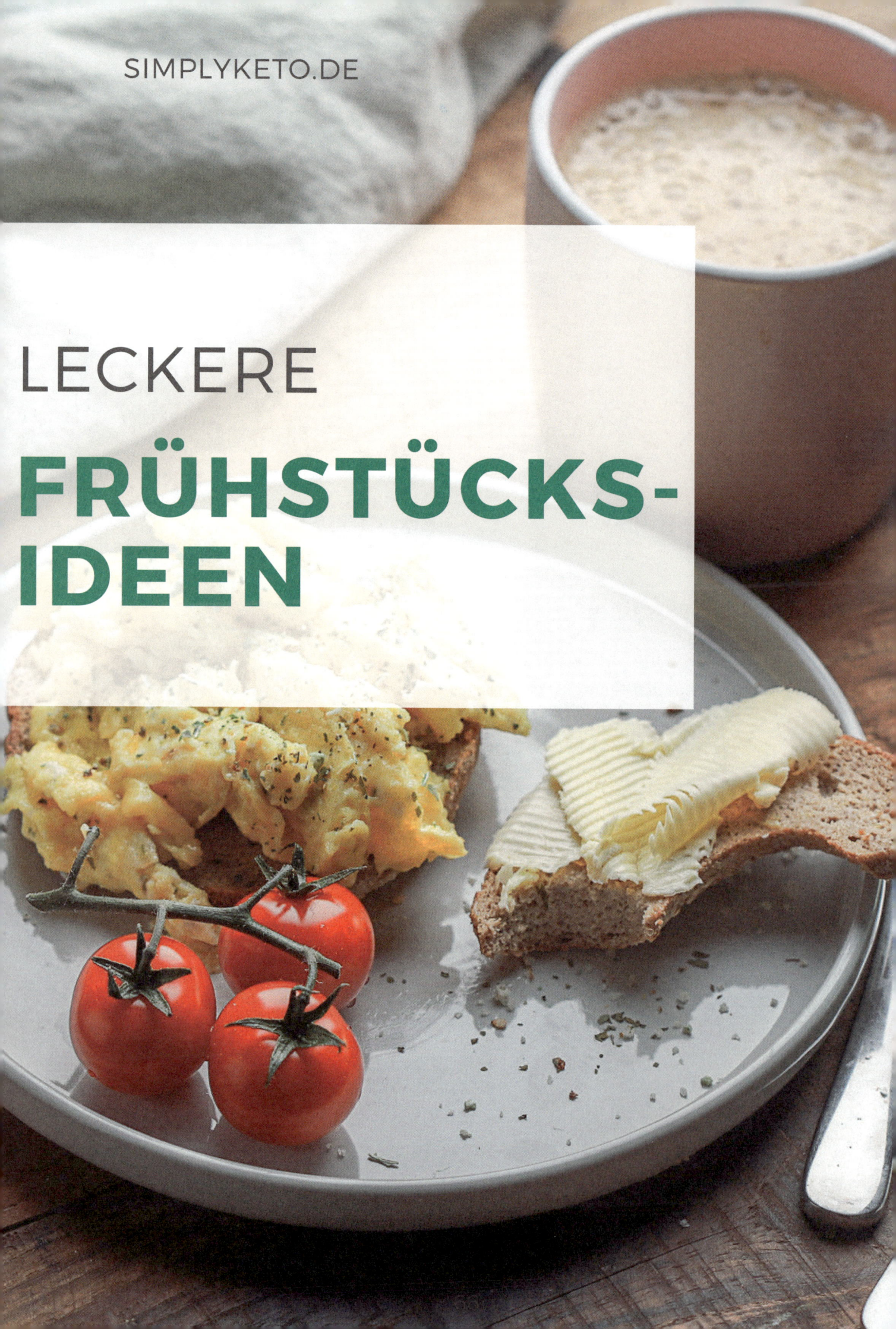

LECKERE
FRÜHSTÜCKS-IDEEN

Ab jetzt gibt es Frühstückstage & Fastentage

Ab kommenden Samstag gibt es wieder eine kleine Veränderung ;)
Es gibt dann abwechselnd Frühstückstage & Fastentage.

Montag & Freitag sind intermittierende Fastentage, sprich da bleibt
Keto-Kaffee/Tee als Frühstück.
An allen anderen Tagen ersetzt eine der Frühstücksideen den
Kaffee/Tee.
Die Nährwerte an Frühstückstagen sowie Fastentagen sind
aufeinander abgestimmt,
Die Frühstücksideen können miteinander getauscht und
auch mehrere Tage in Folge gegessen werden.
Rezepte für Mittag- und Abendessen können nur entsprechend der
Tage miteinander getauscht werden. Also Rezepte für Tage ohne
Frühstück und Rezepte für Tage mit Frühstück können miteinander
getauscht werden.

Unsere Frühstücksideen sind super leckere Optionen. Du kannst dir
aber auch aus Challenge-konformen Zutaten selbst ein Frühstück
zusammenstellen.

**Solltest du dir selbst ein Frühstück
zusammenstellen, achte darauf, dass du dich an
folgende Nährwerte hältst.**

**450 Kalorien, 15 g Eiweiß, 5 g Kohlenhydrate, 40 g
Fett**

Aus Erfahrungen aus Vorgänger-
Challenges gibt es noch einen sehr
wichtigen Hinweis:

Alle Regeln bleiben bestehen!
d.h. Milchprodukte sowie snacken
bleiben weiterhin tabu. :)

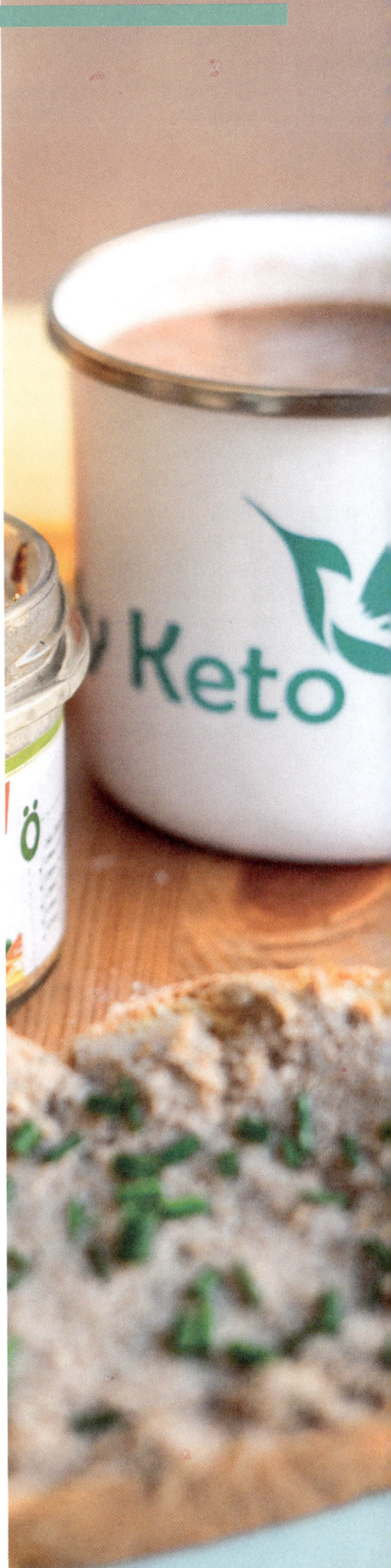

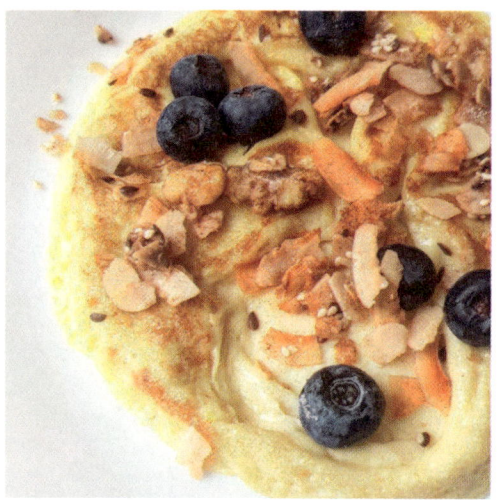

Süßes Omelette

- 60 g Kokosmilch
- 2 Eier
- 20 g Heidelbeeren
- 15 g Kokosöl
- 15 g Erythrit
- 20 g Simply Keto Zimt Müsli oder 15 g gestiftelte Mandeln
- Prise gemahlene Vanille

Alle Keto Spezial-Produkte findest du im Simply Keto Shop.

Verquirle die Kokosmilch, das Erythrit und die zwei Eier.
Gib das Kokosöl in eine kleine Pfanne und lasse es bei niedriger Temperatur schmelzen. Gieße nun die Eiermasse in die Pfanne. Schließe den Deckel und lasse alles köcheln, bis die Masse fest wird.
Gib das süße Omelette nun auf einen Teller und verteile das Müsli oder die gestifteten Mandeln und die Heidelbeeren obendrauf. Solltest du es noch ein bisschen süßer mögen, kannst du mit Erythrit nachsüßen.

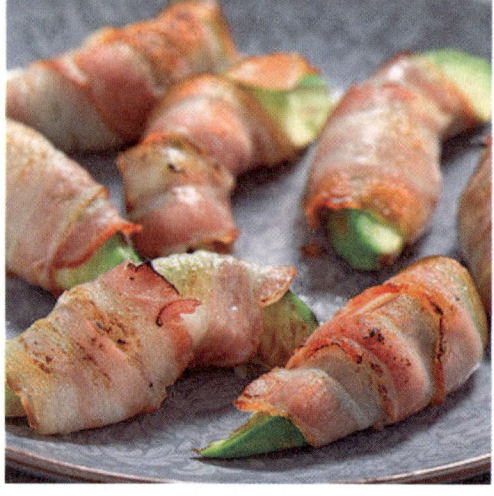

Gebratene Avocado

- 80 g Avocado
- 4 -6 Scheiben Bacon
- 10 g Butter
- 10 g Kokosöl
- 150 g Gurke

Schneide die Avocado in 4-6 Spalten und wickle die Bacon Scheiben drum herum. Brate die Spalten bei mittlerer Temperatur in einer Pfanne mit Butter und Kokosöl.
Schneide die Gurke in dünne Scheiben und salze sie.
Serviere beides zusammen.

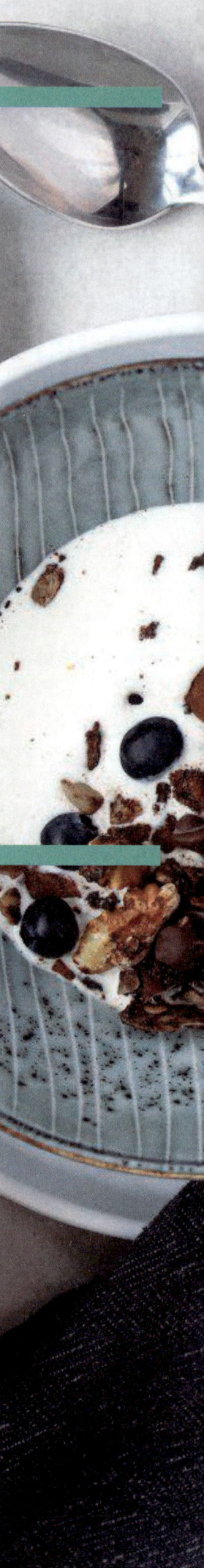

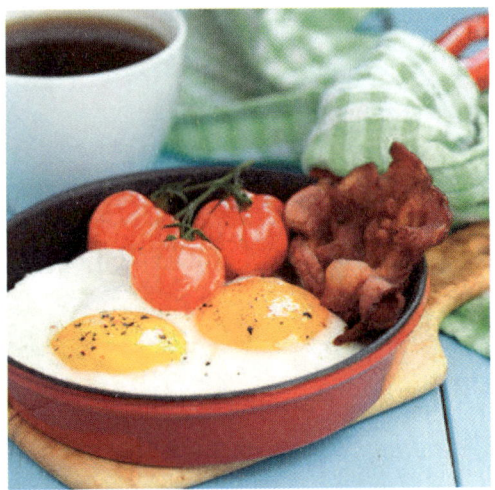

Spiegeleier & Bacon

- 2 Eier
- 2 Scheiben Bacon
- 50 g Cherrytomaten
- 15 g Butter
- 10 g Kokosöl

Bacon und Eier in einer Pfanne mit Butter und Kokosöl braten. Tomaten halbieren und salzen.

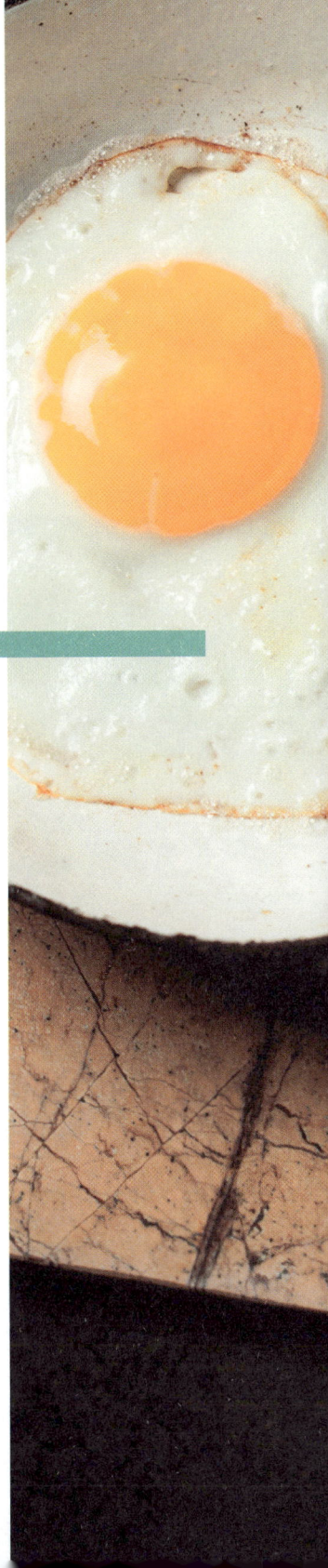

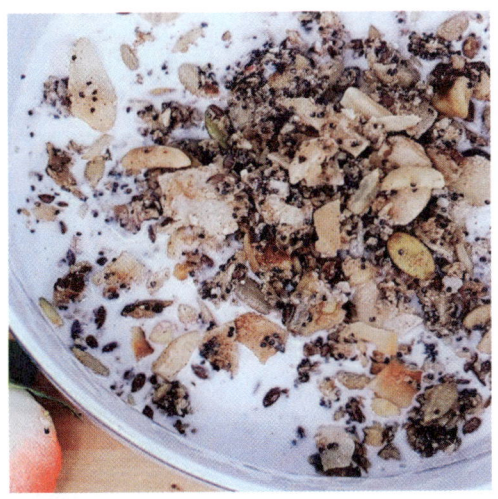

Simply Keto Zimt Müsli + Mini Kaffee

Teil 1:
- 40 g Simply Keto Zimt Mülsi
- 80 ml ungesüßte Mandelmilch

Teil 2:
- 150 ml Kaffee/Tee
- 15 g Butter
- 10 g MCT Öl
- 5 g Kokosöl

Alle Keto Spezial-Produkte findest du im Simply Keto Shop.

Teil 1:
Müsli und Mandelmilch gemeinsam in eine Schüssel geben und den Knusper-Spaß genießen.
Teil 2:
Heißen Kaffee/Tee mit Butter, Kokosöl und MCT Öl in den Standmixer geben und mixen, bis er schaumig ist.

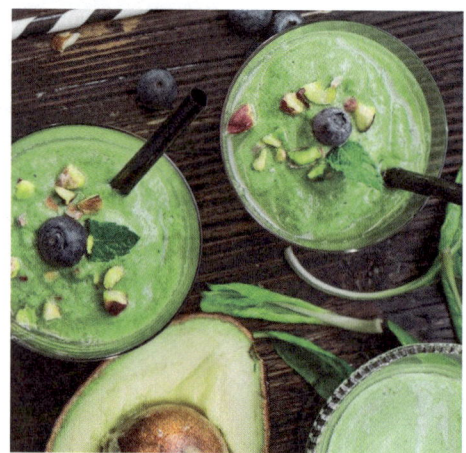

Keto Smoothie

- 20 bis 30 g Puder Erythrit (Nach Belieben)
- 100 g Gurke
- 50 g Kokosmilch
- 150 g ungesüßte
- Mandelmilch
- 1/2 Avocado
- 15 g MCT Öl
- 10 g Babyspinat
- Prise gemahlene Vanille

Das Fleisch einer halben Avocado von der Schale und dem Kern entfernen und in einen Standmixer geben.
Alle anderen Zutaten mit in den Standmixer geben und alles gut durch mixen.

Pancakes mit Rhabarber Marmelade

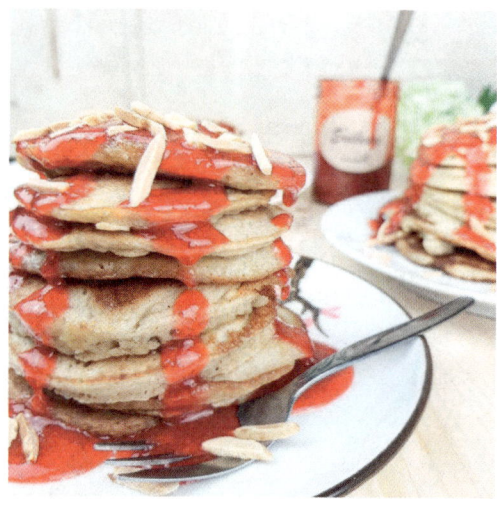

Teil 1:
- 60 g Simply Keto Pancake Mix
- 90 g Wasser
- 15 g Kokosöl

Teil 2:
- 100 g Simply Keto Rhabarber Marmelade (nicht austauschbar, da am wenigsten KH !)
- 20 g Butter

Alle Keto Spezial-Produkte findest du im Simply Keto Shop.

Teil 1:
Pancake Mix mit Wasser mischen und auf niedriger Temperatur in Kokosöl anbraten. (Beschreibung auf Verpackung beachten)

Teil 2:
Pancakes auf einem Teller anrichten und ein Stückchen Butter darüber schmelzen und Rhabarber Marmelade verteilen.

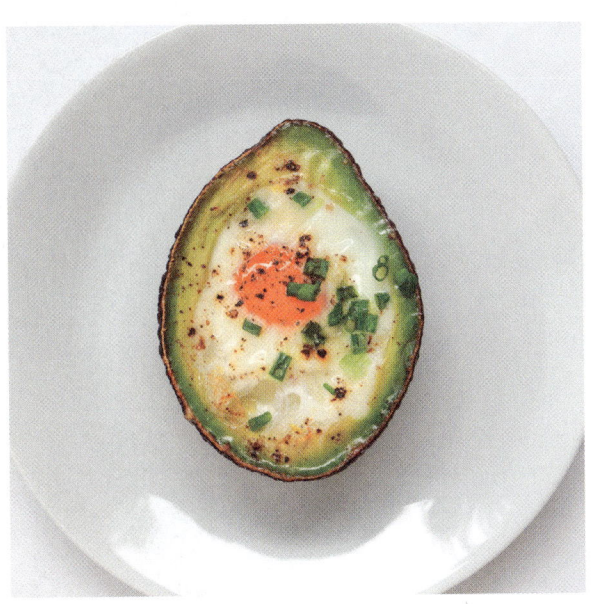

Gebackene Avocado & Ofen Champignons

- 1/2 Avocado
- 100 g Champignons
- 25 g Bacon Würfel
- 1 Ei
- 10 g Olivenöl
- Kräuter nach Belieben
- Salz & Pfeffer

Halbiere eine Avocado und nimm die Seite ohne Kern. Entferne mit einem Löffel, etwas Fruchtfleisch aus der Mitte, so das ein Ei hinein passt. Schlage das Ei nun in die Mitte der Avocado auf.

Schneide die Pilze klein und gib sie mit den Bacon Würfel und dem Olivenöl in eine ofenfeste Form. Würze es nach Belieben.

Gib nun die Avocado & die Form in den Ofen und backe beides auf 175 Grad für etwa 25 Minuten.

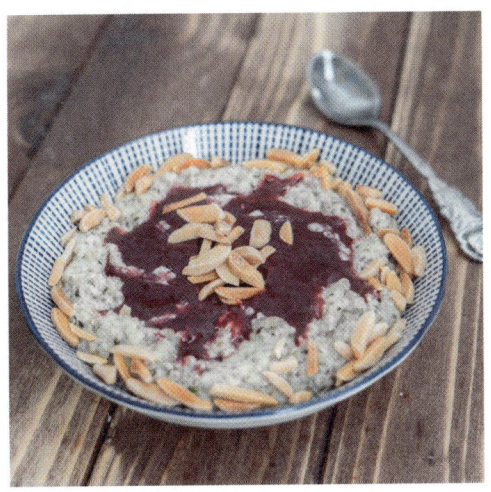

Keto Porridge

- 65 g Simply Keto Porridge
- 140 g Mandelmilch
- 40 g Simply Keto Waldbeer Marmelade
- 10 g Mandeln gehobelt

Alle Keto Spezial-Produkte findest du im Simply Keto Shop.

Porridge nach Anleitung auf der Packung zubereiten. Mit Waldbeer Marmelade & Mandeln garnieren und genießen ;)

Chia Schoko Pudding

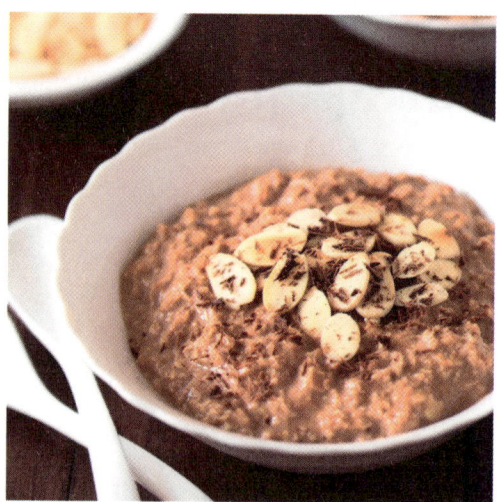

- 30 g Chia
- 120 g ungesüßte Mandelmilch
- 10 g MCT Öl
- 5 g ungesüßter Backkakao
- 10 - 15g Erythrit
- 15 g gehobelte Mandeln

Alle Keto Spezial-Produkte
findest du im Simply Keto Shop.

Diesen Pudding bereitest du am besten schon am Abend vor, mindestens aber 1 Stunde vor dem Frühstück.

Gib dafür alle Zutaten, außer die gehobelten Mandeln in eine Schüssel und verrühre alle miteinander. Lasse den Pudding nun quellen, bis er eine dickflüssige Konsistenz hat.
Gib vor dem Essen die Mandeln obendrauf.

Tipp: Die Mandeln entwickeln ein himmlisches Aroma, wenn sie kurz geröstet werden.

Tomate-Bacon Bruschetta

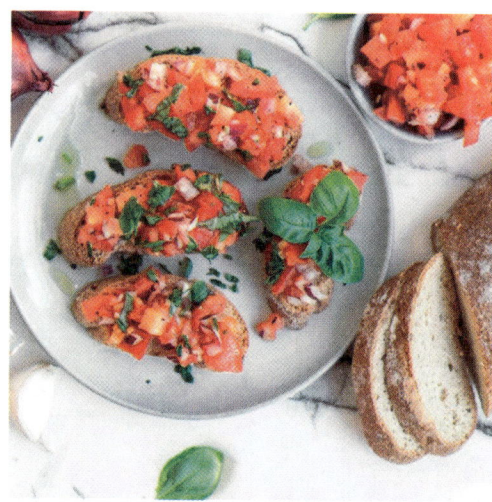

- 120 g Simply Keto Baguette
- 100 g Tomate
- 10 g Basilikum
- 25 g Bacon Würfel
- 20 g Butter
- 10 g Olivenöl

Alle Keto Spezial-Produkte
findest du im Simply Keto Shop.

Schneide das Baguette in Scheiben und toaste es (z. B. im Backofen) goldbraun. Lass es auskühlen bevor du es mit der Butter bestreichst. Brate die Bacon Würfel in Olivenöl an. Lass auch diese auskühlen. Schneide derweil die Tomaten in kleine Würfel und hacke den frischen Basilikum. Vermenge nun die Tomaten, den Basilikum und den Bacon zusammen mit dem Bratfett. Würze es nach Belieben und verteile es auf das Baguette.

Tipp: Das Baguette kannst du aus der Backmischung "Das Helle" selbst backen.

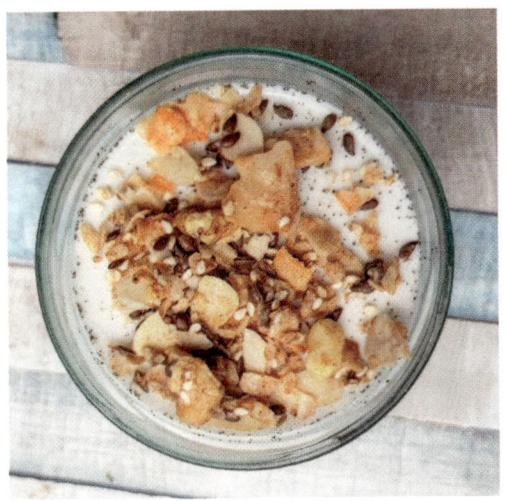

Kokospudding

- 20 g Heidelbeeren
- 2 Blattgelatine oder 1/3 TL Agar-Agar
- 20 g Simply Keto Zimt Knuspermüsli oder 15 g gestiftete Mandeln
- 150 ml Kokosmilch
- 50 ml Wasser
- Prise gemahlene Vanille
- 20 g Erythrit oder Stevia nach Belieben
- 1 TL MCT Öl (Falls nicht vorhanden geschmolzenes Kokosöl)

Alle Keto Spezial-Produkte findest du im Simply Keto Shop.

Lege die Blätter Gelatine in kaltes Wasser für 5 Minuten zum Quellen. Gib Kokosmilch, Wasser, Erythrit & Vanille in einen kleinen Topf und erhitze es, achte darauf, dass es nicht kocht. Gib nun die Gelatine und das MCT ÖL hinzu und rühre, bis die Gelatine sie sich komplett aufgelöst hat. (Wenn du Agar-Agar nimmst, musst du die Kokosmasse mit dem Agar-Agar aufkochen lassen, damit es geliert.) Gieße nun die Masse in eine kleine Schüssel und stelle es für mindestens 3 Stunden in den Kühlschrank. Verteile vor dem Essen die Heidelbeeren und das Müsli obendrauf.

Tipp: Damit du es zum Frühstück essen kannst, bereite es am Abend vorher zu.

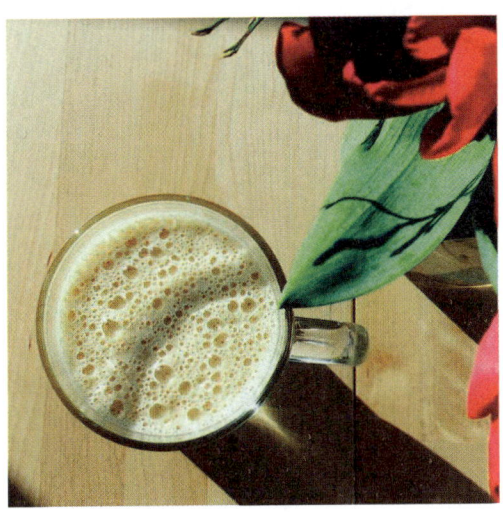

Keto-Coffee + Kollagen

- 250 g Kaffee/Tee
- 10 g Kollagen
- 5 g Kokosöl
- 30 g Butter
- 15 g Mct Öl
- Erythrit/Stevia nach Belieben.

Alle Keto Spezial-Produkte findest du im Simply Keto Shop.

Brühe deinen Kaffee oder Tee auf. Gib alle Zutaten in einen Standmixer und mixe, bis alles schön schaumig ist. Genieße deinen Zaubertrank ;)

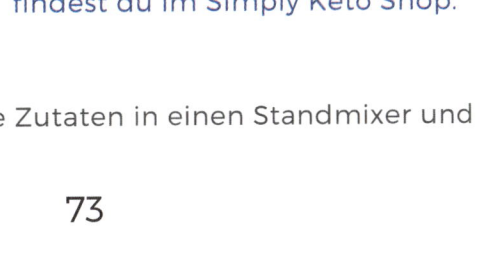

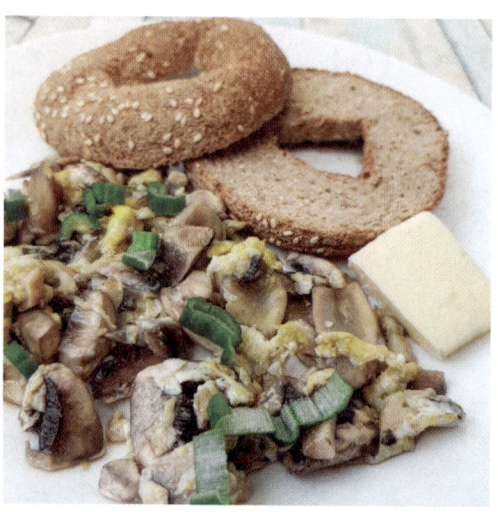

Champignon-Rührei
& Sesambagel

- 50 g Champignons
- 1/2 Frühlingszwiebel
- 1 Ei
- 10 g Kokosöl
- 20 g Butter
- 1 Simply Keto Sesam Bagel

Alle Keto Spezial-Produkte
findest du im Simply Keto Shop.

Schneide die Champignons & Frühlingszwiebel in kleine Würfel und brate sie in einer Pfanne mit Kokosöl an. Gib anschließend das Ei mit in die Pfanne und verrühre alles, bis es fest ist. Iss dazu einen Bagel mit 20 g Butter & Salz.
Am besten schmeckt der Bagel getoastet! Wenn du keinen Toaster hast, kannst du ihn aufschneiden und bei 175 Grad für ein paar Minuten in den Ofen legen. Warmes Brot mit Butter und Salz ist ein Klassiker und nicht zu unterschätzen :D

Tipp: Die Bagels kannst du aus der Backmischung "Bagel Mix" selbst backen.

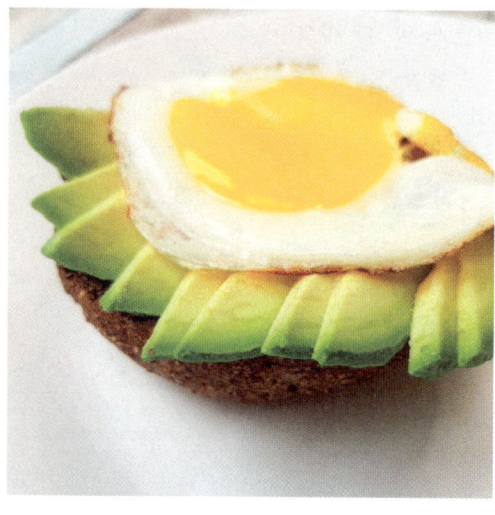

Avocado Brötchen
mit Spiegelei

- 1/3 Avocado
- 1 Ei
- 15 g Butter
- 10 g Kokosöl
- 1/2 Simply Keto Leinsamen-Brötchen

Alle Keto Spezial-Produkte
findest du im Simply Keto Shop.

Schneide die Avocado in dünne Scheiben. Brate das Ei in Kokosöl in einer Pfanne. Bestreiche das Brötchen mit der Butter und verteile die Avocado darauf. Gib das Spiegelei dazu und würze alles mit Salz & Pfeffer.
Am besten schmeckt das Brötchen getoastet! Wenn du keinen Toaster hast, kannst du es aufschneiden und bei 175 Grad für ein paar Minuten in den Ofen legen. Warmes Brot mit Butter und Salz ist ein Klassiker und nicht zu unterschätzen :D

Tipp: Die Brötchen kannst du auch aus der Backmischung "Keto Brötchen" selbst backen.

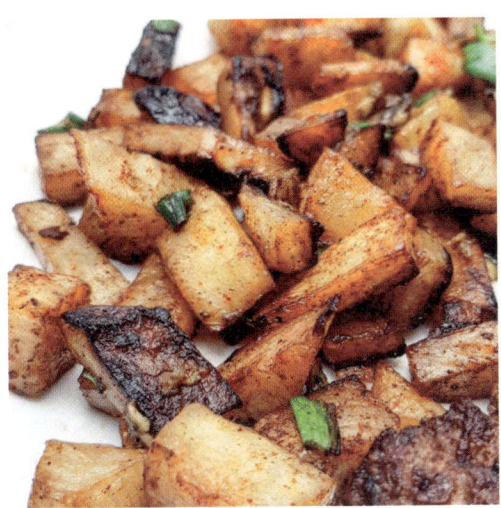

Rührei und falsche Bratkartoffeln

- 150 g Knollensellerie
- 2 Eier
- 1/2 Frühlingszwiebel
- 10 g Kokosöl
- 20 g Butter
- Salz, Pfeffer & Paprikapulver

Schäle und schneide den Knollensellerie in kleiner Würfel. Schmelze die 20 g Butter mit 5 g Kokosöl in einer Pfanne. Schneide die Frühlingszwiebel in dünne Scheiben und gib den Sellerie und die Frühlingszwiebel dazu. Brate alles mit geschlossenem Deckel bei niedriger bis mittlerer Temperatur und rühre regelmäßig um. Brate alles solange bis der Sellerie durch und weich ist. Schmecke alles mit Paprikapulver, Salz und Pfeffer ab. Brate zum Schluss die Eier noch in 5 g Kokosöl und genieße beides zusammen.

Keto Pounty

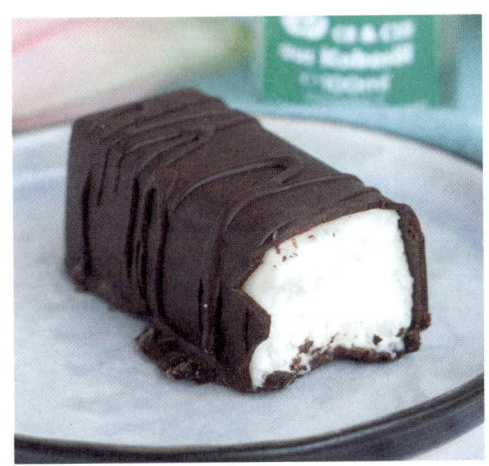

- 1 Keto Pounty

Alle Keto Spezial-Produkte findest du im Simply Keto Shop.

Ein Keto-Booster Riegel mit MCT Öl, Kokosöl & Kollagen! Einfach essen & genießen ;)

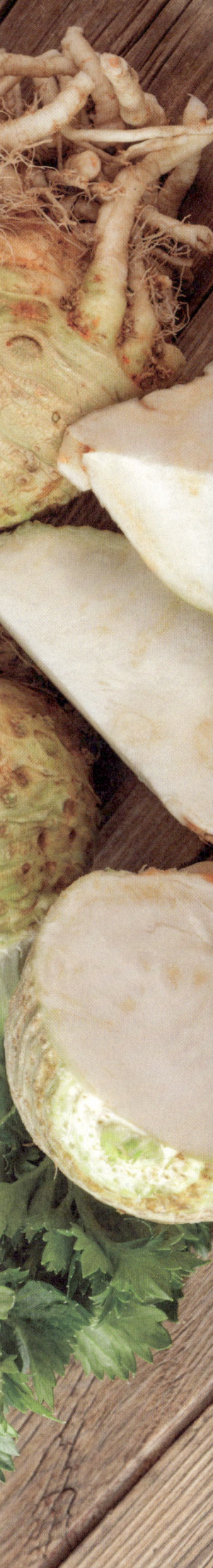

GEBRATENER EIERREIS

ZUTATEN:

- 150 g Blumenkohl
- 100 g Hähnchenbrust
- 1 Ei
- 1/2 Frühlingszwiebel
- 50 g Champignons
- 50 g Zucchini
- 35 g Butter
- 20 g Kokosöl
- Salz, Pfeffer

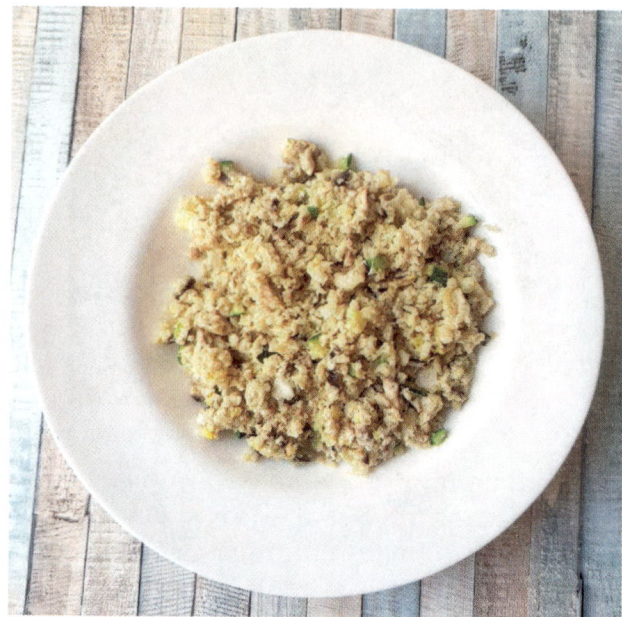

ZUBEREITUNG:

Teil 1:
Blumenkohlreis: Schneide den Blumenkohl in mittelgroße Stückchen. Fülle deinen Standmixer zu 1/3 mit Wasser. Gib anschließend den Blumenkohl dazu, bis das Gefäß zur Hälfte mit Blumenkohl gefüllt ist und schalte es für 1 Sekunde an. Wiederhole den Vorgang, bis der Blumenkohl von der Größe Reis ähnlich ist. Siebe das Wasser nun durch ein Sieb und wiederhole den Vorgang, bis der komplette Blumenkohl zu Reis verarbeitet ist.
Teil 2:
Schneide alle anderen Zutaten in kleine Würfel und brate diese in Kokosöl & Butter an, bis sie fast durch sind. Gib nun den Blumenkohlreis dazu und brate diesen an. Achte darauf, dass er nicht zu durch ist, sonst wird er labbrig. Besser schmeckt er, wenn er noch ein wenig bissfest ist. Schlage zum Schluss das Ei mit in die Pfanne und rühre, bis es sich gleichmäßig verteilt hat und fest geworden ist.
Würze dein Gericht nach Belieben mit Salz, Pfeffer, Chili oder Knoblauchpulver.

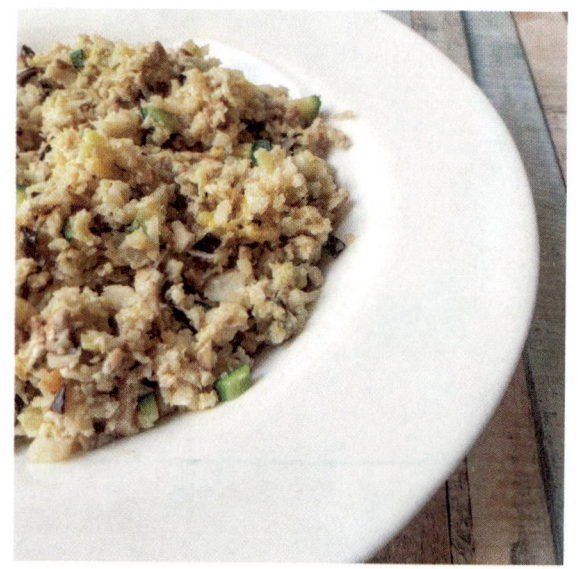

Tipp: Wenn du keinen Standmixer hast, kannst du den Blumenkohl auch mithilfe einer Reibe klein raspeln.

SALAT MIT HÄHNCHEN, AVOCADO & HIMBEEREN

ZUTATEN:

- 130 g Hähnchenbrust
- 100 g Eisbergsalat
- 1/2 Avocado
- 50 g Himbeeren
- 20 g Pekannüsse
- 20 g Olivenöl
- 20 ml Apfelessig
- 15 g geschmolzenes Kokosöl
- Flüssig Stevia
- Salz & Pfeffer

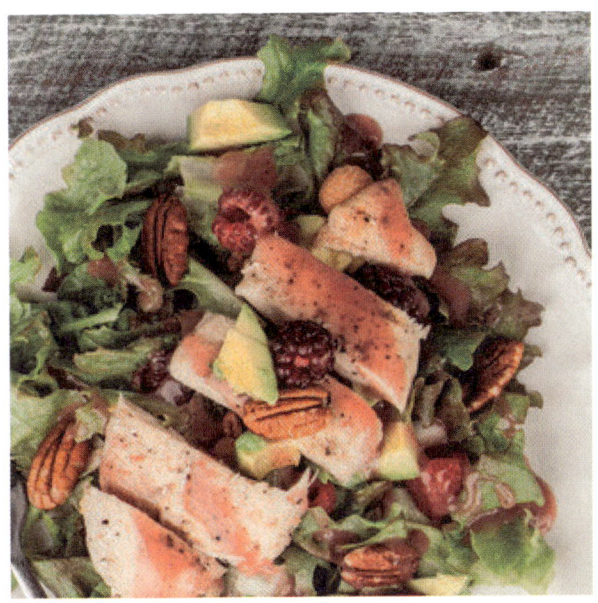

ZUBEREITUNG:

Schneide den Eisbergsalat in mundgerechte Stückchen und gib ihn anschließend in eine Schüssel.
Schneide das Hähnchenbrustfilet in Würfel, brate es in 10 g Olivenöl an und lass es etwas auskühlen.
Schneide eine 1/2 Avocado in Würfel und gib sie mit den Himbeeren, Pekannüssen und dem Hähnchen zum Salat.
Mische das Dressing aus dem geschmolzenen Kokosöl, Apfelessig, dem restlichen Olivenöl. Schmecke es mit etwas Stevia, Salz und Pfeffer ab.

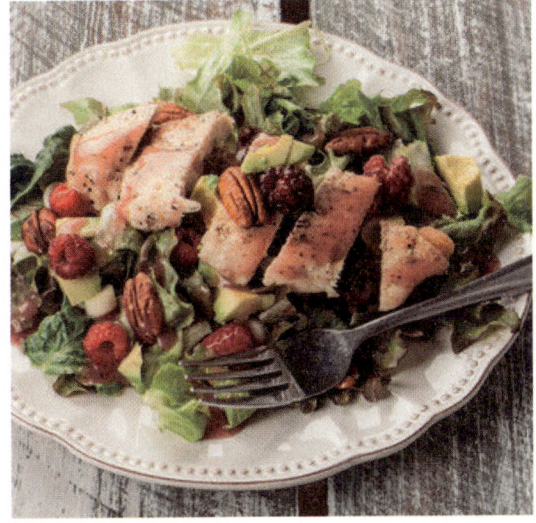

Tipp #1 : Statt Hähnchen kannst du Wildlachs oder Garnelen verwenden

Tipp #2 : Statt Himbeeren kannst du Heidelbeeren oder Erdbeeren verwenden.

Tipp #3 : Statt Pekannüssen kannst du Walnüsse verwenden.

HÄHNCHEN-GYROS MIT SALAT

ZUTATEN:

- 140 g Hähnchenbrustfilet (oder Schweineschnitzel)
- 150 g Tomate
- 150 g Salatgurke
- 1 Avocado (ca. 160 g)
- 1 kl. Zwiebel (ca. 50 g)
- 30 g Olivenöl
- 15 g Apfelessig
- Gyros oder Hähnchen Gewürz
- frische Petersilie (optional)

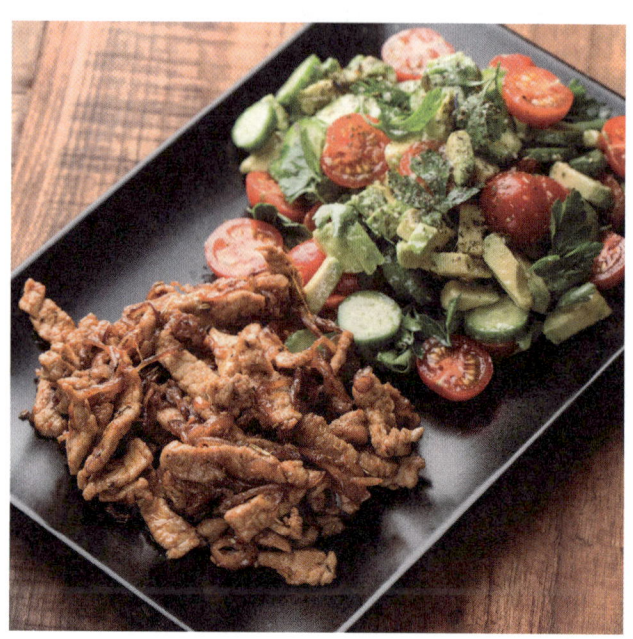

ZUBEREITUNG:

Spüle das Fleisch ab, tupfe es mit Küchenpapier trocken und schneide es mit einem Messer in dünne, feine Streifen. Mariniere das Fleisch mit 10 g Olivenöl und Gyros oder Hähnchengewürz. Schäle die Zwiebel und schneide oder hoble sie in sehr feine Scheiben.

Brate das Fleisch inklusive Marinade in einer beschichteten Pfanne mit weiteren 10 g Olivenöl an. Gib nach 3-4 Minuten die Zwiebeln dazu und lasse alles bei niedriger bis mittlerer Hitze garen. Gelegentlich umrühren, wenn es zu trocken wird, einen Schuss Wasser dazugeben.

Während das Fleisch brät, wasche Tomate(n) und Salatgurke und schneide sie in mundgerechte Würfel. Schäle die Avocado und schneide sie ebenfalls in kleine Würfel. Mische aus dem restlichen Olivenöl, Apfelessig, Salz und Pfeffer ein Dressing und vermenge es mit den Tomaten, Salat und Avocado. Optional kannst Du noch frische Petersilie dazugeben. Mittlerweile sollte Dein Fleisch und die Zwiebeln durchgegart sein und Du kannst alles auf einem Teller anrichten.

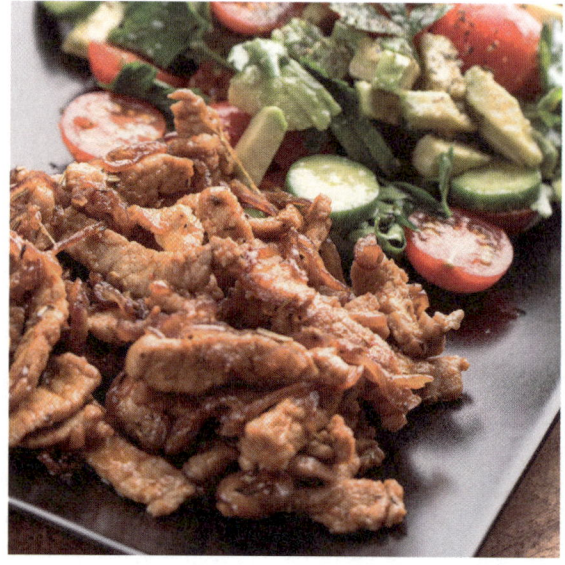

Tipp #1: Traditionell wird Schweinefleisch verwendet, Hähnchen schmeckt aber genauso lecker und bleibt auch saftig.

Tipp #2: Gyros Gewürz besteht meist aus getrockneten Kräutern wie z. B. Oregano, Thymian, Majoran, Rosmarin und Zwiebeln sowie Knoblauch. Dazu kommen Pfeffer, Paprikapulver, Kreuzkümmel, Chili und Salz

ROTE THAI CURRY SUPPE

ZUTATEN:

- 130 g Hähnchenbrustfilet
- 60 g Champignons
- 80 g Blumenkohl
- 50 g Zucchini
- 120 g Kokosmilch
- 100 g Wasser
- 20 g Kokosöl
- 20 g Butter
- 1/2 TL rote Thai Curry Paste
- Salz & Pfeffer

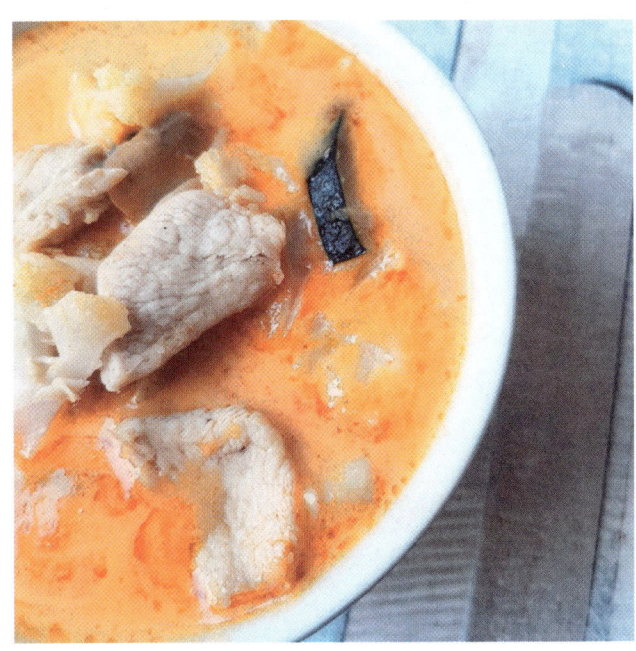

ZUBEREITUNG:

Schneide das Hähnchenfleisch in kleine Würfel und brate dieses bei mittlerer Temperatur mit dem Kokosöl, der Butter und der Thai Curry Paste in einem kleinen Topf an. Schneide die Champignons, den Blumenkohl und die Zucchini in mundgerechte Stückchen und gib sie mit in den Topf. Brate alles zusammen bissfest und gib anschließend das Wasser und die Kokosmilch dazu. Lass es noch ein paar Minuten köcheln.
Schmecke es mit Salz und Pfeffer ab.

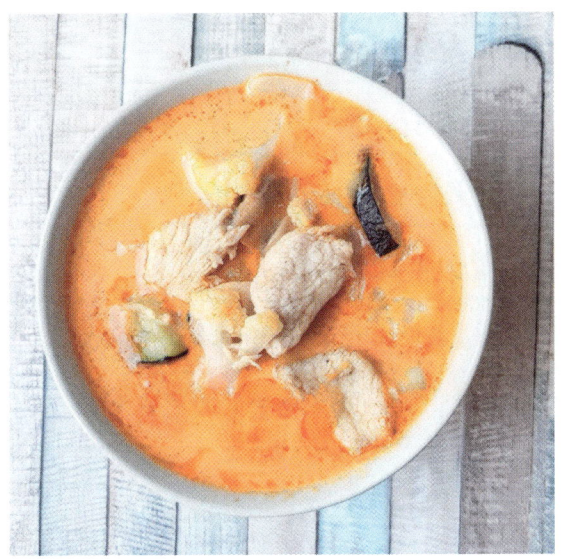

Tipp #1: Sollte der halbe Löffel Thai Curry Paste nicht reichen, kannst du auch nachträglich noch etwas dazugeben.

Tipp #2: Curry Pulver funktioniert auch wunderbar, solltest du keine Thai Curry Paste haben.

Einkaufsliste #5

Mit der Einkaufsliste für heute bist du bis inklusive Montag Mittag eingedeckt.
Kaufe wie immer ergänzend zu deinem Vorrat.
Wichtig: Frühstück ist ab jetzt optional, von daher nicht in dieser Liste angegeben.

PROTEINE & FETTE:

- 460 g Hähnchenbrust
- 250 g Lachs (tief gekühlt)
- 125 g Wildlachs (tief gekühlt)
- 3 Eier

GEMÜSE & OBST:

- 550 g Chinakohl
- 400 g Knollensellerie
- 350 g Brokkoli
- 200 g Aubergine
- 200 g Blumenkohl
- 110 g Rucola
- 100 g Radieschen
- 100 g Gurke
- 1 Zitrone
- 2 Frühlingszwiebeln
- 50 g Cherrytomaten
- 50 g Champignons
- 30 g Erdbeeren (tief gekühlt)

ZUSÄTZLICHES:

- 210 g Kokosmilch
- 60 g Pekan Nüsse
- 20 g gemahlene Mandeln
- 15 g Kokosraspeln
- Curry Pulver
- Italienische Kräuter Gewürz
- Rote Thai Curry Paste

CHAMPIGNON RAGOUT + RUCOLA SALAT

ZUTATEN:

Ragout:
- 120 g Rindergulasch
- 250 g Champignons
- 1 Frühlingszwiebel
- 1 Knoblauchzehe
- 10 g Butter
- 60 g Kokosmilch
- Salz, Pfeffer & Paprikapulver
- 5 g Kokosöl

- Salat:
- 100 g Rucola
- 20 g geschmolzenes Kokosöl
- 10 g Olivenöl
- 20 g Apfelessig
- Schuss Stevia

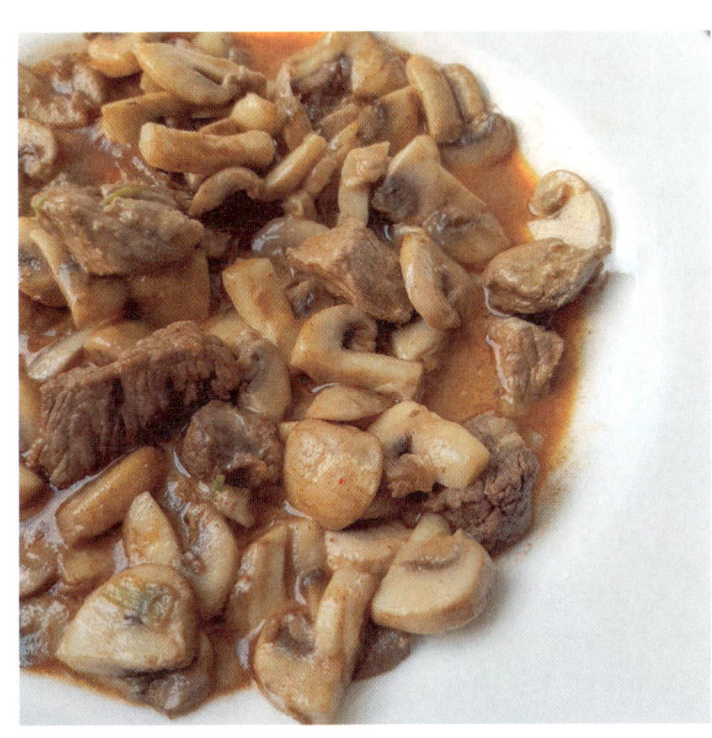

ZUBEREITUNG:

Ragout:
Brate das Fleisch in einer Pfanne mit Kokosöl und Butter von allen Seiten an. Viertel die Champignons. Schneide die Frühlingszwiebel und die Knoblauchzehe klein und gib alles mit in die Pfanne. Gieße die Kokosmilch dazu und lasse alles bei niedriger bis mittlerer Temperatur köcheln, bis es eine sämige Konsistenz hat. Würze es nach Belieben mit Salz, Pfeffer und Paprikapulver.

Salat:
Wasche den Salat und gib ihn in eine Schüssel. Mische das Kokosöl und Olivenöl mit dem Essig, schmecke das Dressing mit Stevia ab und gieße es über den Salat.

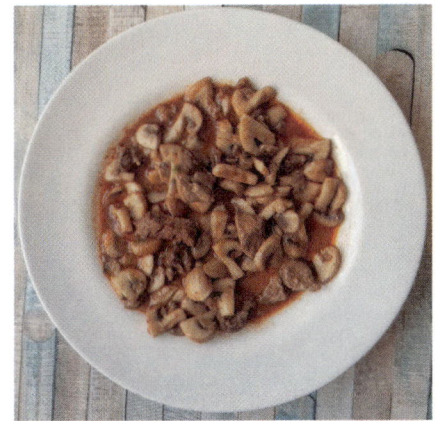

Tipp: Gut dazu passt auch Blumenkohlreis.

Tausche hierfür einfach den Rucola Salat mit 150 g Blumenkohl, 20 g Butter und 15 g Kokosöl.

CHINAKOHL PFANNE SÜSSSAUER

ZUTATEN:

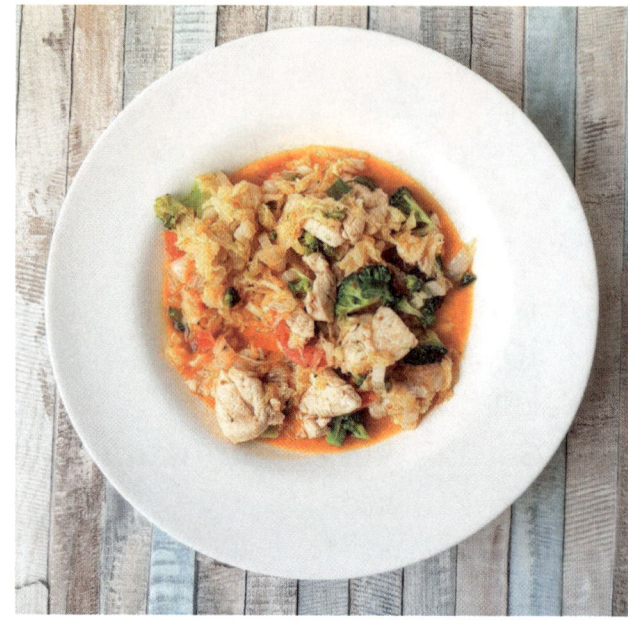

- 200 g Chinakohl
- 150 g Hähnchenbrust
- 50 g Brokkoli
- 50 g Cherrytomaten
- 50 g Champignons
- 1/2 Frühlingszwiebel
- 1/2 TL rote Thai Curry Paste
- 1/2 Zitrone
- 40 g Butter
- 20 g Kokosöl
- Salz
- 1 TL Erythrit/Spritzer Stevia

ZUBEREITUNG:

Schneide das Hühnchen Fleisch in kleine Würfel. Brate es auf mittlerer Temperatur in einer Pfanne mit Butter, Kokosöl und Thai Curry Paste an. Schneide den Kohl in dünne Streifen und das restliche Gemüse in kleine Würfel. Gib alles zusammen in die Pfanne und brate es unter ständigem Rühren an.
Gib den Saft einer halben Zitrone darüber und einen Esslöffel Erythrit oder schmecke es mit Stevia ab. Salze es nach Belieben.

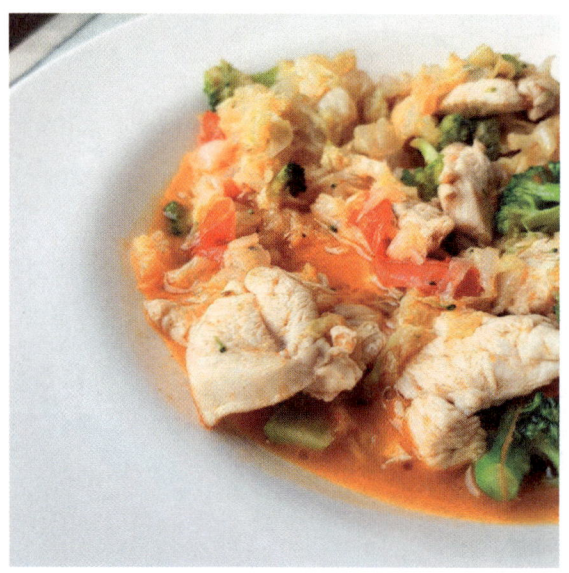

Tipp: Solltest du keine Thai Curry Paste haben, kannst du alternativ auch Curry Pulver verwenden. Lasse in dem Fall aber den Zitronensaft, 10g Kokosöl und das Erythrit weg und gib stattdessen 50g Kokosmilch dazu.
Es wird anders, aber dennoch lecker schmecken. ;)

Ketogen bestellen in Restaurants

Während der Challenge ist es vergleichsweise einfach, sich an die ketogenen Spielregeln zu halten, wenn man einen strukturierten Plan vor Augen hat.

Anders sieht es aus, wenn der Alltag zuschlägt, man spontan mit Kollegen, Freunden & Familie in ein Restaurant geschleppt wird oder einfach mal auswärts essen möchte.

Wir und eure Körper würden sich freuen, wenn ihr weiterhin bei eurer ketogenen Ernährung bleiben würdet. Um es euch so einfach wie möglich zu machen, haben wir euch einen kleinen Wegweiser für das auswärts Bestellen geschrieben. Viel Spaß dabei :)

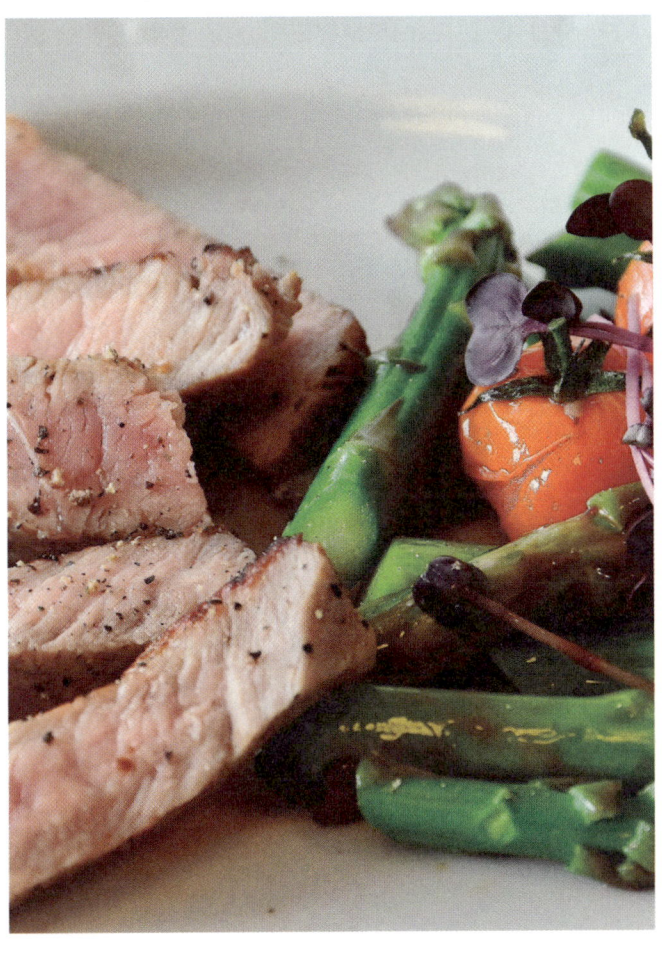

Grundlagen

1. Die gute Nachricht: Es ist überall möglich ketogen zu essen :)

2. Die schlechte Nachricht: Es ist am Anfang etwas schwerer als "einmal die #32 bitte" :/

3. Als ungeübter Neu-Ketarier fehlt dir die Routine abschätzen zu können, wie die Makroverteilung pro Gericht ist. Daher gilt erstmal grob:

Generell gilt wie immer:

1. Viel kohlenhydratarmes Gemüse
2. Fisch, Fleisch oder Ei
3. Ein ordentlicher Klecks extra Butter oder Olivenöl.

Beilagen sind der Keto-Feind

Die meisten Beilagen (Reis, Nudeln, Brot, Kartoffeln) sind "Füllmaterial". Sie füllen deinen Teller optisch und deinen Bauch kurzfristig.

Füllmaterial schert sich nicht um Nährstoffe oder um deine Gesundheitsziele.

Tu dir & der Ketose den Gefallen und verschone deinen Körper davon.

Frag den Kellner einfach, ob du anstatt Kartoffeln und Co. unsere Freunde Salat oder gedünstetes Gemüse haben kannst,

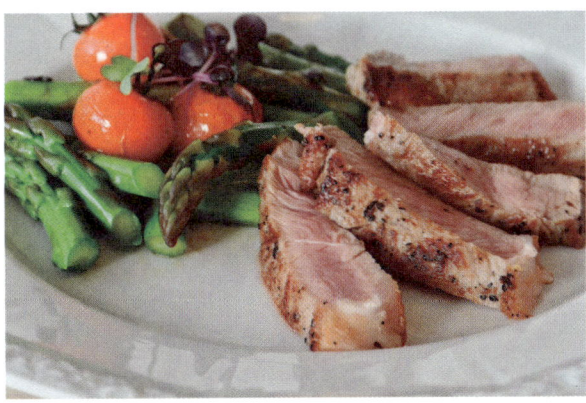

83

Teuflische Saucen

Saucen & Dressings ist eigentlich immer Zucker oder Getreide zugesetzt. Verzichte daher auf sie.

Nutze stattdessen diese 2 Alternativen:
a) Butter/Olivenöl (bestellen oder ein kleines Glas mitführen)
b) Zitrone mit Olivenöl bestellen oder selbstgemachtes Dressing in einem kleinen Glas mitnehmen.

Warnung:
...wenn dich Freunde/Familie mit 2 Gläschen Butter und selbstgemachtem Dressing erwischen, ist jegliche Erklärung nutzlos und du wirst an den komisch angesehen werden - mach dir nichts draus. Du weißt, warum du das machst und was du davon hast!

Wie sieht also ein gutes Gericht aus ?

Deine Makros wirst du sicher nicht zu 100% richtig einhalten können, aber wenn du das Beste aus der Situation machen möchtest, sind das gute Optionen:

1. Salat mit Fleisch/Ei/Fisch ohne Dressing. Stattdessen mit frischem Zitronensaft und Olivenöl oder mitgebrachtem Dressing.

2. Gedünstetes Gemüse/Gegrilltes Gemüse mit Fleisch/Ei/Fisch mit einer extra Portion Butter/Olivenöl

3. Spiegeleier/Omelette/Rührei mit Salat oder Gemüse

Besonders gut geeignet ist ein griechisches, italienisches oder ein türkisches Restaurants und natürlich ein Steakhaus.

Und natürlich das Simply Keto Café in Berlin ;)

Einen großen Bogen solltest du um asiatische und mexikanische Restaurants machen.

Bei den asiatischen Restaurants ist nicht nur immer Reis dabei, sondern auch immer Zucker in den Soßen enthalten.

Warum eigentlich kein Balsamico ?

Balsamico, der Essig, der in den meisten Restaurants serviert wird, hat viele Kohlenhydrate und ist leider nicht keto-geeignet.

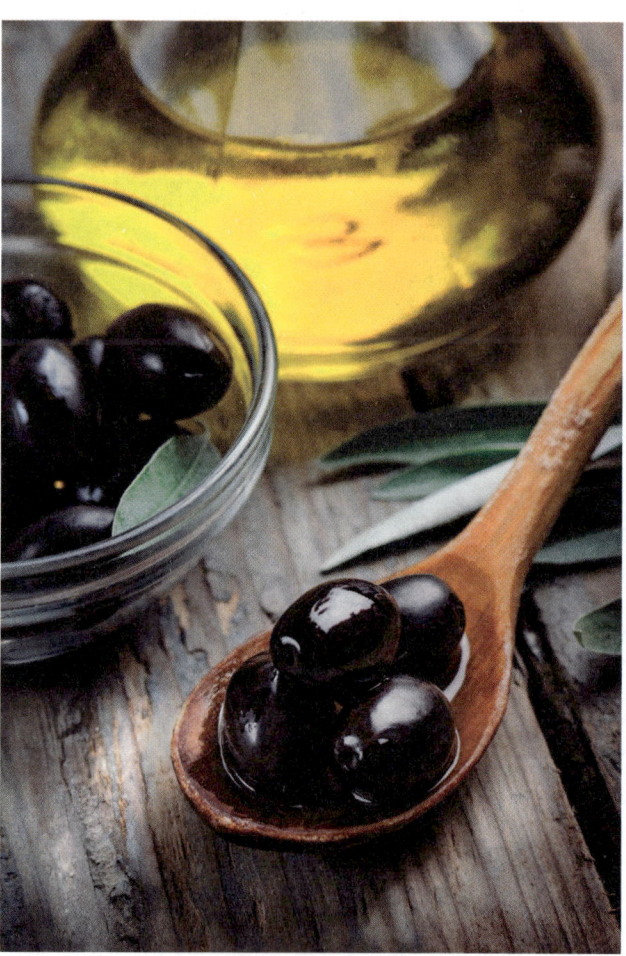

Tipp: Spare Eiweiß

Wenn du auswärts isst, ist die Wahrscheinlichkeit sehr groß, dass du dein Eiweißpensum sprengst. Wenn du also abends essen gehst, spare mittags beim Eiweiß, damit du nicht über deinen Tagesbedarf kommst. Wenn du mittags Essen gehst, andersherum.

Und das wichtigste: Mach dich nicht verrückt, wenn es mal nicht so gut klappt.

Challenge-Motto bei Rückschlägen:
Aufstehen, Krone richten, weitermachen!

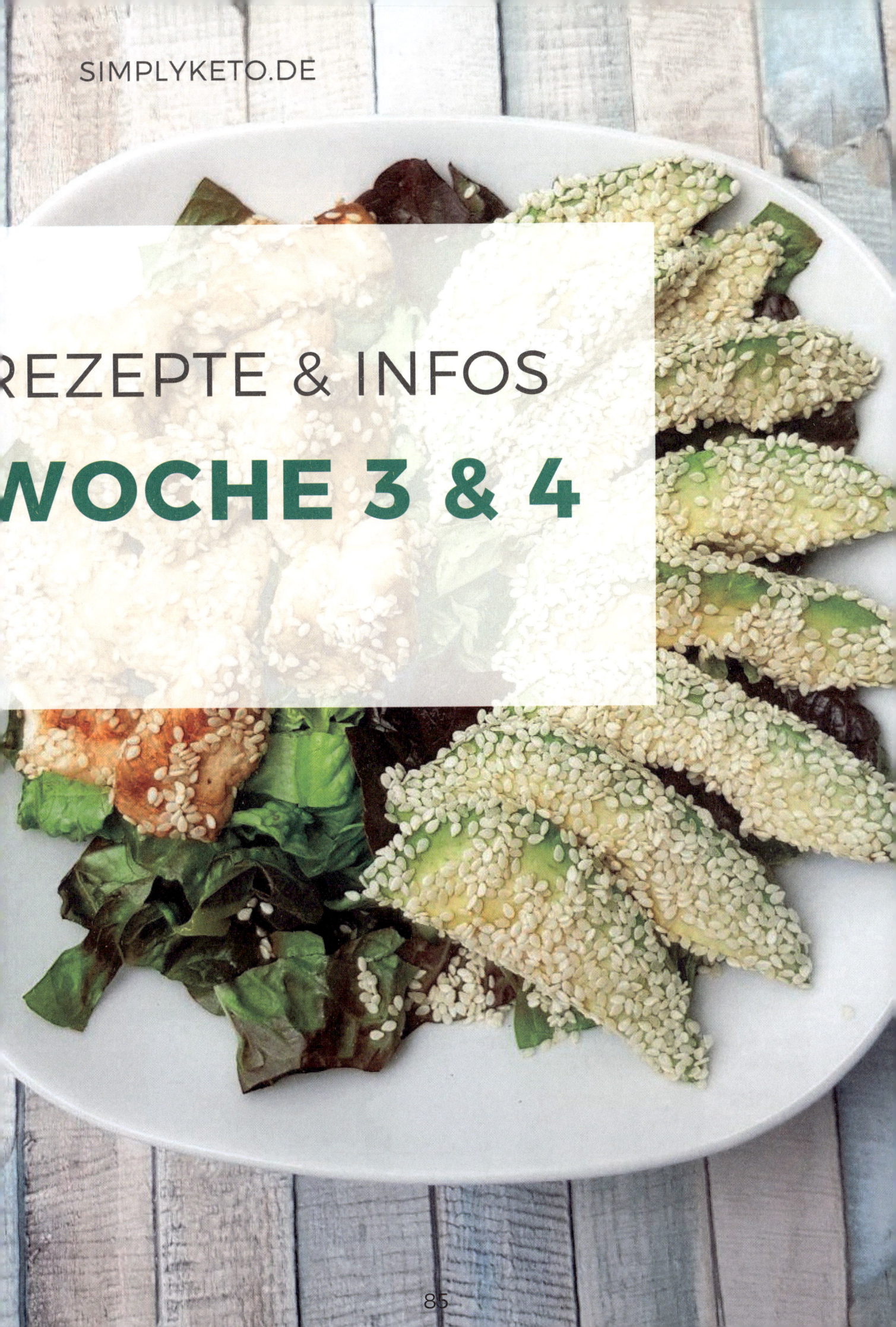

REZEPTE & INFOS

WOCHE 3 & 4

SCHLEMMERFILET & OFEN-AUBERGINEN

ZUTATEN:

- 125 g Lachs
- 200 g Auberginen
- 20 g gemahlene Mandeln
- Italienische Kräuter
- 15 g geschmolzenes Kokosöl
- 10 g Olivenöl
- Salz & Pfeffer

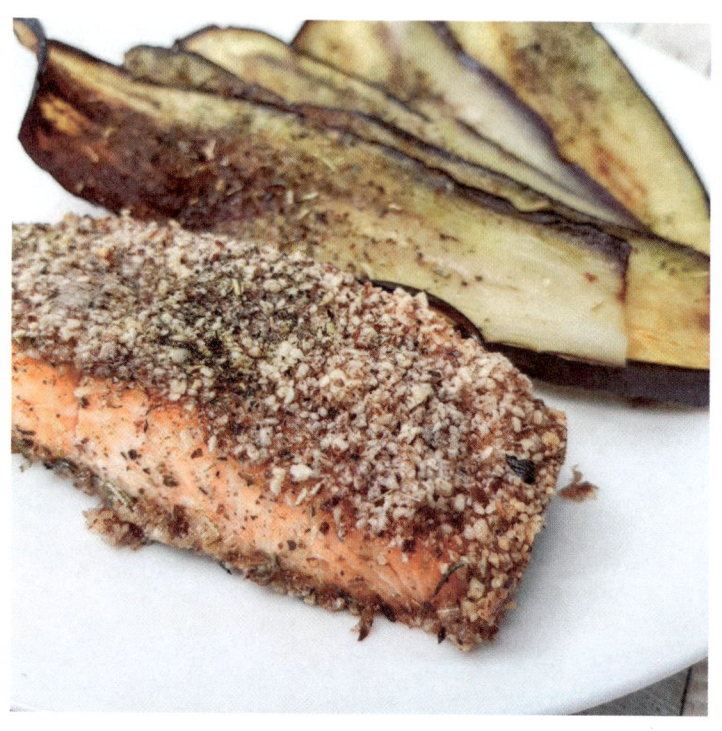

ZUBEREITUNG:

Schneide die Auberginen in dünne Scheiben und gib sie in eine Schüssel. Gieße das Kokosöl & das Olivenöl mit in die Schüssel. Gib Salz, Pfeffer und italienische Kräuter dazu und wälze die Scheiben darin, bis alles mariniert ist. Lege sie nun nebeneinander auf ein mit Backpapier ausgelegtes Backblech.
Verteile die Mandeln auf einem flachen Teller und wälze den bereits aufgetauten Lachs darin.
Dadurch, dass er feucht ist, sollten die Mandeln gut daran kleben bleiben.
Lege ihn neben die Auberginen auf das Backblech und bestreue ihn zusätzlich mit Salz und italienischen Kräutern.
Backe beides zusammen bei 175 Grad, bis die Auberginen komplett weich sind (ca. 20 Minuten).

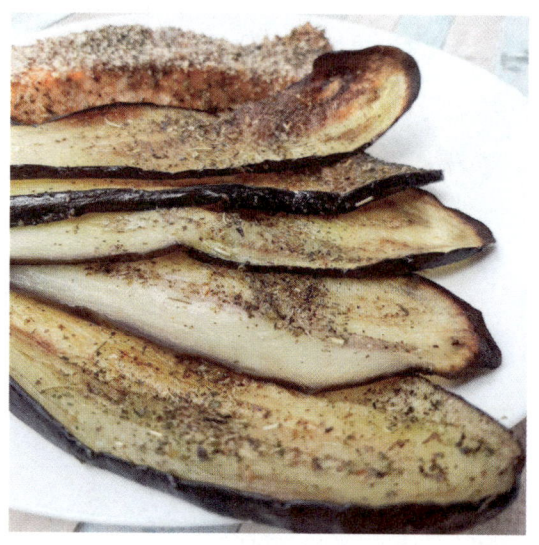

Tipp: Wenn du die Auberginen extrem dünn schneidest, kannst du sogar Chips daraus machen. Achte dabei aber immer darauf, dass sie nicht verbrennen. Denn besonders dünn geschnitten, werden sie schnell schwarz.

BROKKOLI & WILDLACHS MIT KOKOS PANNA COTTA

ZUTATEN:

Teil 1:
150 g Brokkoli
125 g Wildlachs
10 g Kokosöl

Teil 2:
150 g Kokosmilch
15 g Kokosraspel
2 Blattgelatine 1/3 Agar-Agar
30 g Erythrit/Stevia nach Geschmack
1/2 Zitrone
30 g Erdbeeren
10 g Kokosöl
10 g Butter
Prise gemahlene Vanille

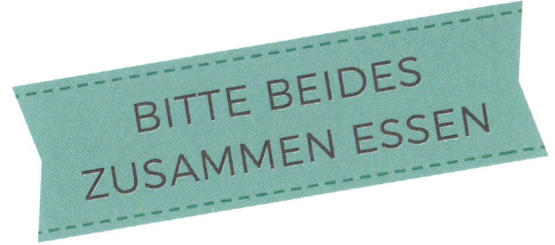

BITTE BEIDES ZUSAMMEN ESSEN

ZUBEREITUNG:

Teil 1:
Koche den Brokkoli in einem Topf mit Wasser bis er durch, aber noch bissfest ist (etwa 5 Minuten).
Brate den bereits aufgetauten Wildlachs in einer Pfanne mit Kokosöl. Serviere beides zusammen und würze es nach Belieben mit Salz und Pfeffer.
Teil 2:
Weiche die Blattgelatine für etwa 5 Minuten in kaltem Wasser ein. Gib Kokosmilch, Kokosraspel, Butter, Kokosöl, Vanille und 20 g Erythrit in einen Topf und erhitze es, bis es einmal kurz aufkocht.
Nimm die Blattgelatine, gib es in die heiße Masse und verrühre es, bis es sich komplett aufgelöst hat. Gieße die Masse in ein kleines Glas.
Gib die bereits aufgetauten Erdbeeren, den Saft einer halben Zitrone und 10 g Erythrit in eine kleine Pfanne und koche die Erdbeermasse kurz ein. Püriere alles mit einem Pürierstab. Gieße nun alles über die Kokosmasse und stelle das Glas für mindestens 3 Stunden in den Kühlschrank.

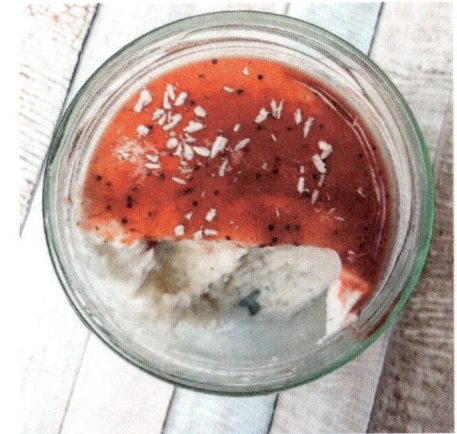

Tipp #1: Solltest du Agar-Agar verwenden, musst du die Kokosmasse mit dem Agar-Agar darin aufkochen lassen.

Tipp #2: Damit du dein Dessert direkt nach deiner Mahlzeit essen kannst, solltest du es bereits am Abend/Morgen zuvor vorbereiten.

BLUMENKOHL-HÄHNCHEN CURRY

ZUTATEN:

- 250 g Blumenkohl
- 80 g Hähnchenbrust
- 1/2 Frühlingszwiebel
- 30 g Pekannüsse
- 15 g Butter
- 15 g Kokosöl
- 60 g Kokosmilch
- Currypulver
- Salz & Pfeffer

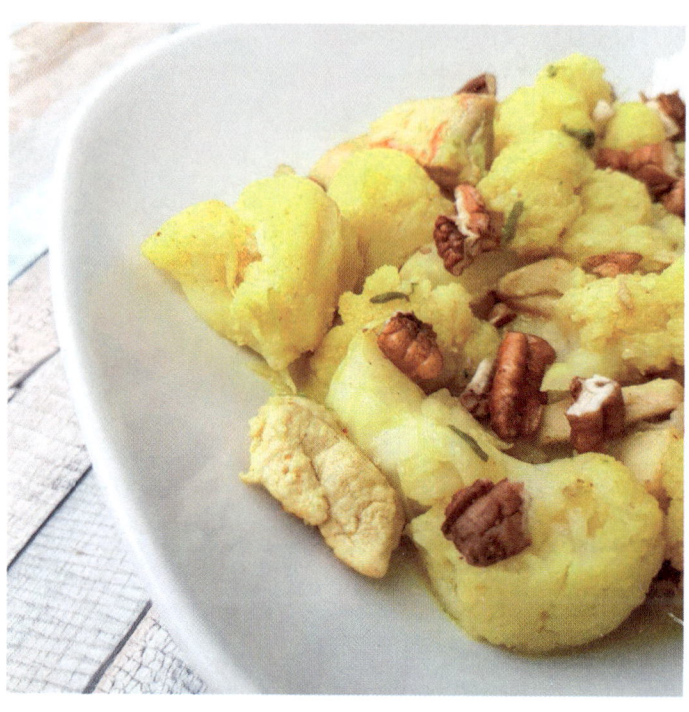

ZUBEREITUNG:

Blumenkohl und Hähnchen in mundgerechte Stückchen schneiden und auf mittlerer Temperatur in einer Pfanne mit Kokosöl und Butter anbraten.
Anschließend Kokosmilch und Currypulver dazu geben und mit Deckel köcheln lassen, bis der Blumenkohl weich ist. Mit Salz und Pfeffer abschmecken.
Pekannüsse hacken und darüber verteilen.

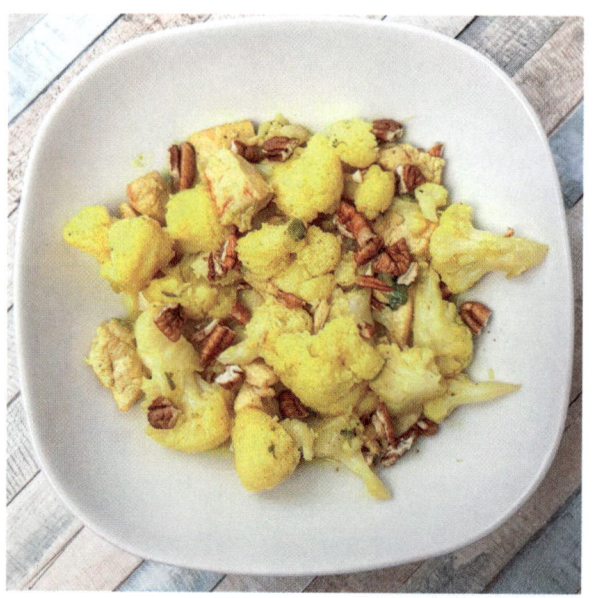

Tipp #1: Wenn dir Kümmel schmeckt, kann das eine sehr leckere Ergänzung zu diesem Gericht sein.

Tipp #2: Statt Pekannüsse kannst du auch Walnüsse verwenden.

FALSCHE BRATKARTOFFELN MIT HÄHNCHENBRUST & SALAT

ZUTATEN:

50 g Rucola

130 g Hähnchenbrust

1 Frühlingszwiebel

200 g Knollensellerie

30 g Butter

20 g Apfelessig

10 g Olivenöl

25 g Kokosöl

Salz, Pfeffer & Paprikapulver

Schuss Stevia

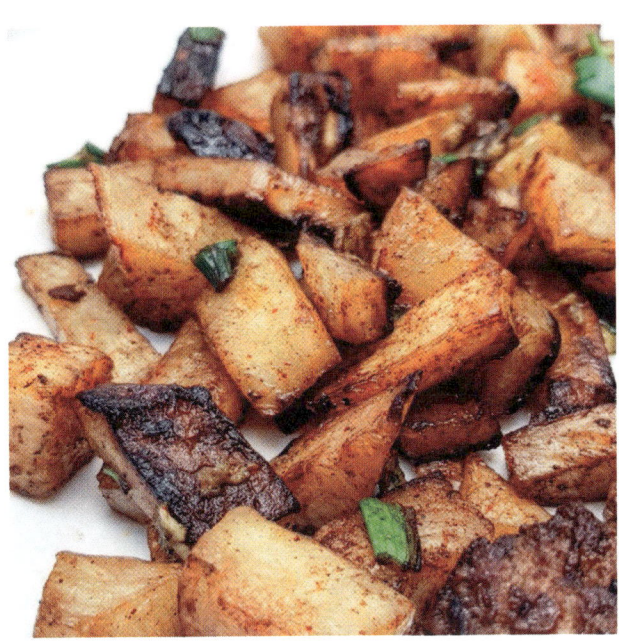

ZUBEREITUNG:

Schäle und schneide den Knollensellerie in kleine Würfel. Schmelze die 20 g Butter mit 5 g Kokosöl in einer Pfanne. Schneide die Frühlingszwiebel in dünne Scheiben und gib den Sellerie und die Frühlingszwiebel dazu.
Brate alles mit geschlossenem Deckel bei niedriger bis mittlerer Temperatur und rühre regelmäßig um. Brate alles solange bis der Sellerie durch und weich ist. Schmecke alles mit Paprikapulver, Salz und Pfeffer ab.
Brate das Hähnchenbrustfilet in 10 g Butter und 5 g Kokosöl, bis es durch ist.

Wasche den Rucola und gib ihn in eine Schüssel. Rühre das Dressing aus 15 g geschmolzenem Kokosöl, 10 g Olivenöl und 20 g Apfelessig an. Schmecke es mit Salz, Pfeffer und Stevia nach Belieben ab und gieße es über den Salat.

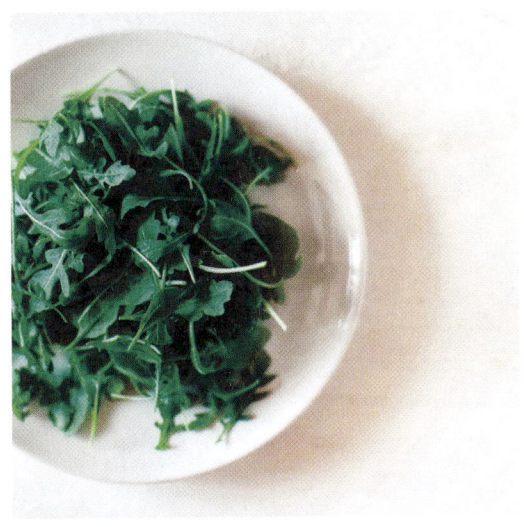

Tipp: Wenn du gerne scharf isst, kannst du die falschen Kartoffeln auch mit scharfen Paprikapulver und Chili verfeinern.

BROKKOLI-RUCOLA SALAT MIT HÄHNCHEN

ZUTATEN:

- 150 g Brokkoli
- 100 g Hähnchen
- 100 g Salatgurke
- 60 g Rucola
- 30 g Pekannüsse
- 15 g Olivenöl
- 25 g Kokosöl
- 25 g Apfelessig
- Stevia nach Belieben
- Salz & Pfeffer

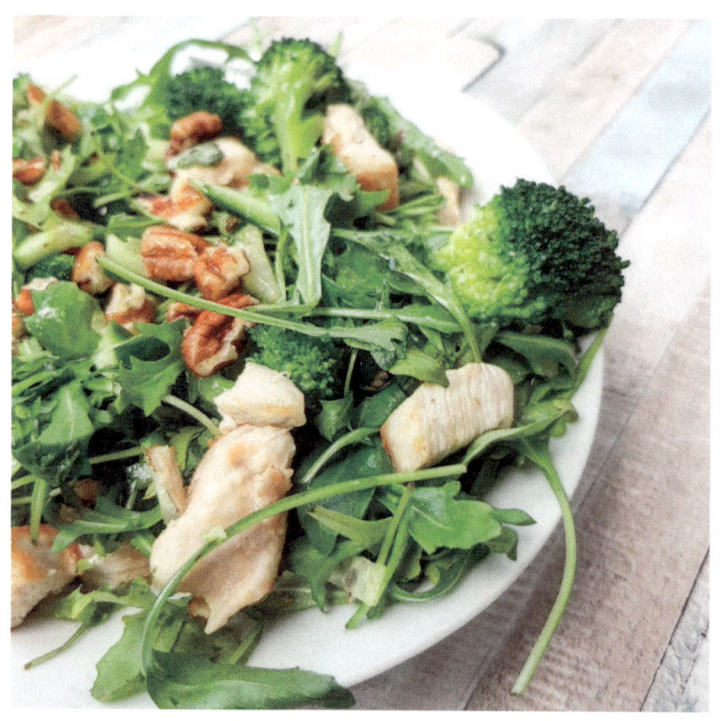

ZUBEREITUNG:

Schneide den Brokkoli und das Hähnchen in mundgerechte Stücke. Dünste den Brokkoli in einem Topf mit heißem Wasser, brate das Hähnchen in einer Pfanne mit 10 g Kokosöl. Lasse beides kurz auskühlen.
Wasche den Salat und gib ihn in eine Schüssel, Schneide die Gurke in kleine Würfel und verteile diese mit dem Brokkoli, den Pekannüssen und dem Hähnchen über den Salat.
Rühre dein Dressing aus dem restlichen, geschmolzenen Kokosöl, dem Olivenöl und dem Apfelessig an. Schmecke es mit Salz, Pfeffer und Stevia nach Belieben ab. Gieße das Dressing über den Salat und vermische alles kräftig miteinander.

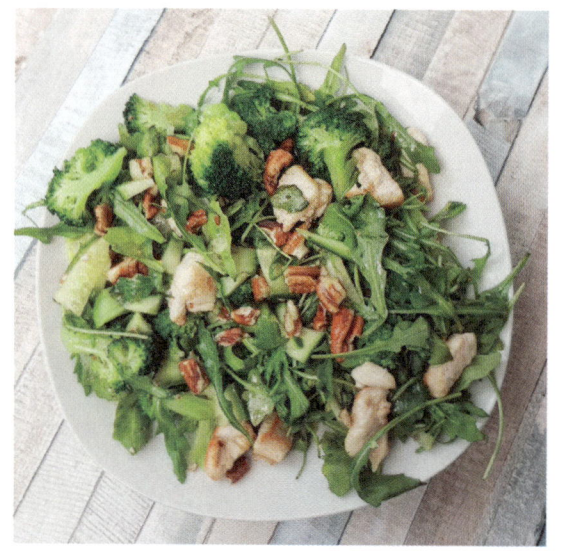

Tipp : Der Salat schmeckt auch kalt sehr gut, daher eignet er sich wunderbar zum Mitnehmen. Nimm das Dressing aber in einem extra Behälter mit und lagere es an einer warmen Stelle, damit das Kokosöl nicht aushärtet.

LACHSFILET AUF CHINAKOHL

ZUTATEN:

- 350 g Chinakohl
- 125 g Lachsfilet
- 30 g Kokosöl
- 30 g Butter
- Salz, Pfeffer
- 1/2 Zitrone

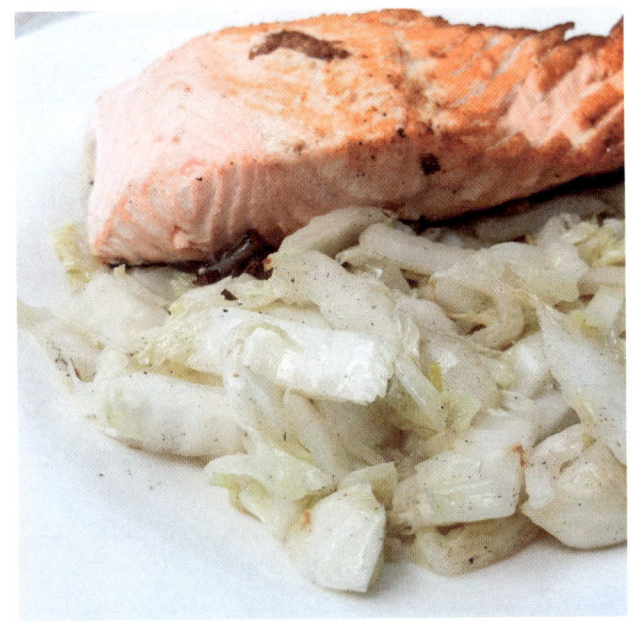

ZUBEREITUNG:

Brate das bereits aufgetaute Lachsfilet auf mittlerer Temperatur in einer Pfanne mit 15 g Kokosöl an.
Schneide den Chinakohl in Streifen und brate diesen kurz in einer Pfanne mit 20 g Butter und
15 g Kokosöl an. Achte darauf, dass er noch etwas bissfest und nicht zu weich ist.
Gib den Chinakohl in einen tiefen Teller und lege den Lachs darauf.
Schmecke den Lachs & den Kohl mit Salz & Pfeffer ab und träufle den Saft einer halben Zitrone darüber.

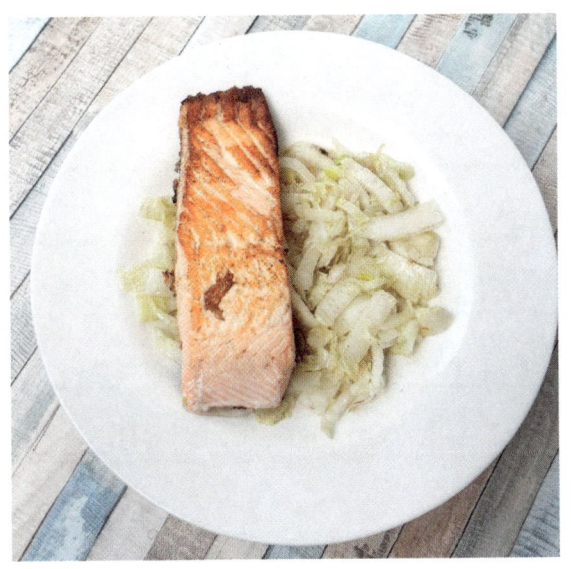

Tipp: Wenn du ein Knoblauch-Fan bist, dann wird dir dieses Gericht auch mit einer Portion Knoblauch schmecken ;)

Einkaufsliste #6

Mit der Einkaufsliste für heute bist du bis inklusive Donnerstag Mittag eingedeckt.

Kaufe wie immer ergänzend zu deinem Vorrat.

Wichtig: Frühstück ist ab jetzt optional, von daher nicht in dieser Liste angegeben.

GEMÜSE & OBST:

- 400 g Zucchini
- 330 g Blumenkohl
- 300 g Cherrytomaten
- 300 g Romana Salat
- 250 g Champignons
- 250 g Aubergine
- 100 g Gurke
- 1 Chilischote
- 2 Frühlingszwiebeln
- 2 Knoblauchzehen
- 1 Zitrone
- 1 Avocado
- Bund Basilikum

PROTEINE & FETTE:

- 320 g Hähnchenbrust
- 3 Eier
- 175 g Garnelen (tief gekühlt)
- 125 g Wildlachs (tief gekühlt)

ZUSÄTZLICHES:

- 55 g Mandeln gehobelt
- 50 g Oliven ohne Stein

SELLERIEPUFFER MIT SPIEGELEI

ZUTATEN:

- 200 g Knollensellerie
- 100 g Radieschen
- 3 Eier
- 30 g Kokosöl
- 20 g Butter
- Salz, Pfeffer, Muskatnuss, Paprikapulver

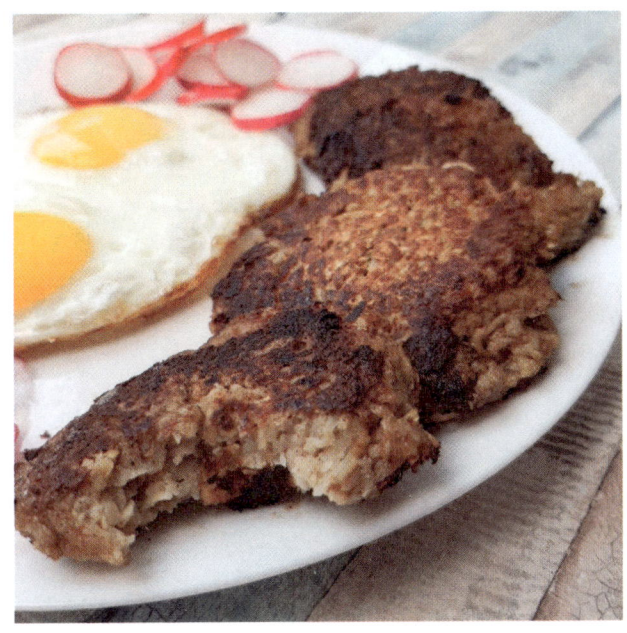

ZUBEREITUNG:

Den Sellerie schälen und mithilfe einer Reibe fein reiben. In eine Schüssel geben, etwas salzen und kurz stehen lassen. Anschließend den Sellerie in die Hände nehmen oder in ein Sieb geben und das Wasser herausdrücken.

Ein Ei, etwas Paprikapulver, Pfeffer und Muskatnuss dazu geben und gut durchkneten. 4-5 Puffer formen und in einer Pfanne mit 20 g Kokosöl und 10 g Butter auf niedriger Temperatur von beiden Seiten braten.

Zwei Eier in einer Pfanne mit 10 g Butter und 10 g Kokosöl zu Spiegeleiern braten.

Radieschen waschen und in Scheiben schneiden.

Alles zusammen auf einen Teller geben.

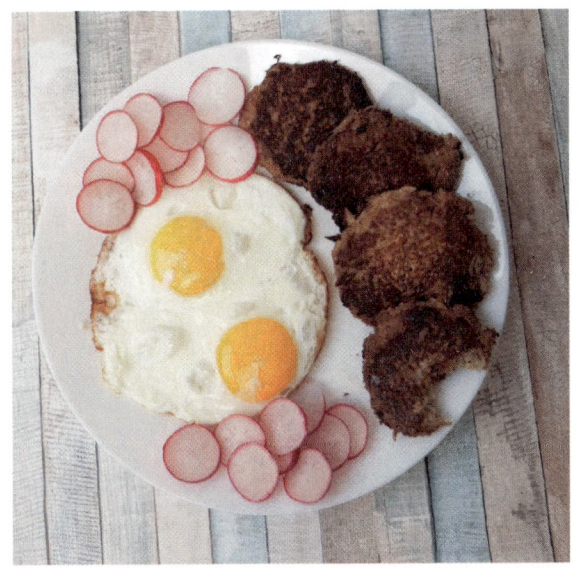

Tipp: Du kannst den Sellerie auch wie die falschen Bratkartoffeln anbraten und dann einfach 3 Spiegeleier dazu essen.

FALSCHER BULGUR-SALAT

ZUTATEN:

- 200 g Blumenkohl
- 80 g Cherrytomaten
- 100 g Gurke
- 120 g Hähnchenbrust
- 1/2 Frühlingszwiebel
- 50 g Oliven ohne Stein
- 25 g Butter
- 25 g Kokosöl
- Spritzer Zitronensaft
- Salz, Pfeffer, Paprikapulver

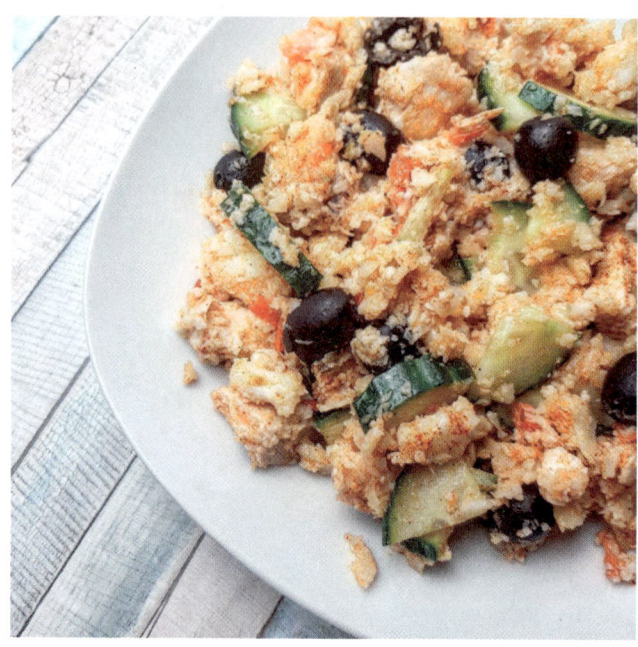

ZUBEREITUNG:

Schneide den Blumenkohl in mittelgroße Stückchen. Fülle deinen Standmixer zur 1/3 mit Wasser. Gib anschließend den Blumenkohl dazu, bis das Gefäß zur Hälfte mit Blumenkohl gefüllt ist und schalte es für 1 Sekunde an. wiederhole den Vorgang, bis der Blumenkohl von der Größe Reis ähnlich ist. Siebe das Wasser nun durch einen Sieb ab und wiederhole den Vorgang, bis der komplette Blumenkohl zu Reis verarbeitet ist.

Hacke die Tomaten und die Frühlingszwiebel in kleine Stückchen und brate diese bei niedriger Temperatur in einer Pfanne mit 15 g Butter und 15 g Kokosöl für etwa 5 Minuten. Gib den Blumenkohlreis nun dazu, vermische alles und brate den Reis bissfest. Schneide das Hühnchen in kleine Würfel und brate es mit 10 g Butter und 10 g Kokosöl und gib es anschließend zum Gemüse in die Pfanne. Schmecke alles mit Salz, Pfeffer und Paprikapulver ab. Schneide die Gurke in kleine Würfel und mische sie und die Oliven unter den falschen Bulgur Salat. Träufle zum Schluss noch etwas Zitronensaft darüber.

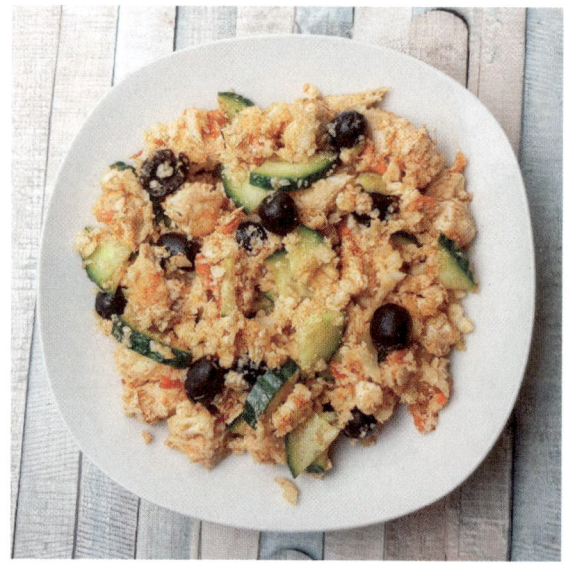

Tipp : Solltest du ein Fan von frischer Petersilie sein, kannst du das Gericht damit noch etwas aufpeppen.

GEFÜLLTE AUBERGINE MIT SALAT

ZUTATEN:

- 100 g Romana Salat
- 1/2 Aubergine (ca. 150 g)
- 100g Hähnchenbrust
- 1/2 Frühlingszwiebel
- 65 g Cherry Tomaten
- 20 g gestiftete/gehobelte Mandeln
- 15 g Kokosöl
- 10 g Olivenöl
- 20 g Apfelessig
- 20 g Butter
- Salz, Pfeffer & italienische Kräuter
- Schuss Stevia

ZUBEREITUNG:

Aubergine der Länge nach halbieren, die eine Hälfte in Frischhaltefolie einwickeln und für die nächsten Tage in den Kühlschrank legen. Die andere Hälfte mit einem Löffel aushöhlen.

Der ausgefülle Auberginen-Teil mit den Cherrytomaten, der Frühlingszwiebel, den Mandeln und den Gewürzen mit einem Pürierstab zu einer groben Paste pürieren.

Das Hähnchen in kleine Stücke schneiden und in 20 g Butter anbraten. Das Hähnchen inklusive des Bratfetts in die Paste rühren. Die Paste in die ausgehüllte Aubergine füllen und bei 175 Grad für etwa 25 Minuten backen.

Salat klein schneiden und in eine Schüssel geben. Dressing aus Kokosöl, Olivenöl, Apfelessig, Salz und Stevia anrühren und über den Salat geben.

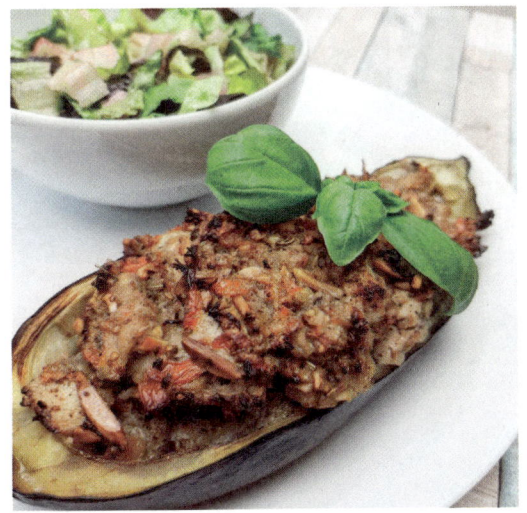

Tipp #1: Solltest du kein Fan von Auberginen sein, kannst du alternativ Zucchini verwenden.

Tipp #2: Damit das wichtige Fett sich nicht auf dem Backblech verteilt, backe ich die Aubergine immer in einer Kastenbackform für Kuchen. Dort wird alles aufgefangen und am Ende gieße ich es wieder über die Aubergine. Einfach mal ausprobieren ;)

PILZ-GARNELEN SALAT

ZUTATEN:

- 100 g Romana Salat
- 50 g Cherry Tomaten
- 175 g Garnelen
- 250 g Champignons
- 35 g Kokosöl
- 30 g Apfelessig
- 15 g Olivenöl
- 15 g Mandeln
- Salz & Pfeffer
- Schuss Stevia

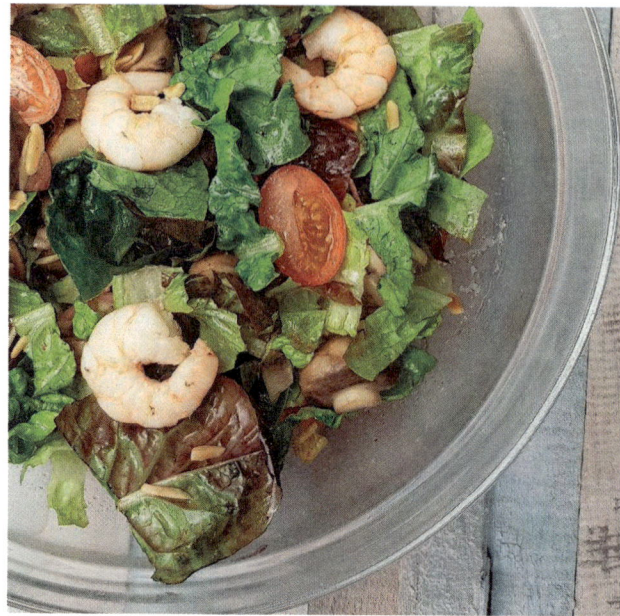

ZUBEREITUNG:

Viertel die Champignons und brate sie zusammen mit den bereits aufgetauten Garnelen in 20 g Kokosöl. Schneide den Salat klein, halbiere die Tomaten und gib alles zusammen in eine Schüssel. Lass die Champignons und Garnelen etwas auskühlen und gib sie anschließend auf den Salat.

Rühre das Dressing aus dem restlichen Kokosöl, Olivenöl und Apfelessig an. Schmecke es mit Salz, Pfeffer und Stevia ab und gieße es über den Salat.
Streue zum Schluss die Mandeln darüber.

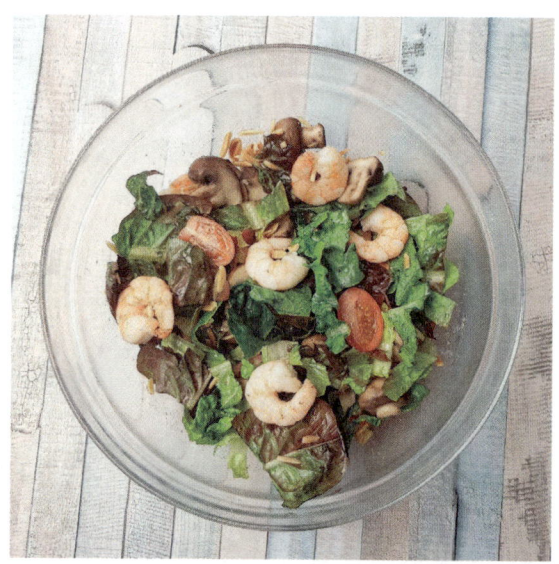

Tipp: Champignons putzt man am besten mit einem Tuch oder einer Bürste. Wenn man sie wäscht, ziehen sie viel Wasser und geben dies beim Braten wieder ab. Das führt dazu, dass Dressing und Soßen dann etwas wässrig schmecken ;)

REFEED

Generell:

Es ist sicherlich eines der am kontroversesten diskutierten Themen im Keto-Universum und spaltet sich in zwei Lager: 1. Refeed ist notwendig und 2. Refeed ist nicht notwendig.

Kurzum: Simply Keto zählt aufgrund von persönlichen und Kunden Erfahrungen zu den Verfechtern des sinnvollen Refeeds.

Definition

1. Refeed zu deutsch „Nachschub/Rückführung" bezieht sich auf die seltene, aber regelmäßige Erhöhung der Kohlenhydrate nach einer längeren Periode der ketogenen Ernährung.

Refeed: Was darf ich essen?

Refeed ist nicht „ich vergesse alles, was ich über ketogene Ernährung weiß und esse alles bis zum Erbrechen." Refeed bezieht sich auf die kurzfristige Rückführung gesunder Kohlenhydrate v.a. über stärkehaltiges Gemüse & Wurzeln wie z.B.:

- Karotten
- Kürbis
- Süßkartoffeln
- (Kartoffeln)
- Reis

Eine Portion Obst ist in den meisten Fällen auch okay. Nur von Zucker und Weizen solltest du dich weiterhin fern halten.
Wenn du über einen längeren Zeitraum ungesunde Lebensmittel gemieden hast, wird dein Körper nicht besonders gut darauf reagieren und der Wiedereintritt in die Ketose wird schwieriger.

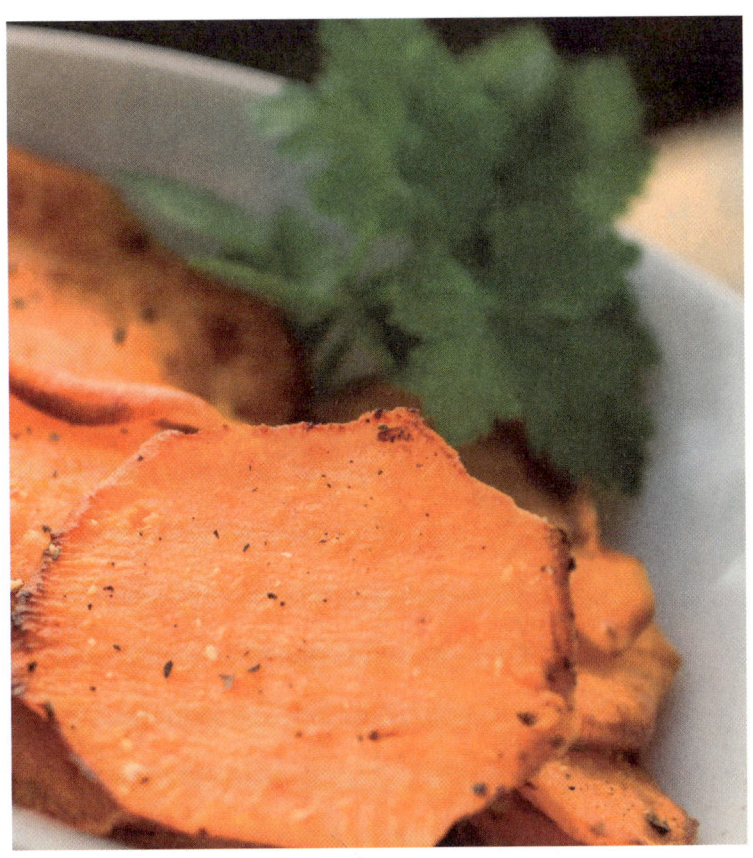

Hinweis: Kartoffeln sind auch möglich, jedoch wegen ihrer Anti-Nährstoffe nach individueller Verträglichkeit abzuwägen.

Definition: Anti-Nährstoffe sind Bestandteile von Lebensmitteln, welche die Nährstoffaufnahme behindern, verhindern und/oder sogar deine Darmwände angreifen (z.B. Gluten)

WARUM IST EIN REFEED SINNVOLL?

Je länger man in Ketose ist, desto mehr sinkt der Leptinspiegel. Leptin ist ein Hormon, das die Gewichtsabnahme reguliert. Es moderiert den Appetit und die Fettanlagerung und sorgt für eine gesunde Balance.
Wenn dein Leptinspiegel aber immer weiter absinkt, denkt dein Körper irgendwann er verhungert und schaltet auf Sparmodus.

Symptome hierfür sind:

• Stagnation bei der Gewichtsreduktion
• Schlaflosigkeit
• Trockene Schleimhäute
• Energielosigkeit (Gegenteil von Ketose)
• Ausbleibende Periode

Wenn du deinem Körper hin und wieder (gute!) Kohlenhydrate gibst, vertraut er darauf auch in Zukunft ernährt zu werden und erlaubt dir weiterhin die tollen Vorteile der Ketose zu genießen.

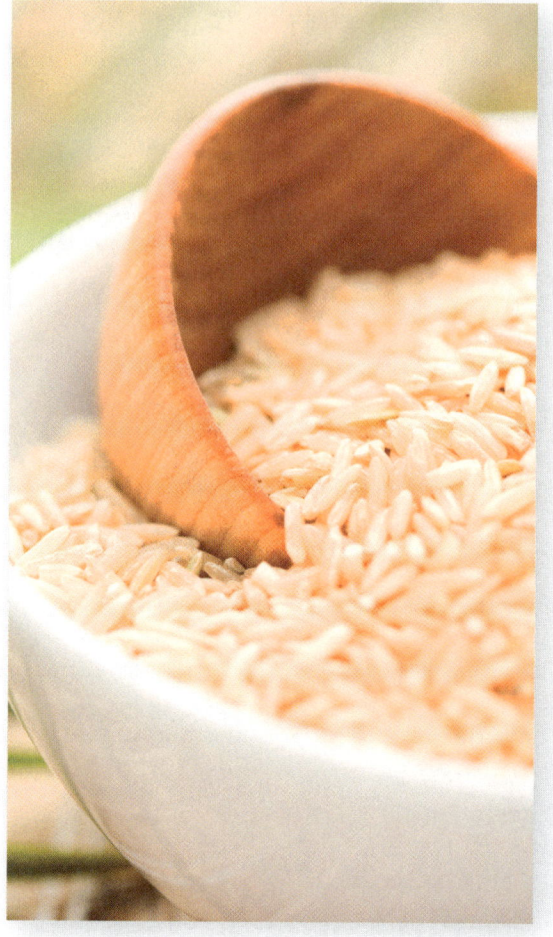

Wann & wie häufig?

Wie so häufig ist die einzig richtige Antwort hierauf: Es kommt darauf an!
Jeder Mensch ist anders und du musst den passenden Zyklus für dich selbst finden.

Vielleicht verstehst du so langsam, warum der Fokus der 30 Tage Challenge auf intuitivem Essen liegt?

Du musst auf deinen Körper und auf seine Symptome hören. Wenn die oben genannten negativen Symptome auftreten, solltest du einen baldigen Refeed andenken. Aber achte darauf, dass du nicht zu häufig einen Refeed einlegst. Öfter als einmal pro Woche ist nicht sinnvoll für die Ketose.
Wenn es dir super geht und du energiegeladen deinen Zielen entgegen hüpfst, ist alles im Lot und der Refeed ist nicht notwendig.

Für die meisten läuft der Refeed ungefähr so ab:

1. Du hast dich ein paar Wochen oder Monaten ketogen ernährt und das ohne Refeed.

2. Du stellst fest, dass du in deiner Entwicklung stagnierst (Gewicht bleibt stehen) oder sonstwie abbaust (Energie).

3. Du erhöhst die Kohlenhydrat Menge an ein bis vier Tagen im Monat auf 100 g-250 g. Dafür wählst du gesunde, stärkehaltige Lebensmitteln (z.B. Süßkartoffeln).

4. Du beobachtest, wie sich dieser Zyklus auf dein Wohlbefinden und deine Ziele (z.B. abnehmen) auswirkt. Wirst du wieder „benebelt" oder wird dein Heißhunger "getriggert", solltest du die Häufigkeit des Refeeds reduzieren.

Ein Refeed ist wichtig, macht aber erst Sinn, wenn du schon länger ketogen gelebt hast.
Verzichte die ersten 3 Monate bitte auf einen Refeed, damit sich deine Ketose besser stabilisieren kann!

Weitere Erfahrungswerte:

Stark Übergewichtige können sehr viel länger
ohne Refeed auskommen
Untergewichtige müssen häufiger refeeden.
Frauen müssen häufiger refeeden als Männer.
Neu-Ketarier können und sollten eine längere
Zeit ohne Refeed auskommen.

Dies gilt wie immer für gesunde Personen.
Ketogene Ernährung wird auch
therapiebegleitend bei Krankheiten
angewendet.
Hiervon sind unsere Empfehlungen
selbstverständlich ausgeschlossen.

Und wie immer gilt: Teste & finde deine
individuelle Häufigkeit und Menge der
Refeeds.

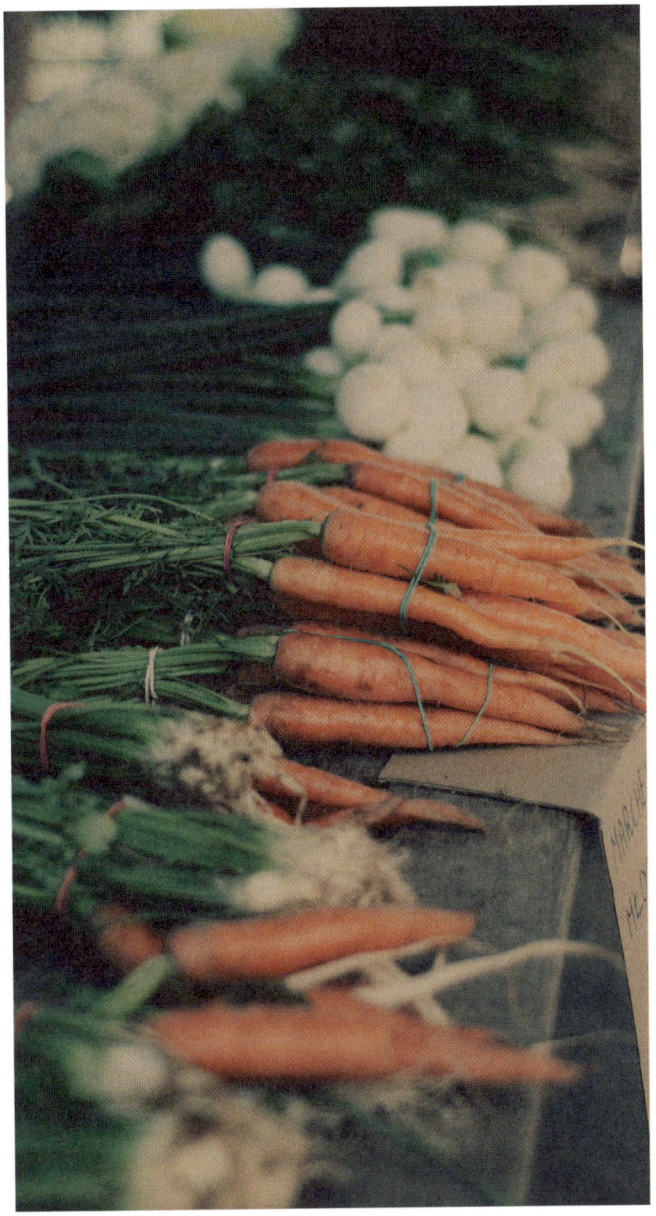

Tipps um schnell wieder in Ketose zu kommen ?

Wer einmal in Ketose war, möchte natürlich
trotz Refeeds schnell wieder in diesen
Zustand mit all seinen Vorteilen gelangen.

Generell gilt, je häufiger und länger du dich
schon ketogen ernährst, desto einfacher
kommst du nach einem Refeed in die Ketose.
Das heißt, wenn du dich schon einige Zeit
durchgehend ketogen ernährst, bist du keto-
adaptiert und kannst flexibler zwischen
beiden Stoffwechseln wechseln.
Am Anfang dauert das Ganze etwas länger
und es kann sein, dass du dich am Tag nach
dem Refeed erschöpft und unfokussiert
fühlst, bevor du wieder in Ketose kommst. Das
ist ganz normal und wird besser, je länger du
dabei bleibst.

**Um den Vorgang zu beschleunigen hast
du folgende Möglichkeiten:**

1. Du leerst deine Kohlenhydrat-Speicher (passiv):
z.B. durch Intermittierendes Fasten

2. Du leerst deine Kohlenhydrat-Speicher (aktiv):
z.B. durch Sport

3. Du nimmst mittelkettige Fettsäuren zu dir, um die
Keton-Produktion deiner Leber wieder anzukurbeln
und sofort wieder in Ketose zu sein:
z.B. durch Kokosöl, MCT-Öl & C8-Öl

Die schnellste Variante wäre natürlich alles 3 auf
einmal zu betreiben, aber wie immer gilt: Höre auf
deinen Körper, ob ihm das nicht zu stressig ist oder
ob er alles ohne Probleme mitmacht.

Viel Spaß beim Testen ;)

AVOCADO EIER SALAT

ZUTATEN:

- 100 g Romana salat
- 1 Avocado
- 3 Eier
- Handvoll Basilikum Blätter
- 15 g gehobelte/gestiftete Mandeln
- 10 g Kokosöl
- 10 g Olivenöl
- 15 g Apfelessig
- Salz & Pfeffer
- Schuss Stevia

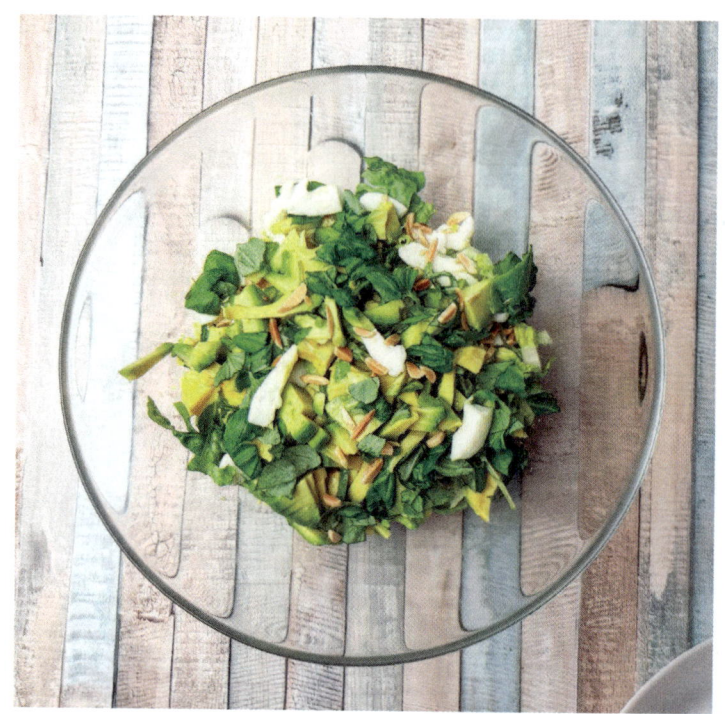

ZUBEREITUNG:

Koche die Eier hart und schrecke sie mit kaltem Wasser ab. Lasse sie etwas auskühlen, bevor du sie in kleine Würfel schneidest.

Schneide die Avocado, den Salat und das Basilikum klein und gib alles, inklusive der Eier, in eine Schüssel.

Rühre das Dressing aus Kokosöl, Olivenöl und Apfelessig an und schmecke es mit Stevia, Salz und Pfeffer ab.

Verteile zum Schluss die Mandeln obendrauf.

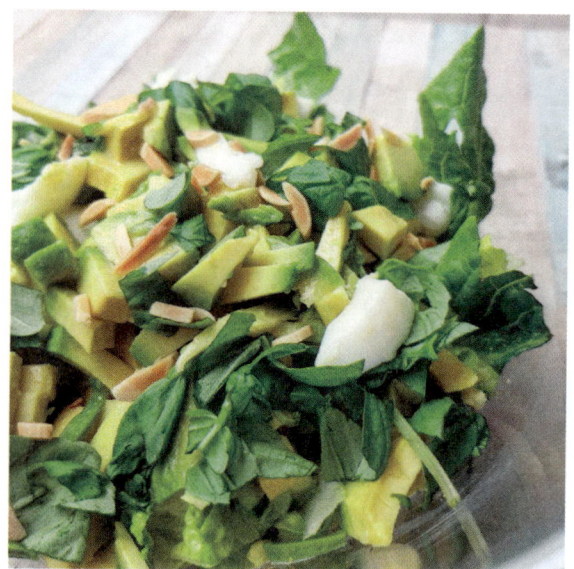

Tipp: Der Salat lässt sich wunderbar mitnehmen. In diesem Fall ist es empfehlenswert, das Dressing separat zu transportieren. Lagere es an einem warmen Ort z.B. auf der Heizung, damit das Kokosöl nicht fest wird.

OFENGEMÜSE MIT HÄHNCHEN

ZUTATEN:

- 100 g Hähnchenbrust
- 100 g Aubergine
- 130 g Blumenkohl
- 150 g Zucchini
- 1 Knoblauchzehe
- 25 g geschmolzenes Kokosöl
- 40 g geschmolzene Butter
- Salz, Pfeffer & italienische Kräuter

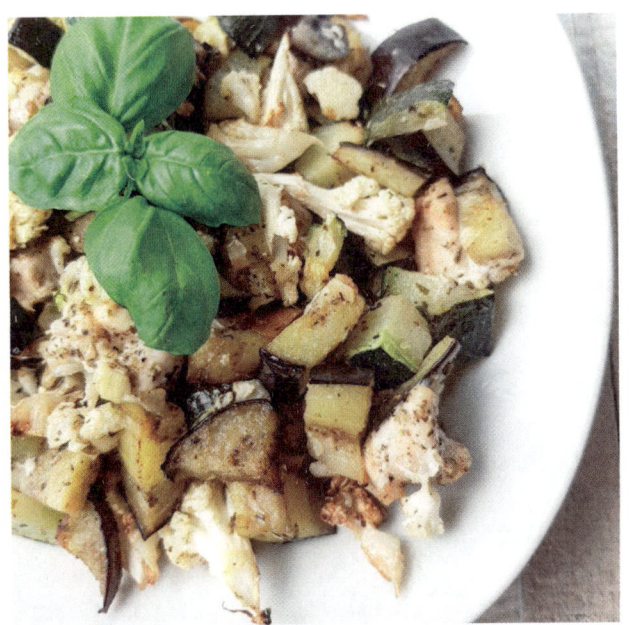

ZUBEREITUNG:

Schneide das Hähnchen, die Zucchini, die Aubergine und den Blumenkohl in mundgerechte Stückchen und hacke die Knoblauchzehe klein. Gib alles in eine ofenfeste Schale und füge das Kokosöl, die Butter und die Gewürze hinzu.
Vermische alles miteinander, bis alle Zutaten gut mariniert sind.
Backe alles für etwa 20-25 Minuten bei 175 Grad im Backofen. Rühre zwischendurch ein bis zweimal um.

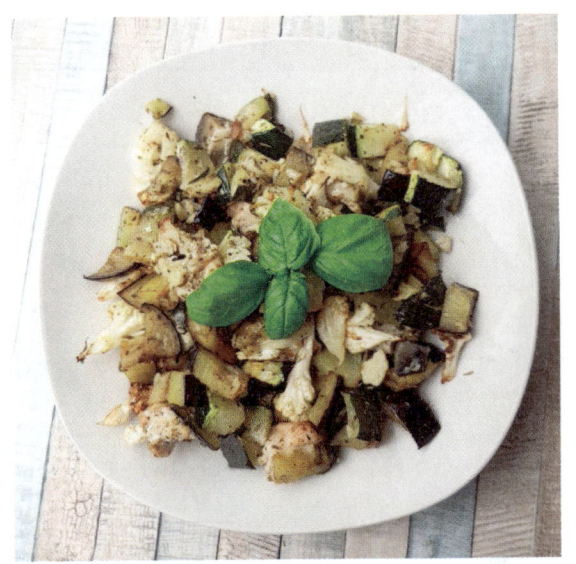

Tipp: Du kannst alles auch in einer Pfanne anbraten. Dann bekommt es ein anderes Aroma und eine andere Konsistenz, aber es schmeckt natürlich auch ;)

Einkaufsliste #7

Mit der Einkaufsliste für heute bist du bis inklusive Montag Mittag eingedeckt.

Kaufe wie immer ergänzend zu deinem Vorrat.

Wichtig: Frühstück ist ab jetzt optional, von daher nicht in dieser Liste angegeben.

GEMÜSE & OBST:

- 600 g Zucchini
- 450 g Champignons
- 300 g Chicorée
- 250 g Spinat
- (tief gekühlt)
- 200 g Knollensellerie
- 200 g Romana Salat
- 1 Zitrone
- 1 1/2 Frühlingszwiebeln
- 60 g Cherrytomaten
- 50 g Heidelbeeren
- 1 1/2 Avocado

PROTEINE & FETTE:

- 220 g Hähnchenbrust
- 225 g Garnelen (tief gekühlt)
- 150 g Thunfisch in Dose (im eigenen Saft!)
- 4 Eier
- 125 g Lachsfilet (tief gekühlt)
- 125 g Kabeljau

ZUSÄTZLICHES:

- 350 g Kokosmilch
- 100 g gemahlene Mandeln
- 85 g Sesam
- 15 g Kakaopulver (ohne Zuckerzusatz)
- 10 g Mandeln gestiftet
- Grüne Thai Curry Paste (rote geht aber auch)
- Knoblauch

ZUCCHINI SPAGHETTI ARRABIATA

ZUTATEN:

- 125 g Wildlachs
- 250 g Zucchini
- 1 Knoblauchzehe
- 1/2 Frühlingszwiebel
- 1 Chili
- 50 g Cherrytomaten
- 40 g Butter
- 15 g Kokosöl
- 10 g gehobelte Mandeln
- Salz, Pfeffer
- Optional: Cayenne Pfeffer oder andere Gewürze

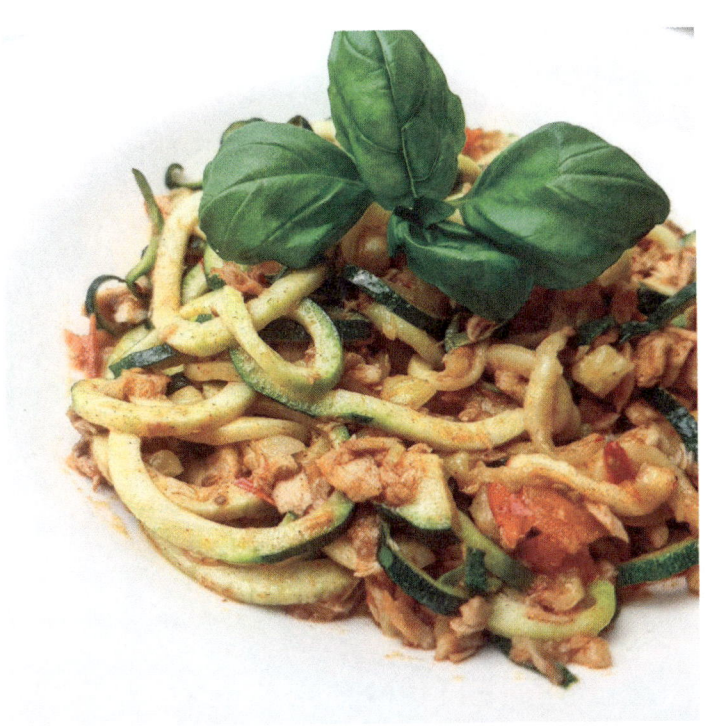

ZUBEREITUNG:

Hacke die Tomaten, die Chili und die Frühlingszwiebel klein und brate sie auf niedriger Temperatur in einer Pfanne mit Kokosöl und Butter. Schneide den bereits aufgetauten Wildlachs in kleine Würfel und gib diesen mit in die Pfanne, erhöhe auf mittlere Temperatur.

Sobald der Wildlachs durch ist, kannst du die Zucchini Spaghetti, die du vorher durch einen Spiralschneider gedreht hast, dazu geben. Brate diese unter ständigem Wenden bissfest. Achte darauf, dass sie nicht zu labbrig werden, da sie sonst weniger an Spaghetti erinnern.

Schmecke das Gericht mit Salz und Pfeffer ab. Wenn du es gerne etwas schärfer magst, verwende noch Cayenne Pfeffer.

Tipp: Bei Chilis gibt es ganz viele unterschiedliche Schärfestufen. Je nachdem welche du hast, solltest du mehr oder weniger davon nehmen.

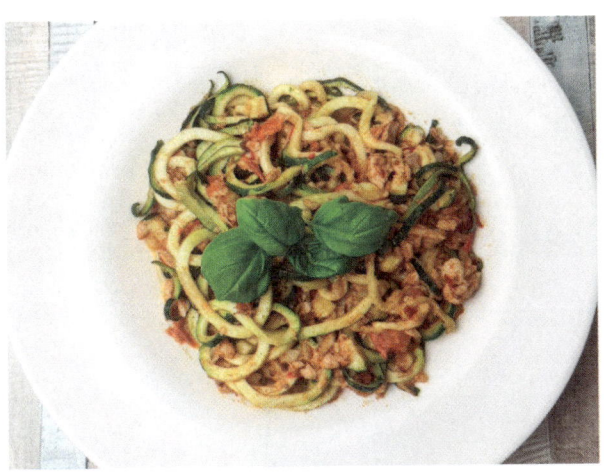

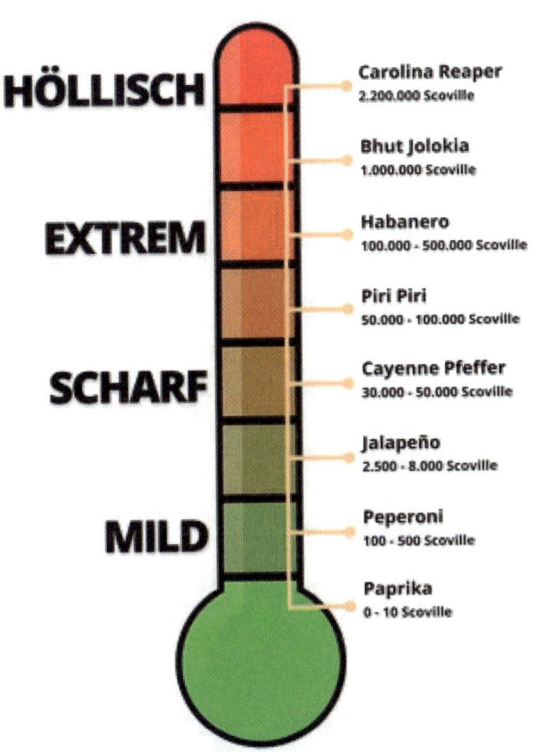

HÖLLISCH

Carolina Reaper
2.200.000 Scoville

Bhut Jolokia
1.000.000 Scoville

EXTREM

Habanero
100.000 - 500.000 Scoville

Piri Piri
50.000 - 100.000 Scoville

Cayenne Pfeffer
30.000 - 50.000 Scoville

SCHARF

Jalapeño
2.500 - 8.000 Scoville

Peperoni
100 - 500 Scoville

MILD

Paprika
0 - 10 Scoville

ZUCCHINI-KOKOS-ZITRONEN SUPPE MIT HÄHNCHEN

ZUTATEN:

- 120 g Hähnchenbrustfilet
- 1 EL Zitronensaft
- 150 g Kokosmilch
- 100 g Wasser
- 250 g Zucchini
- 30 g Butter
- 10 g gehobelte Mandeln
- Salz & Pfeffer

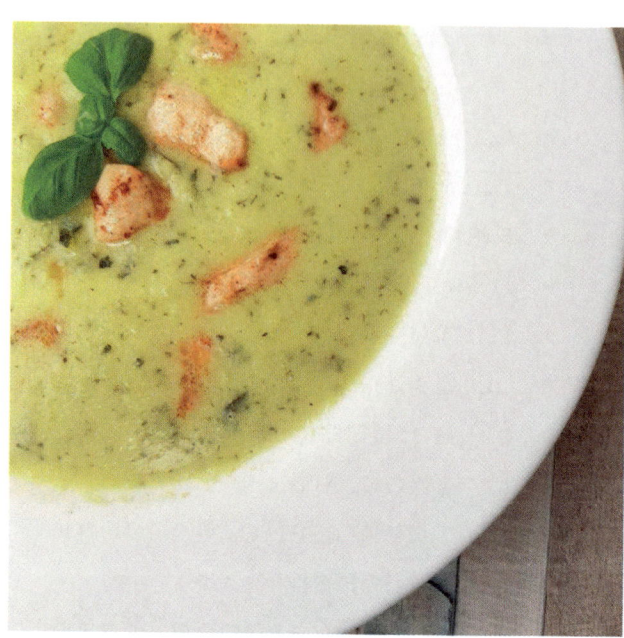

ZUBEREITUNG:

Schneide die Zucchini in Stückchen. Gib sie mit Wasser, Kokosmilch und 15 g Butter in einen Topf und lasse alles bei mittlerer Temperatur köcheln, bis die Zucchini weich ist. Brate das Hähnchen in der restlichen Butter auf mittlerer Temperatur. Püriere die Zucchini, bis eine homogene Suppe daraus entsteht.
Schmecke die Suppe mit Zitronensaft, Salz und Pfeffer ab.
Gib das Hähnchen mit in die Suppe.

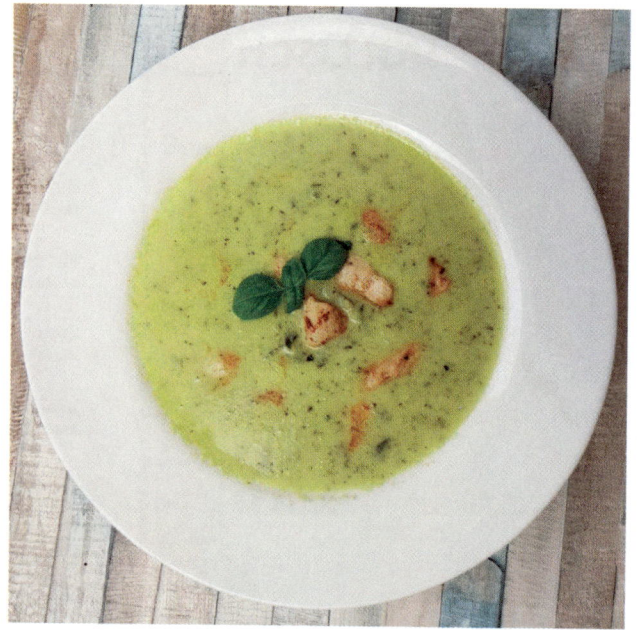

Tipp: Solltest du kein Fleisch essen, passen am besten Garnelen dazu. Es sollte eher etwas mit einem milden Aroma, bzw. nicht so intensiven Eigengeschmack sein.

AVOCADO-HÄHNCHEN SALAT MIT SESAM

ZUTATEN:

- 100g Romanasalat
- 1/3 Avocado
- 100g Hähnchenbrust
- 20g Sesam
- 25g Kokosöl
- 10g Olivenöl
- ca. 1/2 Zitrone
- Salz & Pfeffer
- Stevia nach Belieben

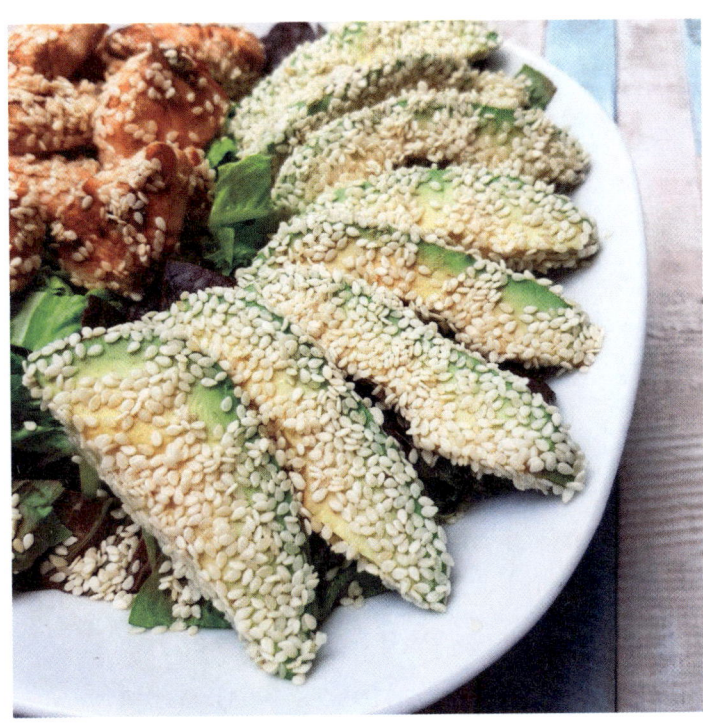

ZUBEREITUNG:

Schneide den Salat in Streifen und gib diesen in eine Schüssel. Schneide das Hühnchen in kleine Würfel und brate dieses in 10g Kokosöl an. Schneide die Avocado in Spalten und verteile 20g Sesam auf einem flachen Teller. Wälze die Avocado vorsichtig auf beiden Seiten in Sesam und gib sie auf den Salat. Wälze das Hühnchenfleisch im restlichen Sesam und gib alles zum Salat dazu.

Rühre dein Dressing aus Kokosöl, Olivenöl und Zitronensaft an und schmecke es mit Salz, Pfeffer und Stevia ab.

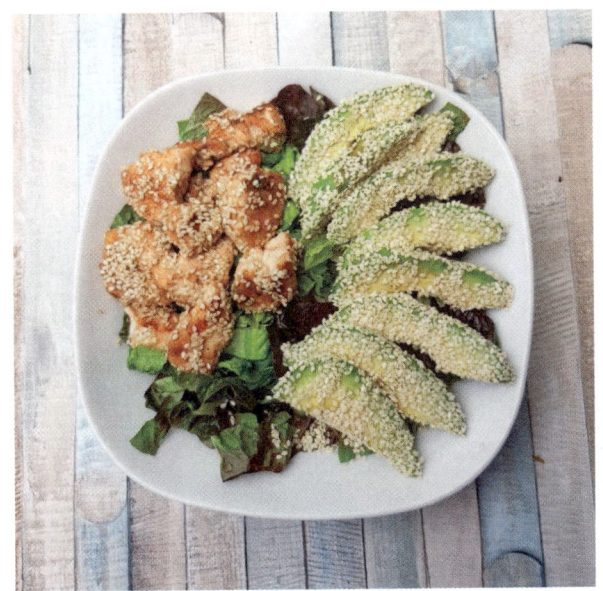

Tipp #1: Taste dich bei dem Zitronensaft an die richtige Menge heran. Solltest du eine kleine Zitrone haben, ist eine halbe Zitrone vielleicht zu wenig.

Tipp #2: Solltest du Sesamöl zu Hause haben, kannst du mit einem Schuss davon das Dressing aufpeppen.

Tipp #3: Noch geschmacksintensiver wird der Salat, wenn du die Sesamsaat vorher röstest :)

CHAMPIGNON FRITTATA & SCHOKO MUFFINS

ZUTATEN:

Champignon Frittata

- 2 Eier
- 1/2 Frühlingszwiebel
- 100 g Champignons
- 50 g Zucchini
- 50 g Kokosmilch
- 15 g Butter
- Salz & Pfeffer

Schoko Muffins

- 1 Ei
- 15 g Backkakao
- 20 g gemahlene Mandeln
- 50 g Zucchini
- 25-35 g Erythrit (nach Belieben)

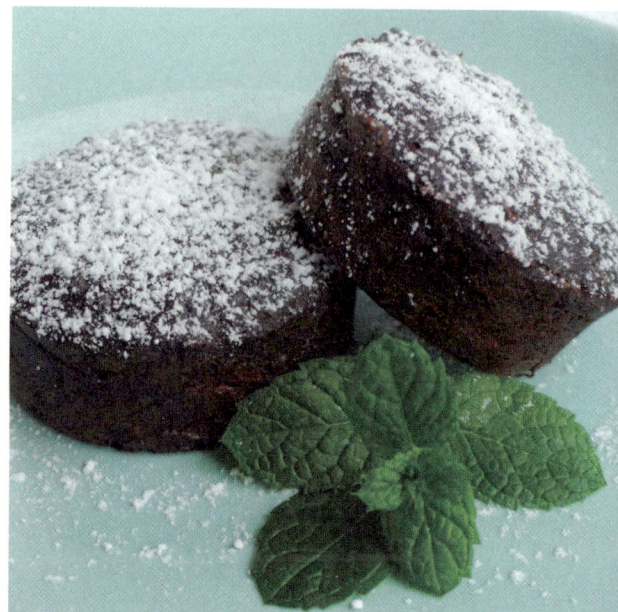

BITTE ZUSAMMEN ESSEN!

ZUBEREITUNG:

Teil 1:
Schneide das Gemüse klein und brate es in einer Pfanne mit Butter an und würze es kräftig mit Salz, Pfeffer und Gewürzen deiner Wahl. Schlage das Ei in einer kleinen ofenfesten Schüssel auf (Keramik oder Glas funktionieren sehr gut dafür) und verquirle es mit der Kokosmilch, bis eine homogene Masse entsteht. Mische das Gemüse unter die Eiermasse. Verrühre alles gut, bis das Ei das Gemüse bedeckt.

Teil 2:
Raspel mithilfe einer Reibe die Zucchini ganz fein, vermische sie mit den restlichen Zutaten und verquirle alles, bis eine dickflüssige Masse entsteht. Gib die Masse entweder in zwei Muffinförmchen oder in eine andere ofenfeste Form, auch hier eignet sich gegebenenfalls eine Schüssel.

Teil 1 + Teil 2: Backe beides für ca. 30 Minuten bei 175 Grad.

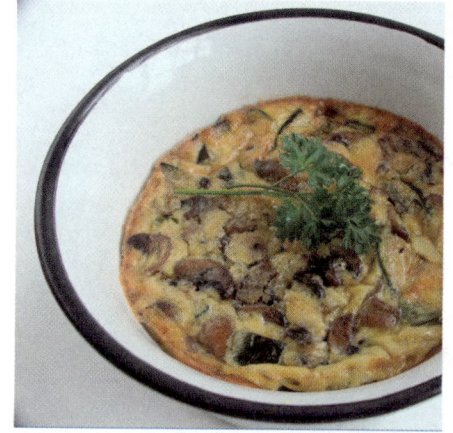

Tipp: Solltest du kein Zucchini-Fan sein, empfehle ich dir trotzdem, die Muffins zu probieren, da sie überhaupt nicht nach Zucchini schmecken :)

SELLERIESCHNITZEL MIT BUTTERCHAMPIGNONS

ZUTATEN:

- 250 g Champignons
- 200 g Knollensellerie
- 1 Ei
- 50 g gemahlene Mandeln
- 20 g Butter
- 10 g Kokosöl
- Salz, Pfeffer
- Kräuter deiner Wahl

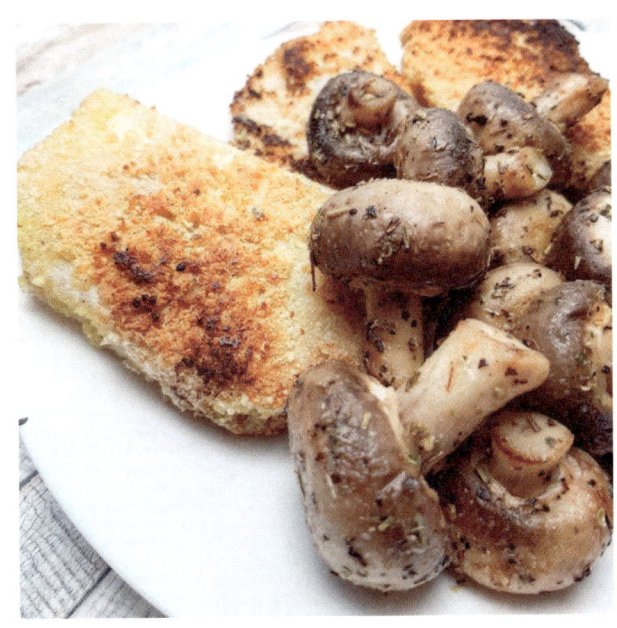

ZUBEREITUNG:

Schäle den Sellerie und schneide ihn in etwa 0,5 cm dicke Scheiben. Koche den Sellerie für etwa 10 - 15 Minuten in Salzwasser. Brate währenddessen die Champignons in einer Pfanne mit 20 g Butter und Kräutern. Schlage ein Ei in eine kleine Schüssel auf und verteile die Mandeln auf einen flachen Teller. Nimm den Sellerie nach dem Kochen aus dem Topf und trockne ihn mit einem Küchentuch ab.

Wende ihn in der Schüssel mit Ei und paniere ihn anschließend mit den gemahlenen Mandeln. Brate diesen dann in einer Pfanne mit Kokosöl von beiden Seiten auf mittlerer Temperatur. Wiederhole den Vorgang, bis alle Scheiben paniert sind. Vermische die Reste von Ei und Mandeln und brate diese ebenso.

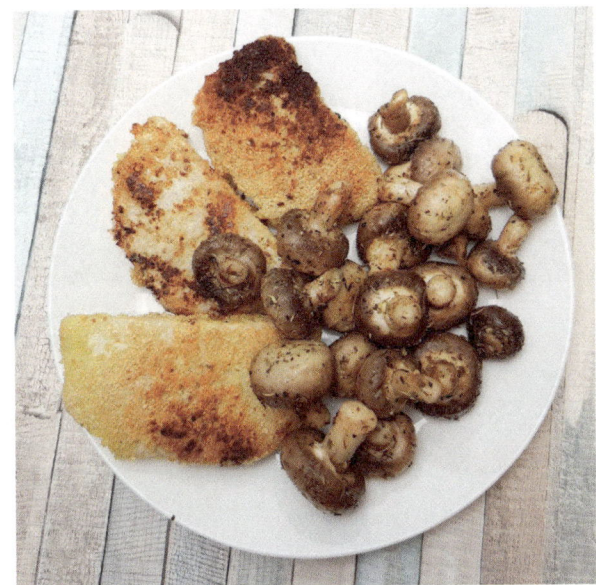

Tipp #1: Anstelle von Sellerie kannst du auch Zucchini verwenden.

Tipp #2: Zu diesem Gericht passt ein Klecks Avocado Mayo oder Xucker Ketchup sehr gut.

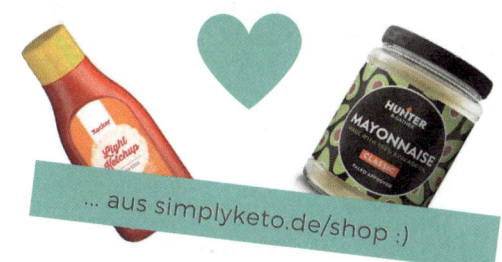

... aus simplyketo.de/shop :)

KABELJAU AUF ASIATISCHER SPINAT BOWL

ZUTATEN:

- 125 g Kabeljau
- 250 g Spinat
- 60 g Cherry Tomaten
- 100 g Kokosmilch
- Schuss Zitronensaft
- 15 g Sesam
- 1 Knoblauchzehe
- 1/2 Tl grüne Thai Curry Paste
- 20 g Butter
- 15 g Kokosöl
- Salz & Pfeffer

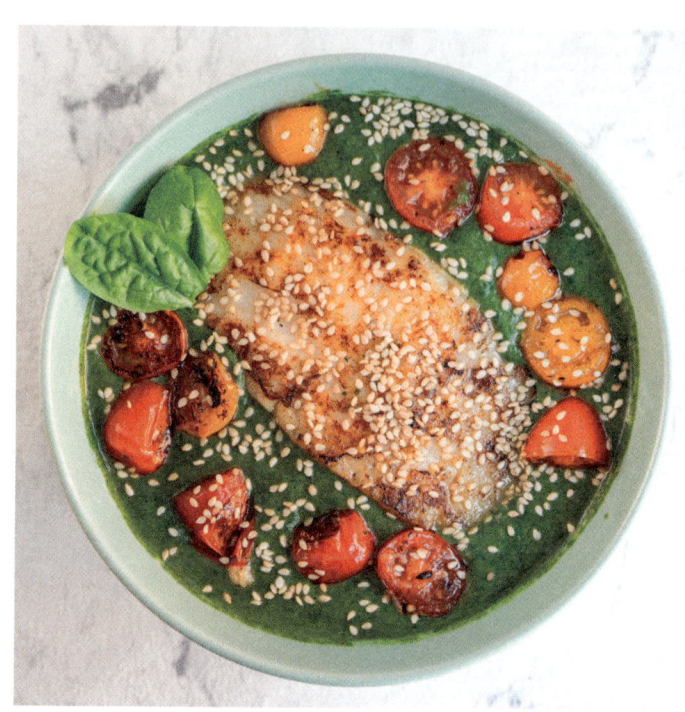

ZUBEREITUNG:

Gib als Erstes die Butter, die Kokosmilch und die Thai Curry Pasta in einen Topf und verrühre alles, bis die Paste sich komplett aufgelöst hat. Gib nun den Spinat dazu und lass alles für etwa 5 Minuten köcheln, bevor du es pürierst.

Brate währenddessen das Kabeljau Filet von einer Seite in Kokosöl an. Halbiere dabei die Tomaten und gib sie mit in die Pfanne, sobald du den Kabeljau wendest. Salze nun den Fisch und die Tomaten. Schmecke das Spinat Püree mit Zitronensaft, Salz & Pfeffer ab und gib es in eine Schüssel.

Verteile darauf den Fisch und die Tomaten und toppe das ganze mit dem Sesam.

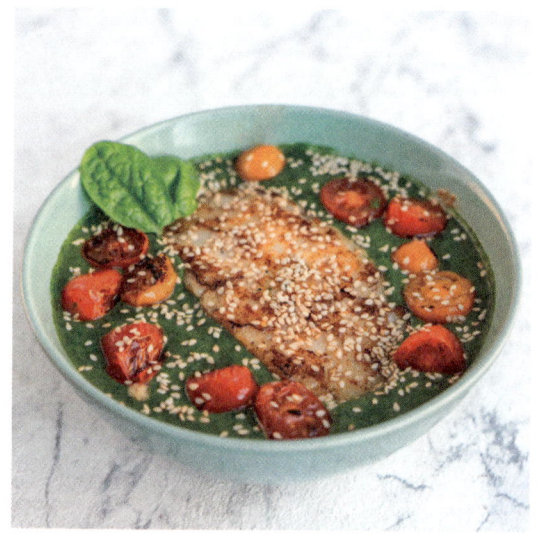

Tipp #1: Schmeckt auch mit roter Thai Curry Paste. Die grüne ist etwas schärfer :)

Tipp #2: Wird noch aromatischer, wenn du den Sesam röstest.

GEBRATENER CHICOREÉ UND LACHS MIT MANDELKRUSTE

ZUTATEN:

- 300 g Chicorée
- 125 g Lachsfilet
- 20 g gemahlene Mandeln
- 35 g Butter
- Salz & Pfeffer

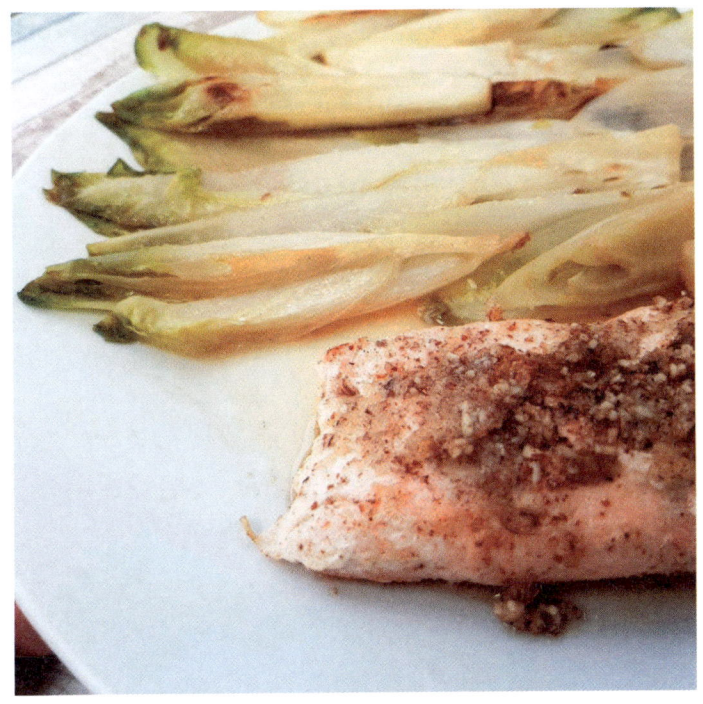

ZUBEREITUNG:

Viertel den Chicorée der Länge nach und brate diesen in einer Pfanne mit 20 g Butter. Brate ihn, bis er durch, aber noch bissfest ist.
Bestreiche das bereits aufgetaute Lachsfilet auf einer Seite mit den Mandeln und brate es in einer Pfanne mit der restlichen Butter auf mittlerer Temperatur. Beginne bei geschlossenem Deckel mit der nicht bestrichenen Seite. Brate es solange, bis es fast durch ist. Wende es dann auf die Mandelseite und brate es auf dieser kurz an.
Würze alles mit Salz und Pfeffer.

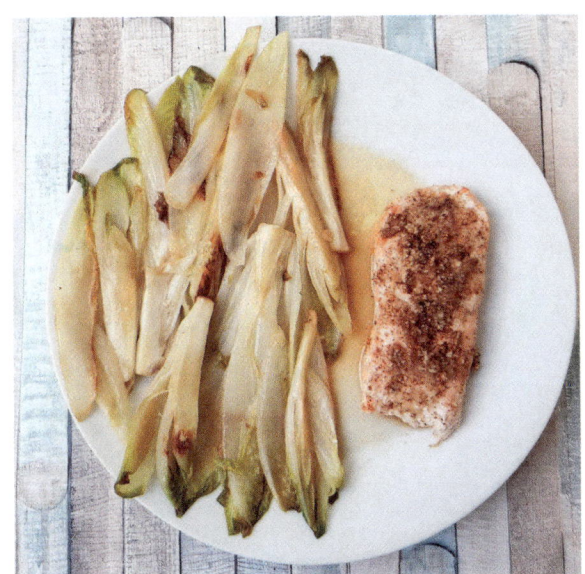

Tipp #1: Chicorée hat eine nussige, etwas bittere Note. Je höher der Grün-Anteil, desto mehr Bitterstoffe sind enthalten. Wenn du ihn nicht so bitter magst, versuche einen möglichst weißen Chicorée zu kaufen.

Tipp #2: Statt Chicorée kannst du auch Pak Choi nehmen.

THAI NUDELN

ZUTATEN:

- 250 g Zucchini
- 100 g Champignons
- 1 Frühlingszwiebel
- 225 g Garnelen
- 50 g Kokosmilch
- 35 g Butter
- 20 g Sesam
- 1/2 TL rote Thai Curry Paste +
- Spritzer Zitronensaft
- Salz

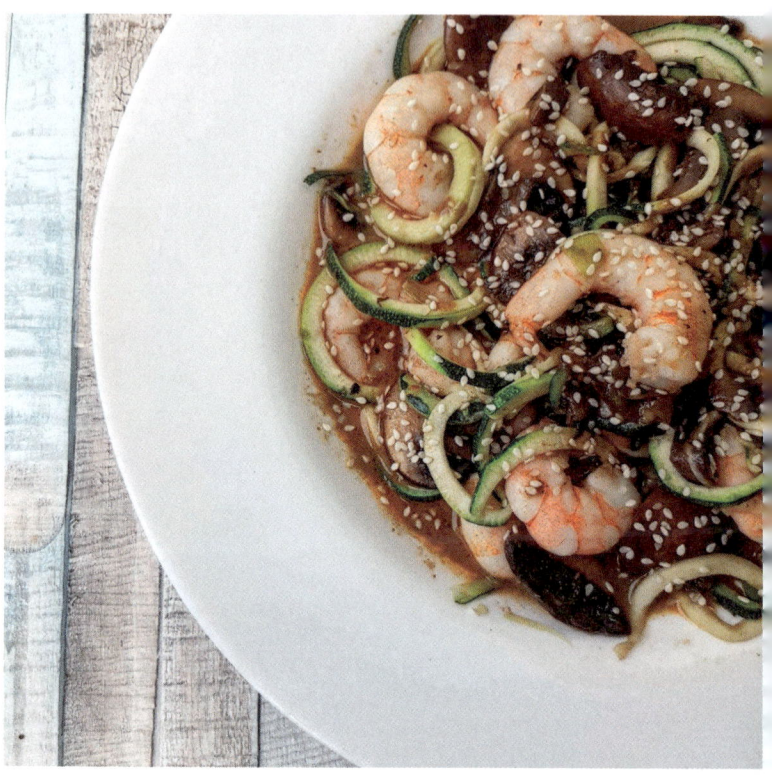

ZUBEREITUNG:

Drehe die Zucchini durch einen Spiralschneider. Gib die Butter, die Kokosmilch und das Thai Curry in eine Pfanne, verrühre alles, bis es sich gut aufgelöst hat und lass es auf niedriger Temperatur etwas köcheln. Schneide währenddessen die Champignons und die Frühlingszwiebel klein und gib diese mit den bereits aufgetauten Garnelen mit in die Pfanne. Brate alles zusammen, bis es durch ist und gib zum Schluss die Zucchini dazu. Wende die Zucchini in der Soße und brate diese nur für einen kurzen Moment, damit sie noch bissfest sind. Schmecke das Gericht zum Schluss mit etwas Salz und Zitronensaft ab.
Streue zum Schluss den Sesam über das Gericht.

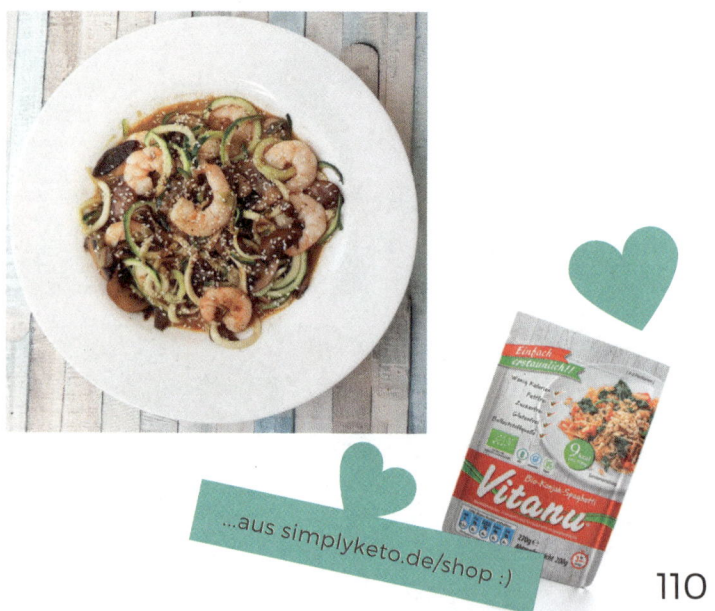

...aus simplyketo.de/shop :)

Tipp #1: Die Garnelen müssen unbedingt aufgetaut sein, da sie sonst beim Braten eine Menge Wasser verlieren und das Gericht verwässern.

Tipp #2: Wenn du keine Zucchini magst, kannst du stattdessen auch Konjak Nudeln verwenden. Diese haben 0g Kh und nur 9 Kalorien pro 100 g und sind nahezu geschmacksneutral, daher muss die Soße sehr viel würziger sein ;)
Wenn du die Nudeln verwendest, kannst du 150 g Brokkoli hinzugeben.

FASTENTAG

FRUCHTIGER THUNFISCH SALAT

ZUTATEN:

- 100 g Romana Salat
- 150 g Thunfisch im eigenen Saft
- 1 Avocado
- 50 g Heidelbeeren
- 1/2 Frühlingszwiebel
- 25 g geschmolzenes Kokosöl
- 15 g Olivenöl
- 30 g Apfelessig
- Salz & Pfeffer
- Stevia nach Belieben

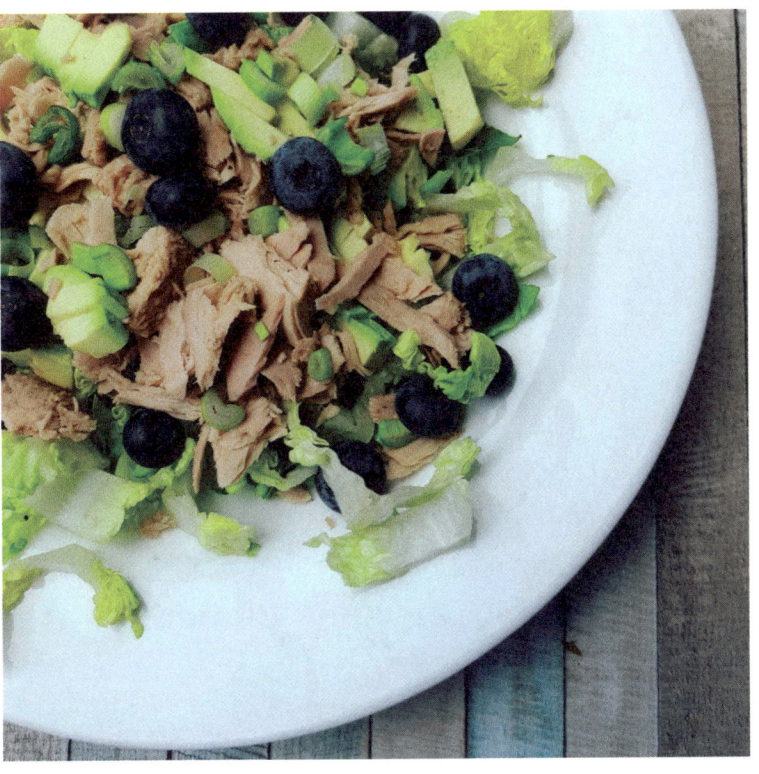

ZUBEREITUNG:

Schneide den Salat in Streifen und gib diesen in eine Schüssel. Schneide die Avocado in Würfel, sowie die Frühlingszwiebel klein und verteile sie mit den Heidelbeeren auf dem Salat. Gieße das Wasser vom Thunfisch ab und verteile ihn auch auf dem Salat.

Rühre das Dressing aus Kokosöl, Olivenöl und Apfelessig an. Schmecke es mit Salz & Pfeffer ab und verteile es über den Salat. Vermische anschließend alles miteinander und genieße deinen fruchtigen Salat!

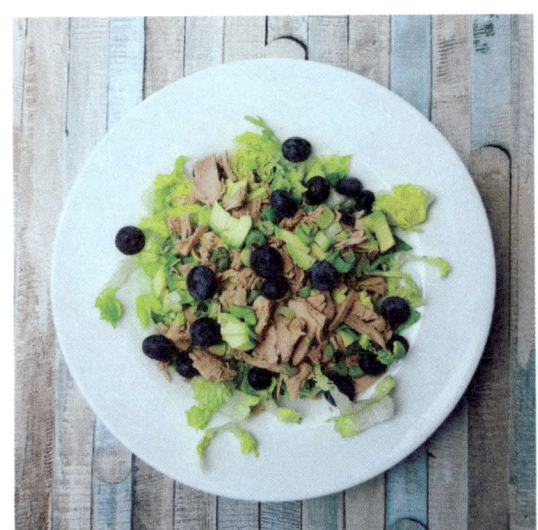

Tipp: Wenn dir das Dressing zu langweilig wird, kannst du die Hälfte der Avocado mit dem Dressing zusammen pürieren und als Avocadocreme mit unter den Salat mischen.

GEFÜLLTES OMELETTE MIT AVOCADO CRÈME

ZUTATEN:

- 3 Eier
- 1/2 Frühlingszwiebel
- 1/2 Avocado
- 1/2 Zitrone
- 50 g Cherrytomaten
- 25 g Rucola
- 20 g gestiftete Mandeln
- 10 g Butter
- 10 g MCT Öl
- 10 g Olivenöl
- Salz, Pfeffer, Cayenne Pfeffer

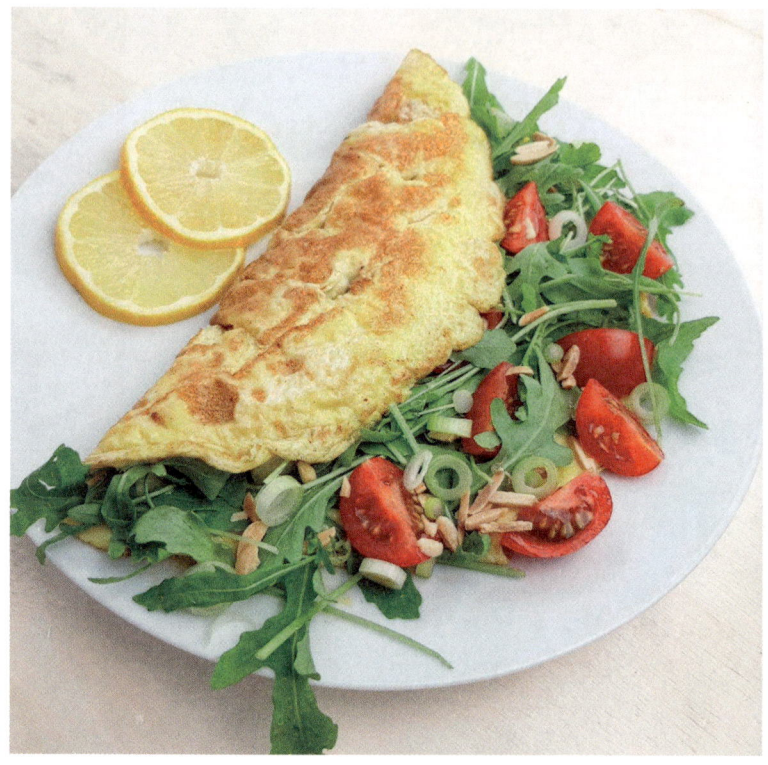

ZUBEREITUNG:

Schlage die 3 Eier in eine Schüssel auf und verquirle sie gut mit einem Schneebesen. Brate diese bei mittlerer Temperatur in einer Pfanne mit 10 g Butter bei geschlossenem Deckel zu einem Omelette.
Gib das Fleisch der Avocado mit dem Saft einer halben Zitrone, 10 g MCT Öl, 10 g Olivenöl, Salz, Pfeffer und Cayenne Pfeffer in eine Schüssel und püriere alles, bis einen cremige Masse entsteht.
Verteile die Avocado Crème auf dem Omelette.
Schneide die Tomaten und die Frühlingszwiebel klein und verteile diese mit den gestifteten Mandeln auf das mit Avocado Crème bestrichene Omelette. Klappe die eine Hälfte des Omelettes zu.

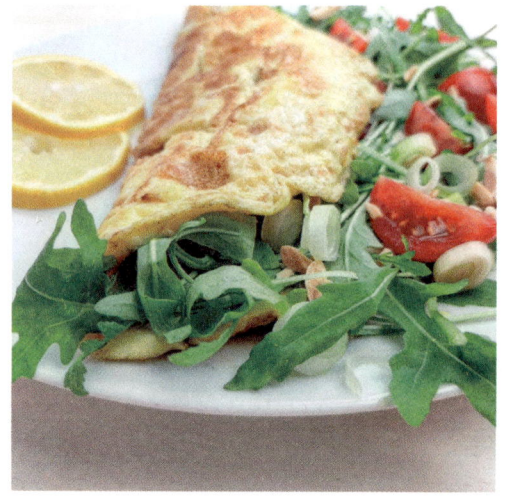

Tipp #1: Solltest du kein MCT Öl besitzen, kannst du auch geschmolzenes Kokosöl verwenden.

Tipp #2: Die Mandeln werden noch aromatischer, wenn du diese vorher anröstest.

Einkaufsliste #8

Mit der Einkaufsliste für heute bist du bis inklusive Mittwoch Mittag eingedeckt.
Kaufe wie immer ergänzend zu deinem Vorrat.
Wichtig: Frühstück ist ab jetzt optional, von daher nicht in dieser Liste angegeben.

GEMÜSE & OBST:

- 300 g Wirsing
- 600 g Pak Choi
- 300 g Spinat (tief gekühlt)
- 70 g Cherrytomaten
- 100 g Champignons
- 1 kleine Zitrone
- 1/2 Frühlingszwiebel
- 1/2 Avocado
- 25g Rucola
- 1 Kohlrabi (geschält 250 g)

PROTEINE & FETTE:

- 240 g Rinder Hackfleisch
- 2x 125 g Lachsfilet
- 40 g Bacon
- 5 Eier

ZUSÄTZLICHES:

- 100 g Kokosmilch
- 60 g Mandeln gehobelt/gestiftet
- 30 g Sesam
- 1 Knoblauchzehe

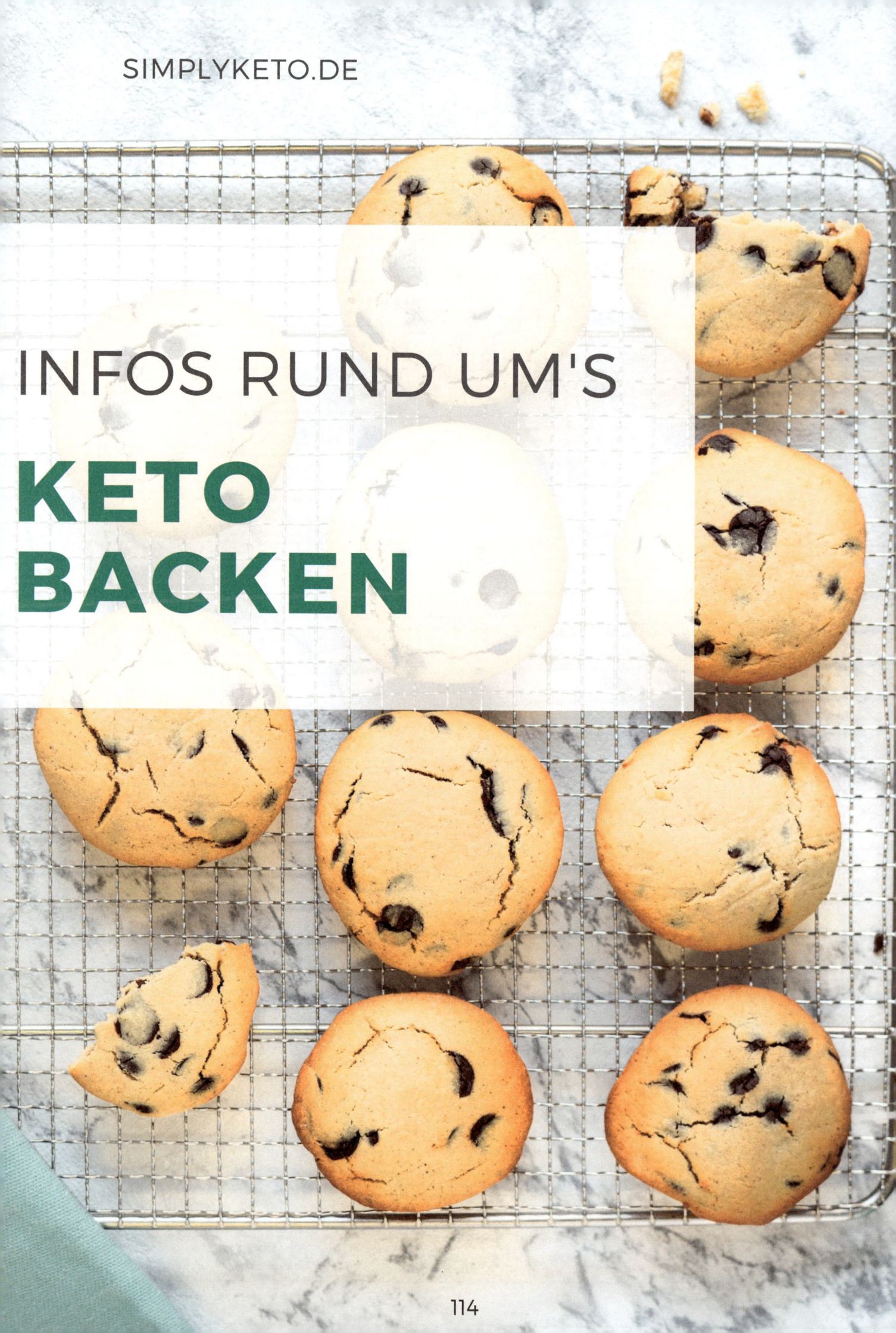

SIMPLYKETO.DE

INFOS RUND UM'S

KETO BACKEN

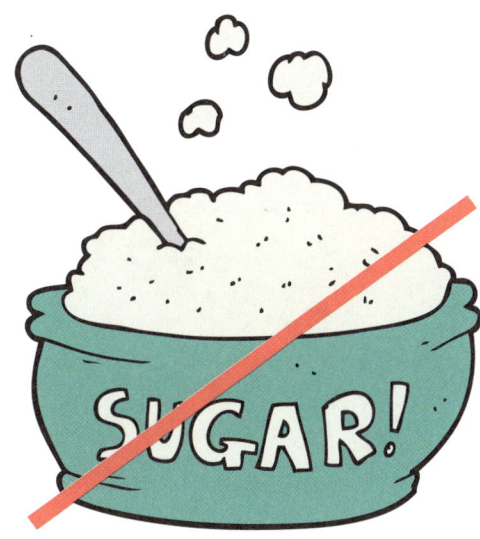

Süßungsmittel

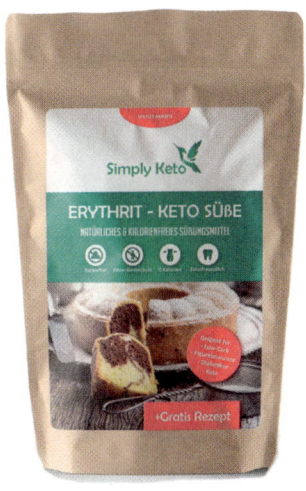

Erythrit

Erythrit ist eine natürliche und zahnfreundliche Zuckeralternative, die frei von Kalorien und verwertbaren Kohlenhydraten ist. Es sieht aus wie regulärer Haushaltszucker und ist der Nr. 1 Süßstoff für Ketarier. Er ermöglicht es auch bei einer ketogenen Ernährung süße Speisen zuzubereiten, welche dich weiter in Ketose bleiben lassen. Man findet Erythrit natürlich in reifem Obst, wie z.B. Birnen. Es handelt sich hierbei um fermentierten Traubenzucker, welcher nach der Fermentation keinerlei Auswirkungen auf den Blutzucker hat.

Du kannst es 0,7 zu 1 mit Zucker ersetzen (Zucker ist etwas süßer).

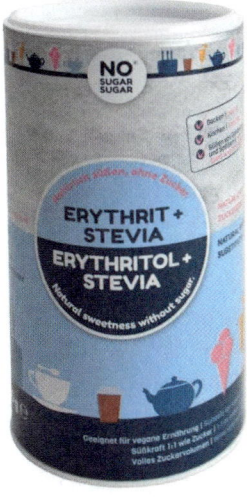

Erythrit + Stevia Mix

Einige finden den Geschmack von Erythrit zu kühl, die anderen finden den Geschmack von Stevia zu bitter.
Wie wäre es mit einer Kombination aus beidem, damit sich beide Geschmäcker neutralisieren und man einfach nur die puren Vorteile einer zuckerfreien Alternative auskosten kann?
Tadaaa genau das bietet der Erythrit & Stevia Mix.

Ein weiterer Vorteil ist, dass du ihn 1 zu 1 wie herkömmlichen Zucker verwenden kannst, da er dieselbe Süßkraft hat.
Was natürlich weiterhin bleibt, sind die tollen Eigenschaften von Erythrit und Stevia: Keine Kalorien, keine verwertbaren Kohlenhydrate und keine Auswirkung auf den Blutzucker.

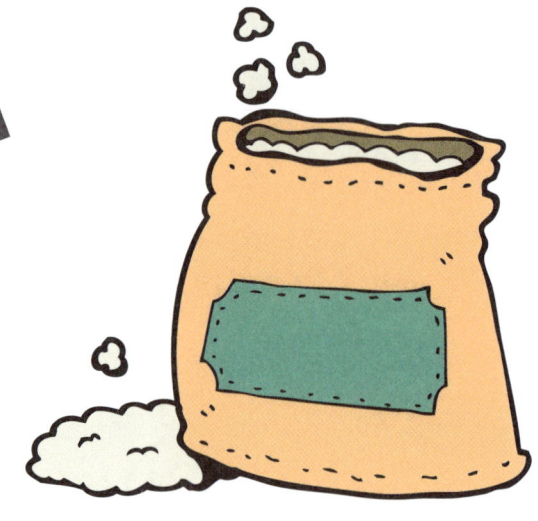

Mehlalternativen

Mandelmehl

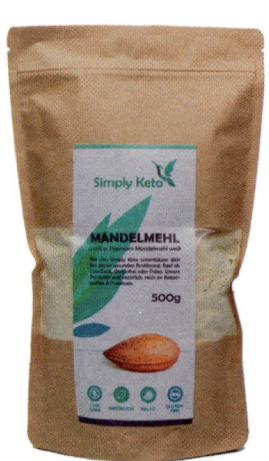

Mandelmehl ist nicht zu verwechseln mit gemahlenen Mandeln. Mandelmehl ist entölt und entsteht bei der Herstellung von Mandelöl. Es wird sehr fein gemahlen und ist herkömmlichem Mehl sehr viel ähnlicher, als gemahlene Mandeln. Man kann das eine nicht mit dem anderen ersetzen. Es gibt zwei verschiedene Arten von Mandelmehl.

Zum einen gibt es weißes Mandelmehl und zum anderen gibt es braunes Mandelmehl. Braunes Mandelmehl ist weniger geschmacksneutral. Es wird aus ganzen Mandeln mit Schale gewonnen, weißes Mandelmehl wird aus Mandeln ohne Schale gewonnen und schmeckt sehr viel neutraler und weniger nach Marzipan. Daher eignet es sich auch hervorragend für die herzhafte Küche. Mandelmehl ist unser absoluter Favorit unter den Nussmehlen. Es ist von Natur aus glutenfrei.

Es eignet sich wunderbar für Mürbeteig und Kekse, so wie Pizza oder auch als Paniermehl. Für fluffigere Teige, sollte man es mit Kokosmehl mischen.

Goldleinmehl

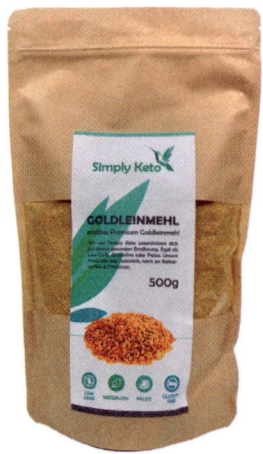

Leinmehl entsteht bei der Herstellung von Leinöl, es ist also entölt. Es ist mit nur 1 g pro 100 g extrem kohlenhydratarm. Bei den Nährwerten überzeugt es nicht nur durch seine niedrigen Kohlenhydrat-, sondern auch durch seinen hohen Eiweiß- und Omega-3 Gehalt.

Leinmehl ist ein eher geschmacksneutrales Mehl, welches sich vor allem für die herzhafte Küche eignet. Man kann es wunderbar für Brote, Wraps oder Quiche-Böden verwenden.

Von der Beschaffenheit ähnelt es dem Mandelmehl und eignet sich pur für knusprige, eher trockene Teige.

Für lockere und saftige Teige empfehlen wir es mit Kokosmehl zu mischen. Es nimmt dem Kokosmehl etwas von seiner süßen Note und gibt ihm einen milden Eigengeschmack.

Daher lässt es sich auch gut zum Backen von Süßspeisen verwenden. Generell empfehlen wir es hierbei aber, mit einem anderen Mehl zu mischen.

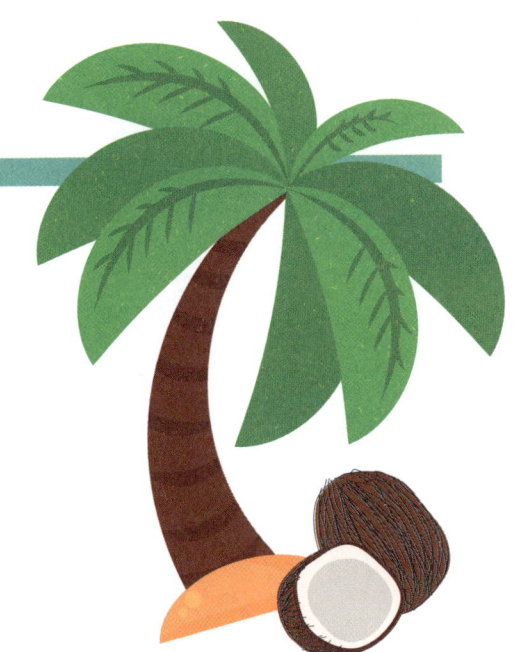

Kokosmehl

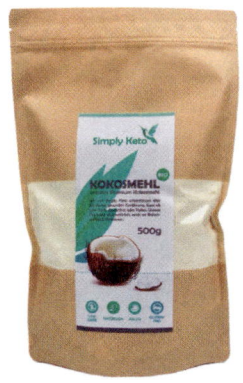

Kokosmehl ist nicht zu verwechseln mit Kokosraspeln. Kokosmehl entsteht bei der Gewinnung von Kokosöl, weshalb es entölt ist. Es wird fein gemahlen und ähnelt daher konventionellem Mehl sehr viel mehr, als Kokosraspeln.

Es hat zwar deutlich mehr Kohlenhydrate als andere Nussmehle, man benötigt davon aber auch sehr viel weniger, denn es ist sehr ergiebig. Es nimmt sehr viel Flüssigkeit auf, weshalb es sein Volumen um ein Vielfaches beim Backen vermehrt.

Es eignet sich ganz besonders für Backwaren, die saftig und locker sein sollen, z.B. Muffins oder Kuchen, aber auch Brötchen.

Für süße Backwaren kann man es wunderbar pur nutzen. Bei herzhaften Backwaren empfiehlt es sich, es mit anderen Nussmehlen zu vermischen, da es einen süßlichen Geschmack hat. Hierfür eignen sich Mehle wie Mandel- oder Goldleinmehl.

Wichtig ist, dass man ausreichend Flüssigkeit hinzu gibt.

Sesammehl

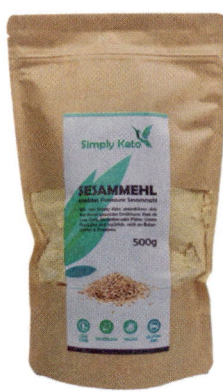

Sesammehl entsteht bei der Herstellung von Sesamöl. Es ist extrem kohlenhydratarm, mit nur 1g pro 100g. Es ist ein sehr aromatisches Mehl, welches sich vor allem für die herzhafte Küche eignet. Durch seinen intensiven Geschmack empfehlen wir es mit einem anderen Nussmehl zu mischen.

Von der Beschaffenheit ähnelt es dem Mandelmehl und eignet sich für knusprige, eher trockene Teige pur.

Für lockere und saftige Teige empfehlen wir es mit Kokosmehl zu mischen.

Aber auch als Paniermehl lässt es sich gut verwenden.

Wir backen unsere leckeren Sesam Bagel mit dem Simply Keto Sesam Mehl:

Backtriebmittel

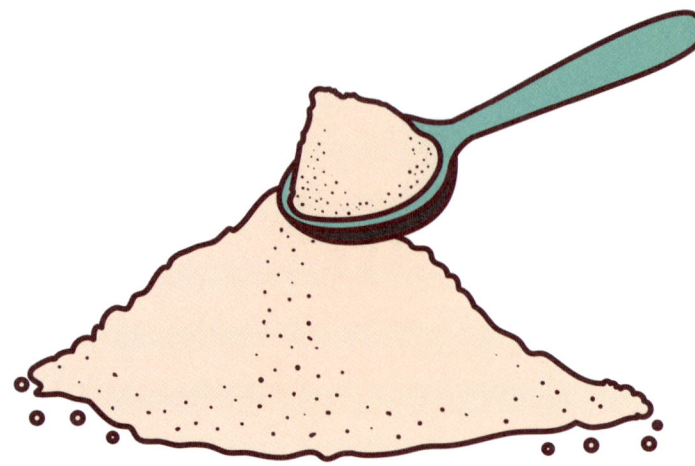

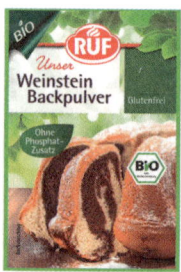

Weinsteinbackpulver

Weinsteinbackpulver ist die natürliche Alternative zum gängigen Backpulver und kann 1 zu 1 mit diesem ersetzt werden. Es ist glutenfrei und ohne Weizenstärke. Ein weiterer Unterschied ist das zugesetzte Säuerungsmittel Weinsteinsäure anstelle von Phosphor im herkömmlichen Backpulver.

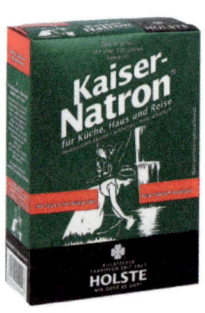

Natron

Natron wird häufig als eine Komponente in Backpulver verwendet. Man kann es auch alternativ zu Backpulver verwenden, wenn man dem Teig etwas Säure, wie z.B. Essig oder Zitronensäure, hinzugibt. Ohne Säure kann Natron nicht als Backtriebmittel genutzt werden.

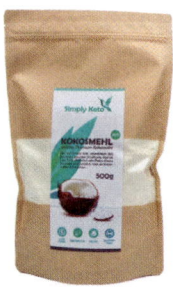

Kokosmehl
... im Simply Keto Shop erhältlich

Kokosmehl wirkt auch ein wenig wie Backtriebmittel. Es geht auf und macht den Teig locker und fluffig, da es viel Flüssigkeit aufnimmt und sein Volumen somit deutlich vergrößert. Wichtig ist, dass man ausreichend Flüssigkeit dazu gibt. Etwa die 2-3 fache Menge an Wasser, sprich bei 100 g Kokosmehl 200-300 g Wasser.

Bindemittel

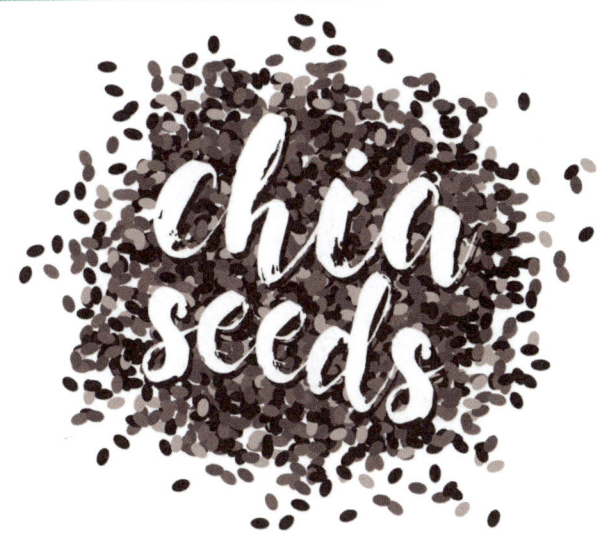

Illustration von Johndory - Freepik.com

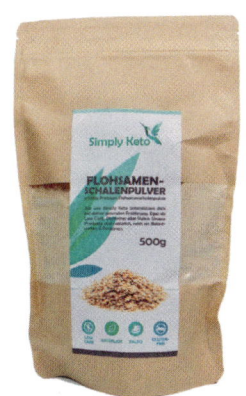

Flohsamenschalen

... im Simply Keto Shop erhältlich

Flohsamen kennst du wahrscheinlich aus der Drogerie oder der Apotheke, da es häufig, aufgrund seiner quellenden Eigenschaft, als Nahrungsergänzungsmittel genutzt wird.
Flohsamenschalen haben sicherlich viele nützliche Eigenschaften, sind sehr kohlenhydratarm und ballaststoffreich, aber neben den gesundheitlichen Aspekten ist für uns Low-Carber vor allem eine Sache wichtig:
Flohsamenschalen sind ein super Bindemittel und Gluten-Ersatz.

Glutenfreien und kohlenhydratarmen Backwaren fehlt oft die richtige Bindung bzw. Konsistenz. Hier kommt das feingemahlene Flohsamenschalen Pulver ins Spiel. Es ist nahezu komplett geschmacksneutral und man benötigt nicht mehr als 1-2 Tl pro Rezept. Es quillt und geliert sehr stark, weshalb es den Teig sehr gut zusammenhält, ohne dabei hart zu werden. Es eignet sich für Süßspeisen wie z.B. Pfannkuchen aber auch für Herzhaftes, wie Wraps oder Brötchen.

Zum Backen ist es sehr wichtig, dass es sich um ganz fein gemahlene Flohsamenschalen handelt. Wenn
sie nicht fein gemahlen sind, wirken sie etwas sandig im Teig.

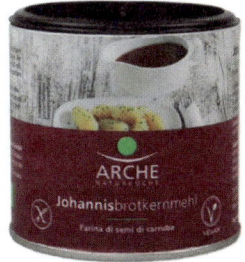

Johanisbrotkernmehl

... im Simply Keto Shop erhältlich

Glutenfrei, nährstoffreich und quellfähig wird Johannisbrotkernmehl als Bindemittel, Verdickungsmittel und Gewürz eingesetzt. Besonders für Suppen und Soßen eignet sich das Bindemittel hervorragend, aber Vorsicht schon eine kleine Menge reicht völlig aus. Wenn man zu viel dazu gibt, wird es eher schleimig als cremig.

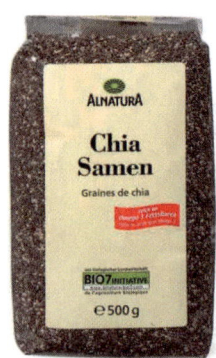

Chia Samen

Chia Samen sind die exotischen, gehypten Superfood Geschwister des heimischen Leinsaat und haben vieles mit diesem gemein.
Vor allem das höchste pflanzliche Omega-3-Vorkommen überhaupt überzeugt in der gesunden Keto-Küche.
Sie quellen und gelieren sehr stark, wenn man genügend Flüssigkeit hinzugibt. Daher eignen sie sich wunderbar für Desserts wie Chia Pudding, aber auch zum Backen.
Man kann mit 1 El Chia Samen und 3 El Wasser sogar 1 Ei ersetzen.
Darüber hinaus sind sie vor allem gesund.
Sie haben eine hohe Anzahl an Mineralien, Vitaminen und Spurenelementen.

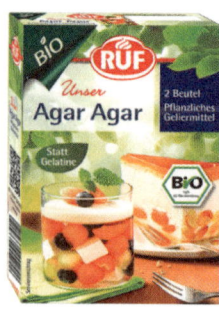

Agar-Agar

Die pflanzliche Gelieralternative zu Gelatine wird im indonesischen Raum schon seit Jahrhunderten als Bindemittel verwendet.
Es wird aus Algen gewonnen und hat sehr wenige, verwertbare Kohlenhydrate pro Verwendung (für ein Stück Torte ca. 0,1g).

Es ist super zum Andicken von Cremes und Desserts.

BUTTER PAK CHOI MIT LACHS UND SESAM

ZUTATEN:

- 125 g Lachsfilet
- 300 g Pak Choi
- 20 g Butter
- 20 g Kokosöl
- 30 g Sesam
- Salz & Pfeffer

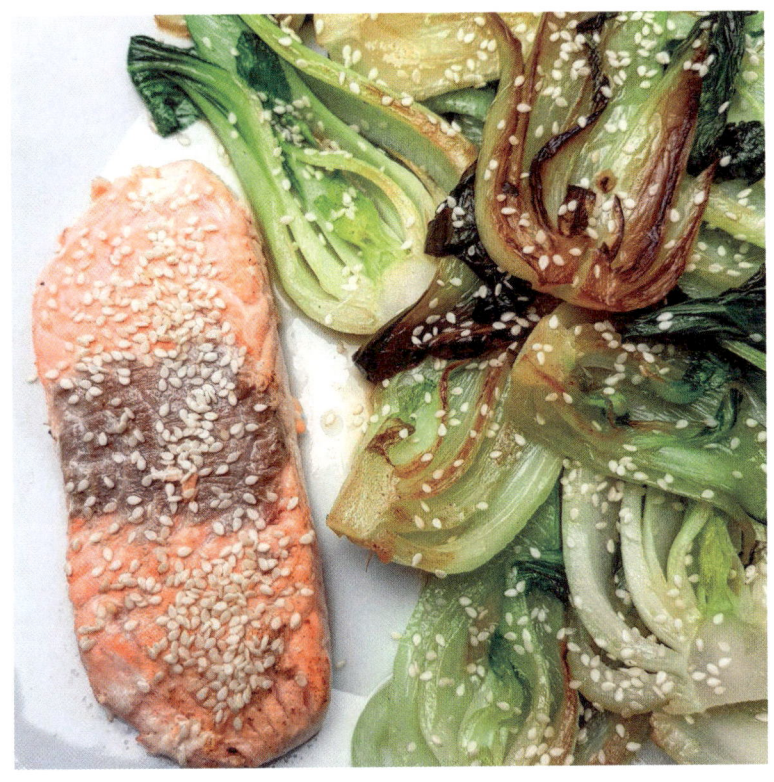

ZUBEREITUNG:

Schneide den Pak Choi in Scheiben und brate diesen in einer Pfanne mit Butter auf mittlerer Temperatur. Brate auch den bereits aufgetauten Fisch in einer Pfanne mit Kokosöl auf mittlerer Temperatur.
Streue den Sesam über das ganze Essen und würze es mit Salz und Pfeffer.

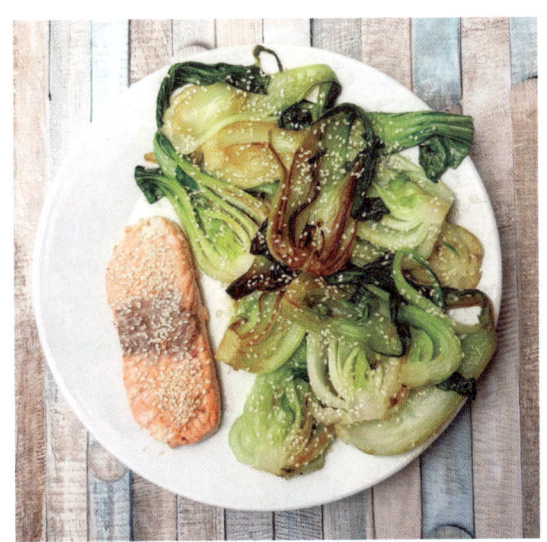

Tipp #1: Wenn du den Sesam röstest, wird das Gericht noch aromatischer.

Tipp #2: Wenn du keinen Pak Choi findest, kannst du stattdessen auf Chinakohl zurückgreifen.

WIRSING-HACK-PFANNE

ZUTATEN:

- 300 g Wirsing
- 50 g Kokosmilch
- 40 g Butter
- 120 g Rinderhack
- Salz, Pfeffer, Muskatnuss

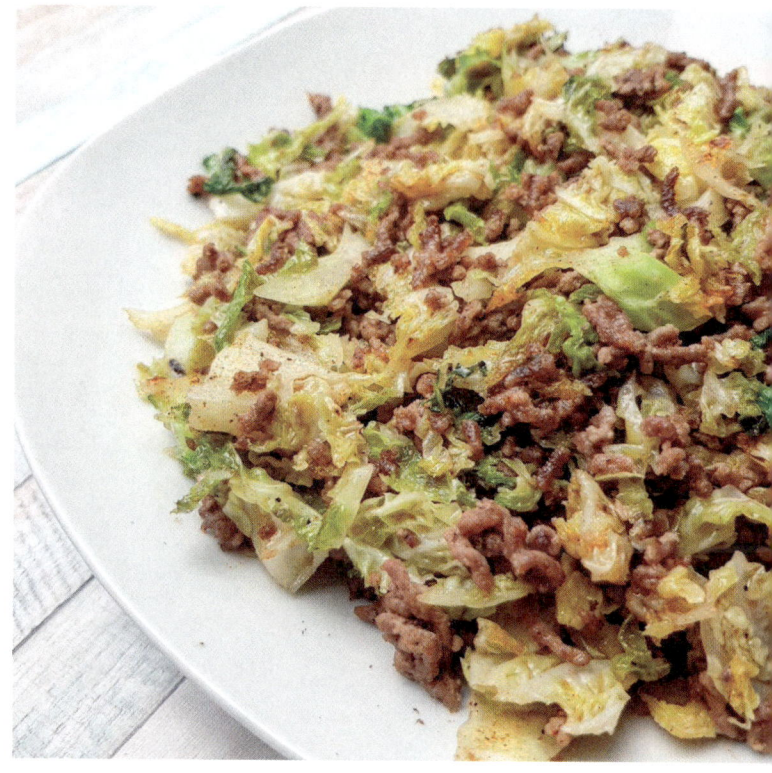

ZUBEREITUNG:

Schneide den Wirsing in dünne Streifen und brate ihn zusammen mit dem Hackfleisch in einer Pfanne mit Butter und Kokosmilch unter ständigem Rühren.
Würze alles mit Salz, Pfeffer und Muskatnuss.

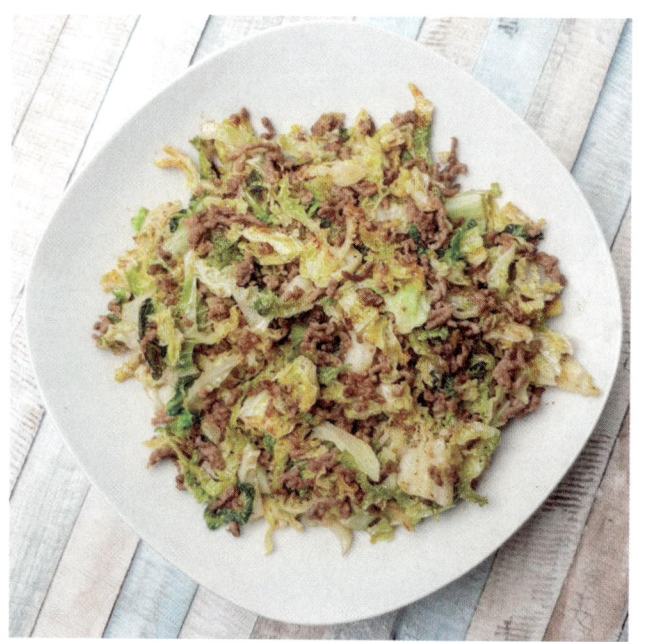

Tipp #1: Anstatt Hackfleisch passt in dieses Rezept auch sehr gut Bacon.

Tipp #2: Wenn du keinen Wirsing bekommst, kannst du auch wunderbar Chinakohl verwenden.

MANDEL-SPINAT MIT BACON & EI

ZUTATEN:

- 2 Eier
- 40 g Bacon
- 300 g aufgetauter Spinat
- 30 g Mandeln gestiftet/gehobelt
- 30 g Butter
- 70 g Cherry Tomaten
- Salz, Pfeffer &
- Cayenne Pfeffer

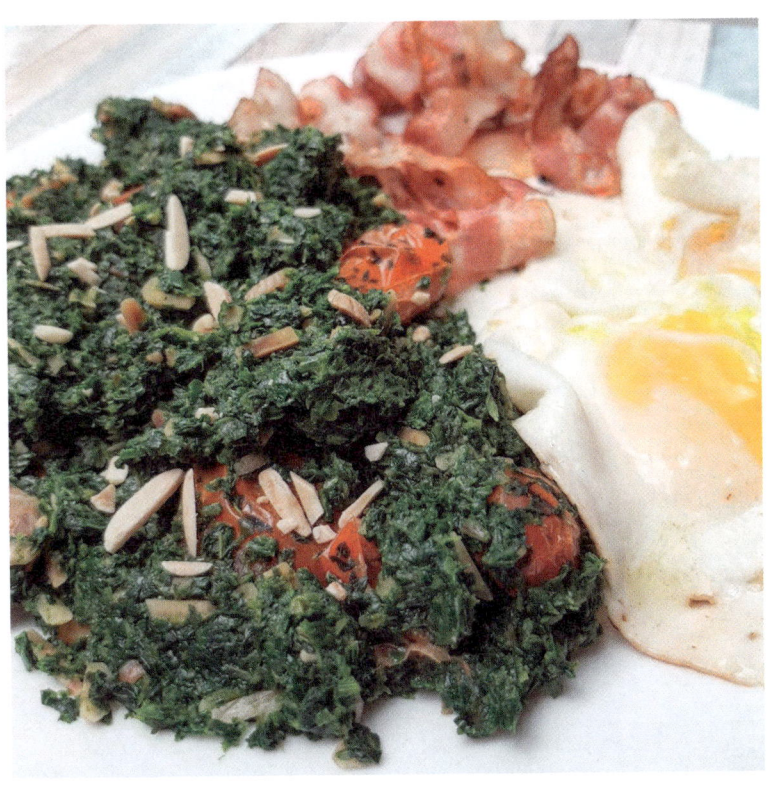

ZUBEREITUNG:

Röste, ohne Öl und auf niedriger Temperatur, als Erstes die Mandeln.
Halbiere die Tomaten und gib sie mit dem Spinat und 20 g Butter in die Pfanne zu den Mandeln.
Vermische alles gut miteinander und lass es köcheln bis alles gut durch ist. Schmecke es mit Salz, Pfeffer und etwas Cayenne Pfeffer ab.
Brate in einer anderen Pfanne den Bacon und die Eier mit Butter bei mittlerer Temperatur.

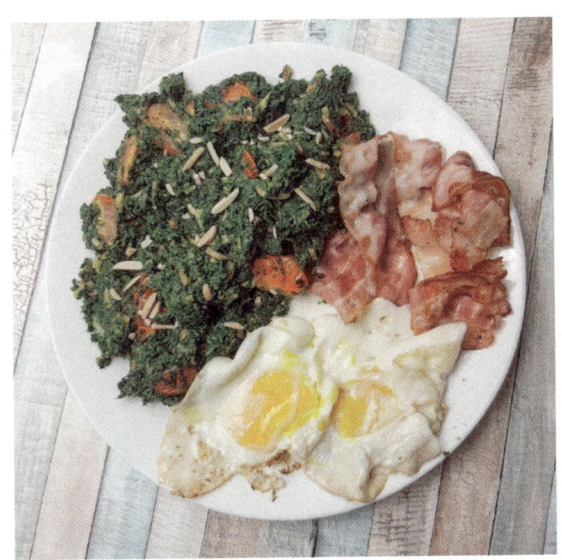

Tipp: Wenn du das Gericht mitnehmen möchtest, kannst du den Bacon und die Eier zu einem Omelette verarbeiten. Das schmeckt kalt doch etwas besser als Bacon und Spiegeleier ;)

ASIATISCHE PAK CHOI PFANNE

ZUTATEN:

- 300 g Pak Choi
- 100 g Champignons
- 120 g Rinder Hackfleisch
- 50 g Kokosmilch
- 20 g Butter
- 20 g Kokosöl
- 1/2 TL Thai Curry Paste
- Salz

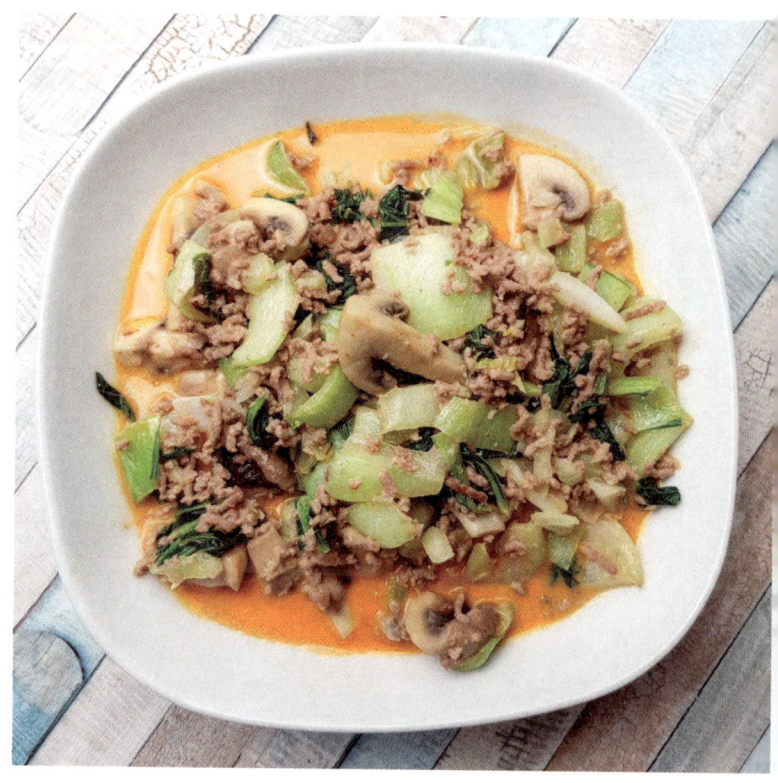

ZUBEREITUNG:

Schneide den Pak Choi in Streifen und die Champignons in Spalten. Gib die Butter, das Kokosöl, die Curry Paste und die Kokosmilch in eine Pfanne bei mittlerer Temperatur und verrühre alles, bis sich die Paste aufgelöst hat. Gib nun das Gemüse und das Hackfleisch dazu und brate alles, bis es durch ist. Schmecke alles mit etwas Salz ab.

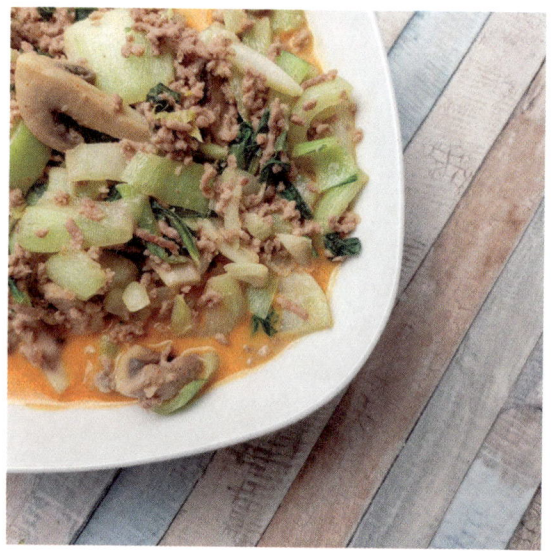

Tipp #1: Anstelle von Pak Choi kannst du auch Chinakohl verwenden.

Tipp #2: Mit ein bisschen Zitronensaft und einer Prise Erythrit verleihst du dem Ganzen eine fruchtigere Note.

Einkaufsliste #9

Das ist deine letzte Einkaufsliste für diese Challenge! Du hast es fast geschafft :)

Du kannst stolz auf dich sein! Wir sind es auf jeden Fall.

Genieße nun noch die letzten Rezepte, bevor es dann mit der Finaltorte deiner Wahl zu einem glorreichen Ende kommt!

GEMÜSE & OBST:

- 350 g Sauerkraut
  (aus dem Glas, ohne Zucker)
- 300 g Lauch/Porree
- 250 g Champignons, braun
- 160 g Blumenkohl
- 110 g Zucchini
- 100 g Paprika, gelb

ZUSÄTZLICHES:

- 400 g Kokosmilch

PROTEINE & FETTE:

- 270 g Rinderhackfleisch
- 225 g Garnelen (tief gekühlt)
- 125 g Wildlachsfilet (tief gekühlt)
- 110 g Schinkenwürfel

KOHLRABI-PÜREE MIT LACHS

ZUTATEN:

- 250 g geschälten Kohlrabi
- 125 g Lachs
- 50 g Wasser
- 40 g Butter
- 10 Olivenöl
- 1 Knoblauchzehe
- Muskatnuss
- Spritzer Zitronensaft
- Salz & Pfeffer
- Andere Gewürze nach Belieben

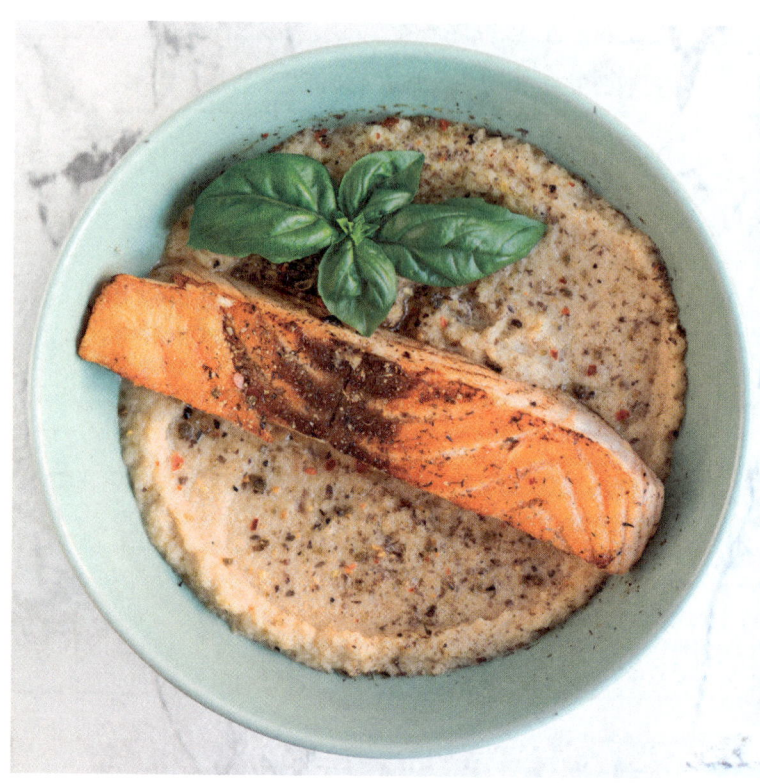

ZUBEREITUNG:

Schäle den Kohlrabi und schneide ihn anschließend in Würfel. Dünste diesen mit Wasser und Butter auf mittlerer Temperatur, bis er weich wird.

Brate währenddessen den Lachs mit dem Olivenöl, bis er durch ist.

Gib nun den Zitronensaft dazu und püriere den Kohlrabi. Wenn das Püree zu dickflüssig ist, gib noch mehr Wasser dazu. Würze es anschließend nach Belieben.

Gib anschließend den Lachs inklusive des Bratfetts auf das Püree.

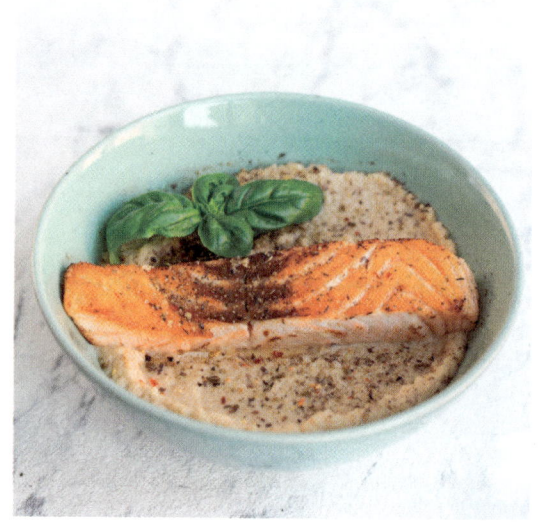

Tipp: Wenn du den Kohlrabi erst goldbraun brätst und erst danach mit Wasser dünstest, bekommst du ein noch intensiveres Aroma.

LAUCH-HACK PFANNE

ZUTATEN:

230 g Lauch
130 g Hackfleisch
100 g Kokosmilch
30 g Butter
Salz & Pfeffer
Muskatnuss

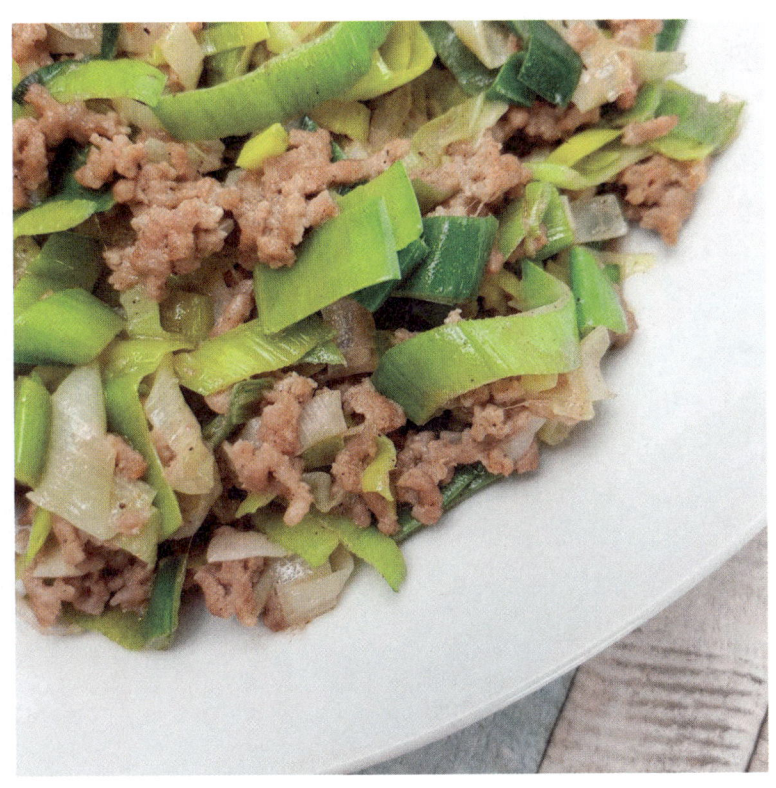

ZUBEREITUNG:

Schneide den Lauch in Scheiben und gib diesen mit 20 g Butter und Kokosmilch in einen kleinen Topf. Lasse ihn auf mittlerer Temperatur köcheln. Brate das Hackfleisch in einer Pfanne mit 10 g Butter, bis es durch ist. Mische nun den Lauch inklusive Flüssigkeit unter das Hackfleisch und lasse alles noch ein paar Minuten köcheln. Würze die Pfanne nun mit Salz, Pfeffer, Muskatnuss.

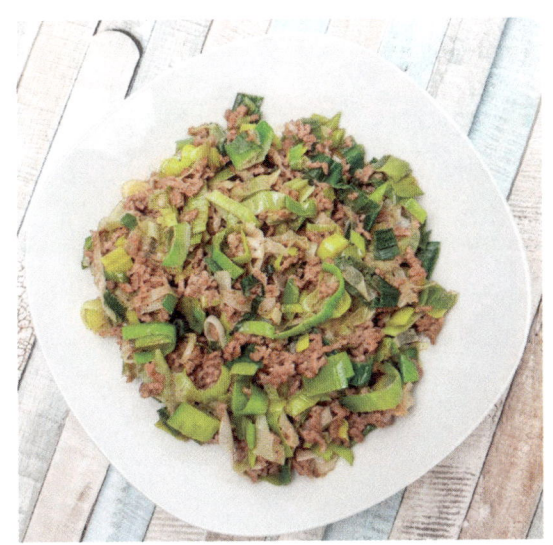

Tipp: Wenn du gerne scharf isst, füge noch eine Prise Cayenne Pfeffer hinzu.

FASTENTAG

WÜRZIGES SAUERKRAUT MIT CEVAPCICI

ZUTATEN:

- 350 g Sauerkraut
- 140 g Rinderhackfleisch
- 1 Knoblauchzehe
- 30 g Butter
- 20 g Kokosöl
- Salz & Pfeffer
- Paprikapulver & Cayenne Pfeffer

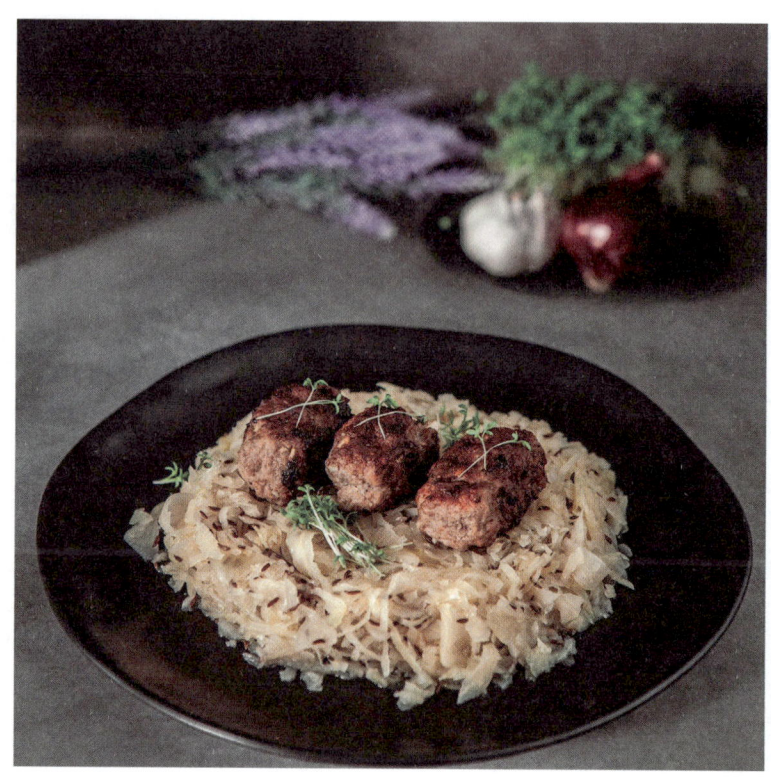

ZUBEREITUNG:

Gib das Hackfleisch in eine Schüssel. Hacke den Knoblauch ganz klein und gib ihn zum Hackfleisch dazu. Würze alles mit Salz, Pfeffer und Paprikapulver. Knete alles gut durch und forme kleine Würstchen daraus. Brate diese auf niedriger Temperatur in Kokosöl.
Brate das Sauerkraut mit der Butter auf mittlerer Temperatur und würze es mit Salz, Pfeffer, Paprikapulver und Cayennepfeffer.
Verteile die Cevapcici inklusive des Bratfetts nun auf dem Sauerkraut.

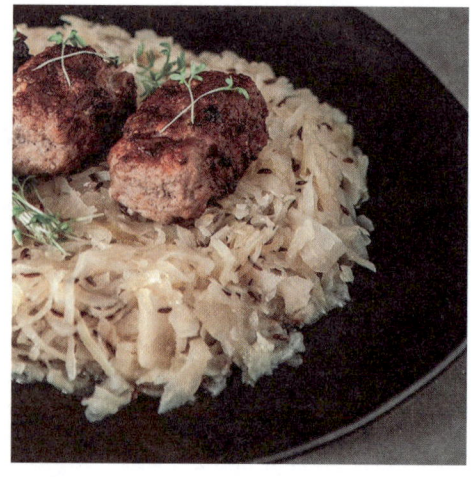

Tipp: Selbstverständlich kannst du auch selbst zubereitetes Sauerkraut dafür verwenden.

CHAMPIGNON CRÈME SUPPE MIT SCHINKENWÜRFELN

ZUTATEN:

- 250 g Champignons
- 200 g Kokosmilch
- 110 g Schinkenwürfel
- 50 g Lauch
- 50 g Wasser
- 30 g Butter
- Salz & Pfeffer
- Muskatnuss

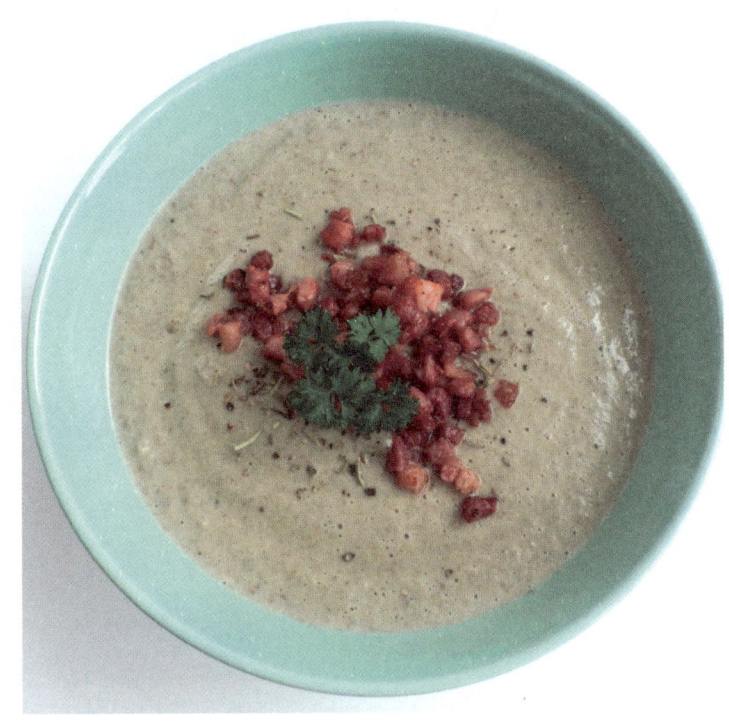

ZUBEREITUNG:

Schneide den Lauch und die Champignons klein und gib sie in einen Topf mit Kokosmilch, Wasser und 20 g Butter. Lass das Ganze mit geschlossenem Deckel bei mittlerer Temperatur für etwa 10-15 Minuten köcheln. Denk dran regelmäßig umzurühren. Brate die Schinkenwürfel in einer Pfanne mit 10 g Butter. Püriere die Suppe mit einem Pürierstab, bis eine homogene Masse entsteht. Würze die Suppe mit Salz, Pfeffer und Muskatnuss. Verteile die Schinkenwürfel inklusive des Bratfetts über der Suppe.

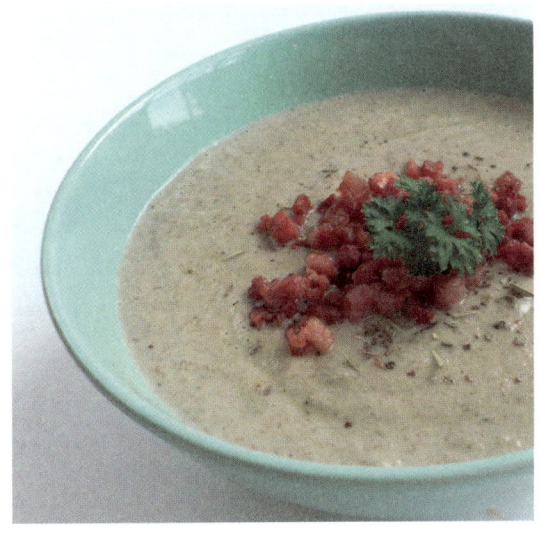

Tipp: Wenn die Suppe zu dickflüssig ist, kannst du nachträglich noch etwas Wasser unterrühren.

GEMÜSE-FISCH CURRY

ZUTATEN:

- 125 g Wildlachs
- 50 g Zucchini
- 50 g Paprika gelb
- 80 g Blumenkohl
- 50 g Lauch
- 100 g Kokosmilch
- 15 g Kokosöl
- 30 g Butter
- Salz & Pfeffer
- Currypulver nach Geschmack

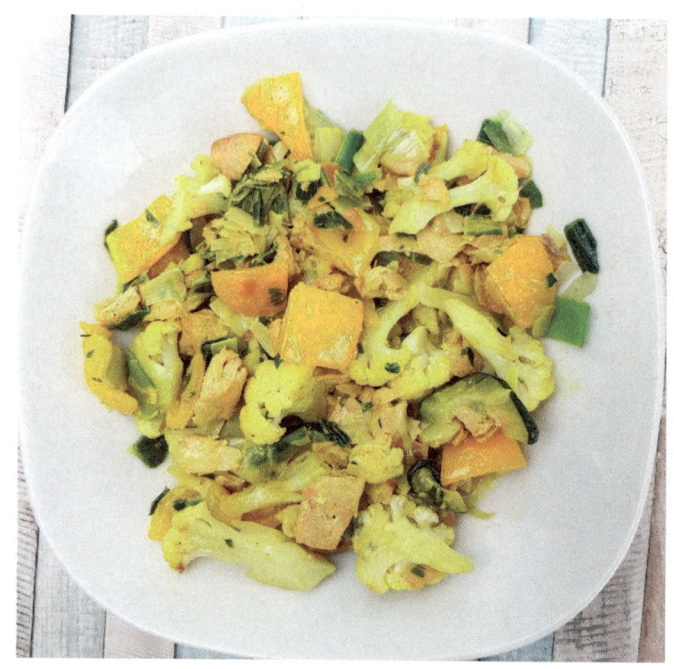

ZUBEREITUNG:

Schneide das Gemüse und den bereits aufgetauten Fisch in mundgerechte Stückchen.
Brate dies in einer Pfanne mit Kokosöl und Butter kurz an. Gib anschließend die Kokosmilch und das Currypulver dazu. Lass alles köcheln bis der Blumenkohl schon etwas weich, aber immer noch bissfest ist. Schmecke es mit Salz und Pfeffer ab.

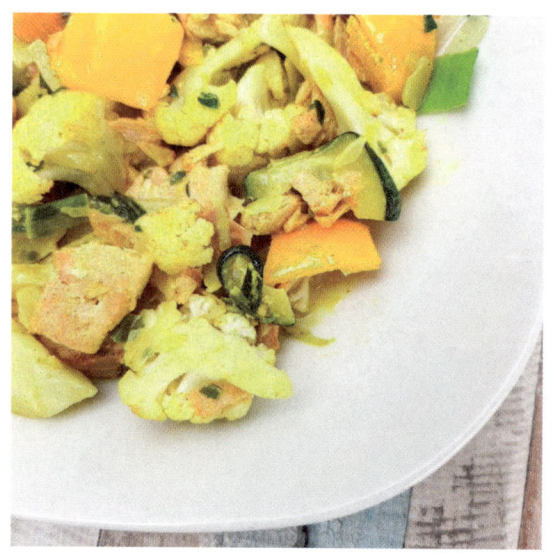

Tipp : Selbstverständlich kannst du auch die Thai Curry Paste verwenden, wenn du diese lieber magst.

FEURIGE GARNELEN PFANNE

ZUTATEN:

- 225 g Garnelen
- 60 g Zucchini
- 50 g Paprika gelb
- 80 g Blumenkohl
- 15 g Mandeln gehobelt/geraspelt
- 50 g Lauch
- 30 g Butter
- 15 g Kokosöl
- Salz & Pfeffer
- Paprikapulver edelsüß
- Cayenne Pfeffer
- Chiliflocken

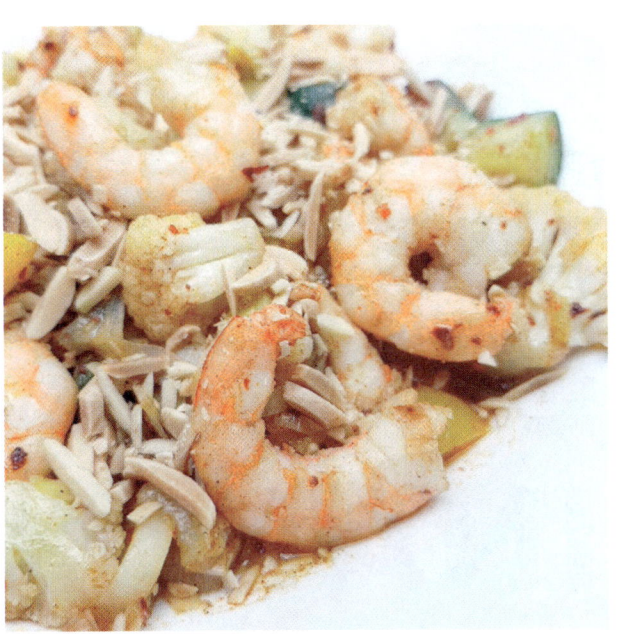

ZUBEREITUNG:

Schneide das Gemüse klein und brate es in einer Pfanne mit Butter und Kokosöl. Sobald der Blumenkohl durch ist, gibst du die bereits aufgetauten Garnelen dazu. Brate alles zusammen, bis die Garnelen durch sind. Würze es mit Salz, Pfeffer, Paprikapulver und Cayenne Pfeffer. Streue anschließend die Mandeln und Chiliflocken darüber.

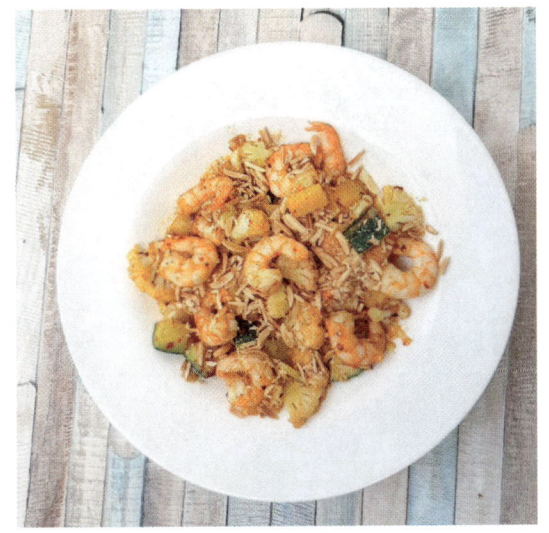

Tipp: Wenn beim Braten viel Flüssigkeit austritt, kannst du 1/2 TL Johannisbrotkernmehl darüber verteilen und alles gut vermischen. Das dickt die Flüssigkeit an und sorgt dafür, dass es an den Zutaten haftet.

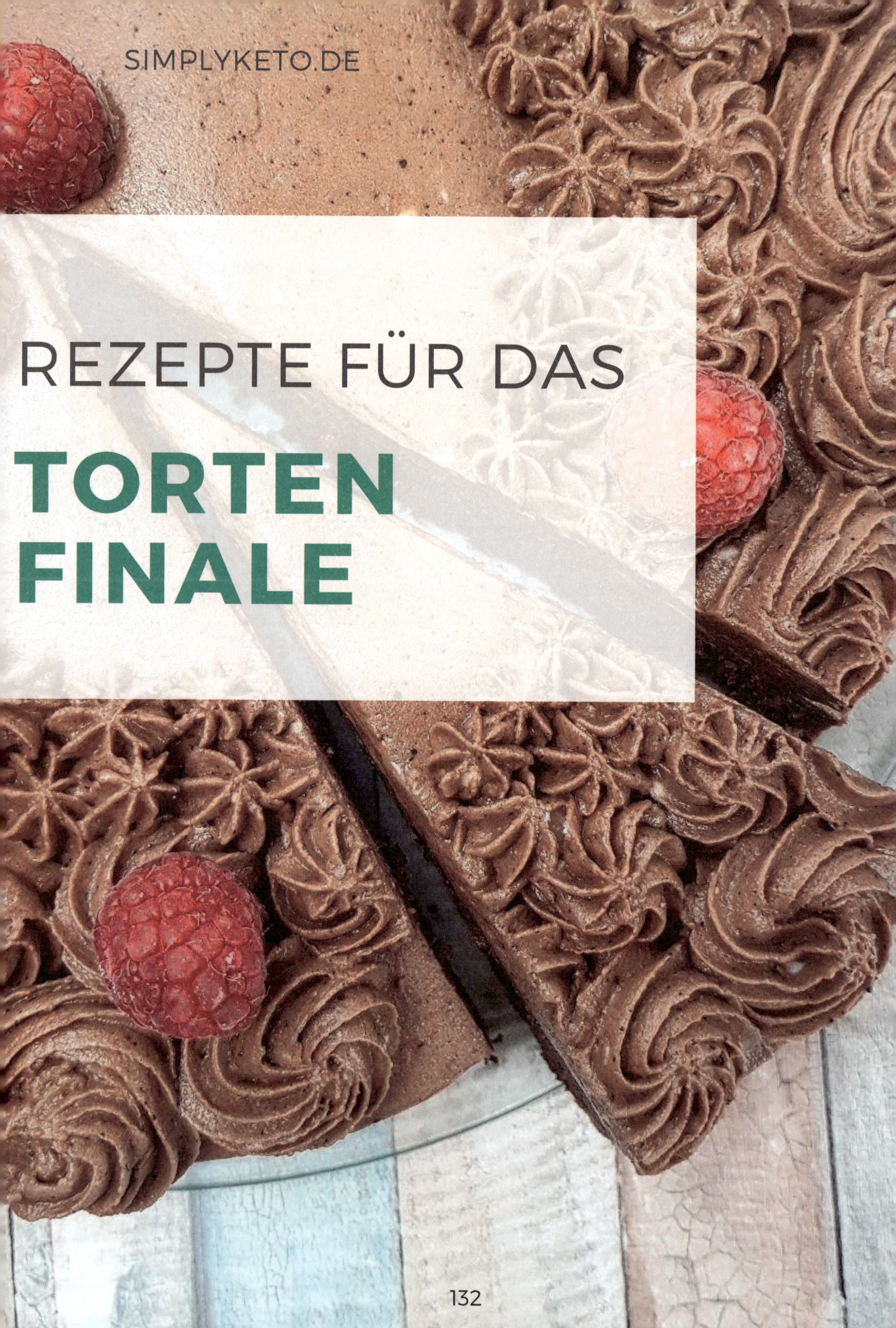

REZEPTE FÜR DAS

TORTEN FINALE

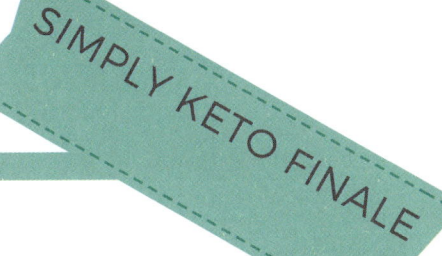

SCHOKO-HIMBEER TORTE

ZUTATEN
FÜR EINE 24ER FORM

Für den Tortenboden:

- 8 Eier
- 100 g Schokolade
- 160 g Butter
- 100 g Himbeeren
- 50 g Mandelmehl
- 120 - 160 g Erythrit
- 120 g Mandeln gemahlen
- 50 g Kakao

Für die Crème:

- 250g Butter
- 200g Aroy D Kokosmilch
- 20g Kakao
- 60 - 80g Puder Erythrit

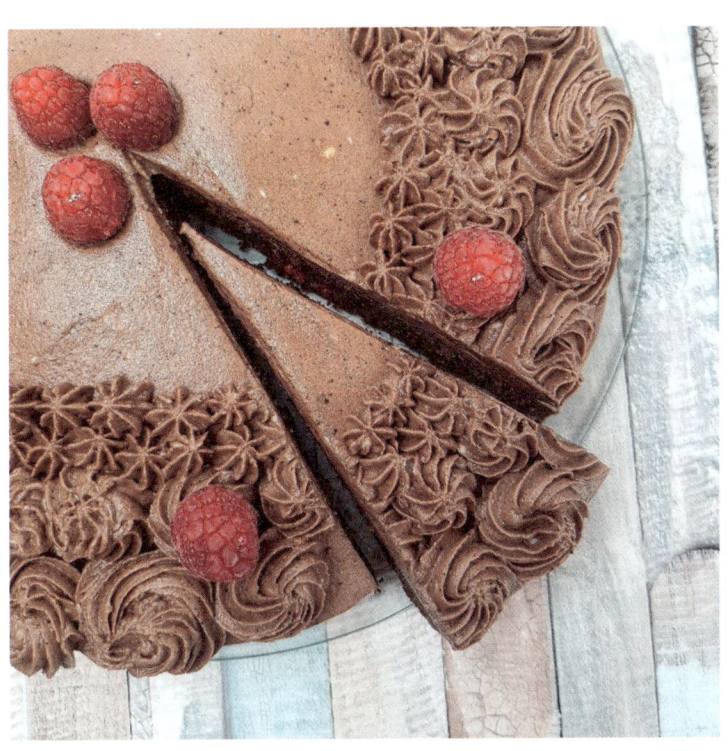

ZUBEREITUNG TORTENBODEN :

1. Schmelze die Butter und die Schokolade gemeinsam in einer Schüssel in der Mikrowelle oder in einem Wasserbad.

2. Gib alle Zutaten, ausgenommen die Himbeeren, in eine Schüssel und verrühre alles miteinander, bis eine homogene Masse entstanden ist.

2. Gib zum Schluss die Himbeeren dazu und mische diese mit einem Löffel unter den Teig.

3. Gib die gesamte Torten-Masse in eine Silikonbackform und backe diese für etwa 30 - 35 Minuten auf 175 Grad.

4. Nimm sie anschließend raus und lasse sie komplett auskühlen.

ZUBEREITUNG CRÈME:

ACHTUNG: Nimm alle Zutaten für die Crème bereits aus dem Kühlschrank, während du den Tortenboden backst. Die Butter und die Kokosmilch müssen dringend Zimmertemperatur haben, da sich sonst beim Schaumig-Schlagen mit dem Erythrit das Wasser aus der Butter löst und die Crème nicht gelingt.

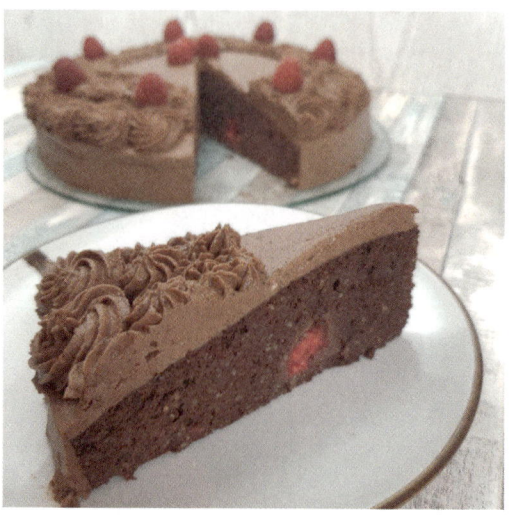

1. Schüttele/Mixe die Kokosmilch gut bevor du sie nutzt.

2. Gib nun die Butter und die Kokosmilch in eine Rührschüssel und schlage sie mit dem Handrührgerät schaumig. Wenn die Crème weißlicher geworden ist, ist sie gut.

3. Siebe nun das Pudererythrit und den Kakao durch ein Sieb mit in die Schüssel und schlage die Crème noch einmal auf. Sollte sich Wasser aus der Crème lösen, kannst du 2 EL Crème herausnehmen, erhitzen und wieder mit dem Handrührgerät unterrühren. So sollte sich das Wasser wieder mit der Crème verbinden. Wiederhole gegebenenfalls den Vorgang noch einmal.

4. Nimm nun den komplett ausgekühlten Tortenboden und verteile die Crème einmal um den ganzen Boden herum.

5. Gib die restliche Crème in einen Spritzbeutel und verziere die Torte mit der Butter Crème.

6. Verteile anschließend die Himbeeren obendrauf.

ALTERNATIVE OHNE SCHOKOLADE:
VANILLE-HIMBEER TORTE

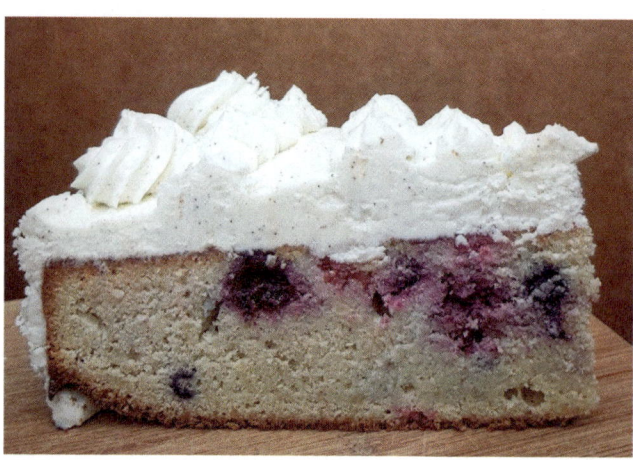

Die Zubereitung der Vanille-Version ist dieselbe, nur eben ohne Schokolade ;)

Für den Tortenboden:

- 8 Eier
- 250 g Butter
- 100 g Himbeeren
- 100 g Mandelmehl
- 120 - 160 g Erythrit
- 120 g Mandeln gemahlen
- Prise gemahlene Vanille

Für die Crème:

- 250 g Butter
- 200 g Aroy D Kokosmilch
- 60 - 80 g Puder Erythrit
- Prise gemahlene Vanille
- (Optional 70 g geschmolzenes Kokosmus)

MANDEL CREME TORTE

ZUTATEN
FÜR EINE 24ER FORM

Für den Boden:
- 80 g Backkakao
- 12 Eier
- 170 g Erythrit
- 70 g Mandelmehl
- 70 g gemahlene Mandeln

Für die Mandelcreme:
- 250 g Butter
- 300 g Frischkäse
- 40 g Mandelmus
- 60 g Erythrit

Für die Schoko Ganache
- 150 g Sahne
- 100 g zuckerfreie Schokolade
- 20 g Puder Erythrit

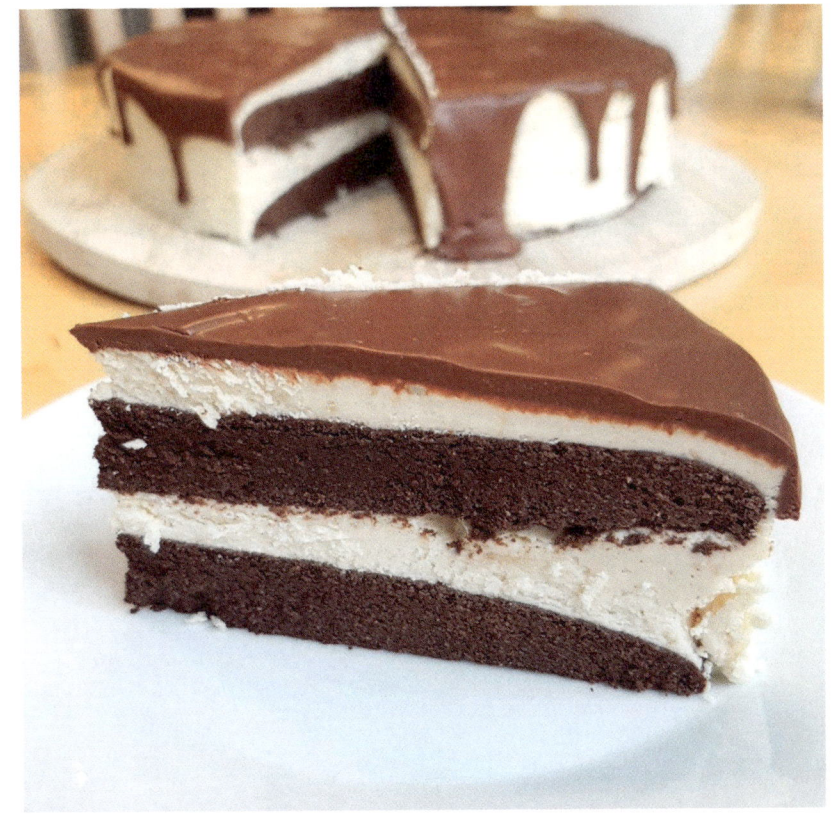

ZUBEREITUNG:

1. Gib alle Zutaten für den Boden in eine Schüssel und verrühre alles, bis eine homogene Masse entsteht.

2. Gieße nun den Teig in die Backform und backe ihn für 30 -40 Minuten bei 175 Grad.
Lass den Tortenboden komplett auskühlen, bevor du weiter machst.

3. Nimm währenddessen bereits die Butter und den Frischkäse aus dem Kühlschrank, die Creme gelingt besser, wenn diese Zimmertemperatur haben.

4. Schneide nun mit einem großen Messer den Tortenboden horizontal in zwei Scheiben.

5. Erwärme nun das Mandelmus in einem Wasserbad oder vorsichtig in der Mikrowelle und verrühre das Mandelmus mit dem Öl, das sich oben abgesetzt hat.

6. Gib nun die Butter, das Mandelmus, den Frischkäse, die Vanille und das Erythrit in eine Schüssel. Verquirle das Ganze bis eine lockere, homogene Masse daraus entsteht.

7. Nimm nun die Tortenböden und bestreiche diese jeweils mit Creme und stapel sie.

8. Bestreiche nun die ganze Torte mit dem Rest der Creme.

9. Stelle die Torte ca. 1/2 Stunde in den Kühlschrank, damit die Creme etwas fester wird.

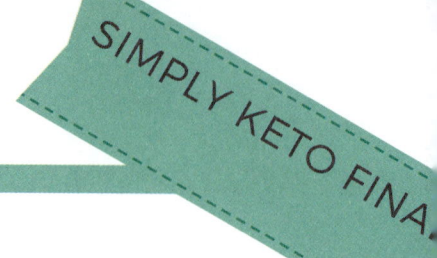

136

10. Schmelze nun die Schokolade mit etwa 50 g Sahne im Wasserbad. (Wasser soll nicht kochen! Nicht zu he... werden lassen!)

11. Wenn die Schokolade geschmolzen ist, gibt das Pudererythrit dazu.

12. Siebe es durch ein feines Sieb, damit du keine Klumpen in dem Guss hast.

13. Rühre anschließend die restliche Sahne mit einem Schneebesen unter.

14. Du müsstest nun eine dickflüssige Masse erhalten. Sollte die Masse zu flüssig sein, stelle sie für ein paar Minuten in den Kühlschrank und verrühre sie dann nochmal kräftig. Wiederhole diesen Vorgang, bis sie die richtige Konsistenz hat.
Sollte sie zu fest sein, schmelze sie ein wenig und verrühre sie wieder kräftig. Sie sollte so dickflüssig sein, da... man sie leicht auftragen kann, ohne dass sie total zerläuft.

15. Verteile nun den Schoko Guss über die Torte.

16. Stelle die Torte nochmal für 15 Minuten kalte, bevor du sie genießt.

AVOCADO-PISTAZIEN-KOKOS TARTE

ZUTATEN
FÜR EINE 24ER FORM

Für den Boden:

- 60 g Mandelmehl
- 15 g Goldleinmehl
- 40 g Gemahlene Mandeln
- 25 g Kokosmehl
- 65 g Erythrit
- 50 g Kokosöl
- 75 g Wasser

Für die Creme:

1 Avocado (
ca. 130 g Fruchtfleisch)
200 g Kokosmus
80 g Pistazien-Kokoscreme
200 g Kokosmilch
40 g Erythrit
60 g Kokosöl
1 Tüte Agar-Agar (15 g)

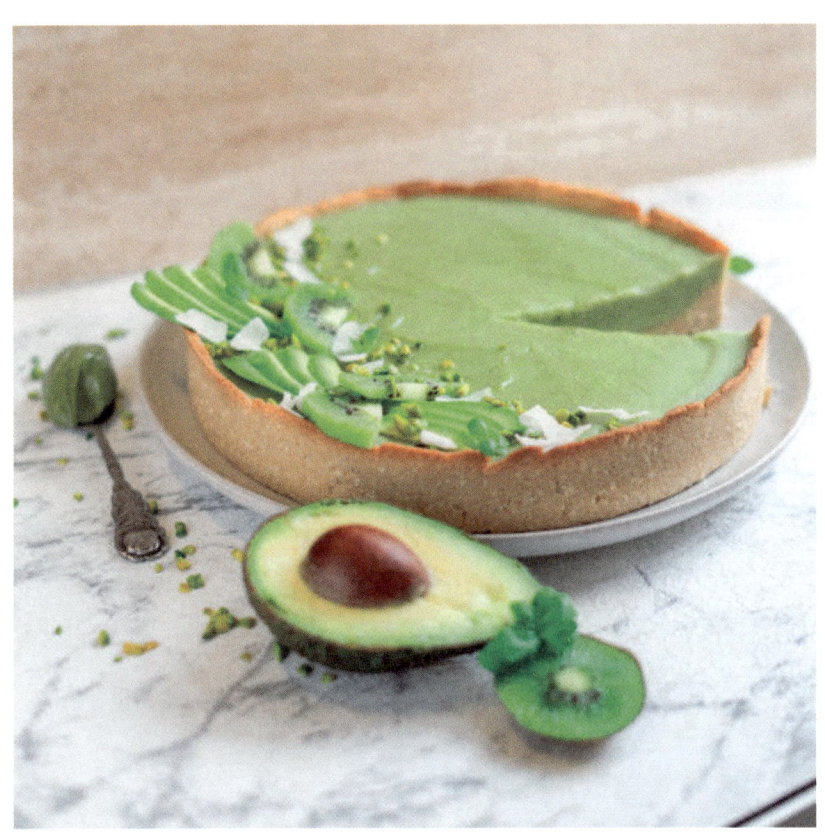

ZUBEREITUNG:

1. Schmelze als Erstes das Kokosöl für den Boden-Teig.

2. Gib alle Zutaten für den Boden in eine Rührschüssel und verrühre sie miteinander.

3. Verteile den Teig auf dem gesamten Boden deiner Backform und forme etwa einen 1,5 cm hohen Rand. (Wir empfehlen eine Silikon Backform. Solltest du keine haben, lege deine Form mit Backpapier aus.)

4. Backe den Tortenboden nun für etwa 15-20 Minuten bei 175 Grad Umluft.

5. Schmelze nun das restliche Kokosöl & Kokosmus in einem Wasserbad oder vorsichtig in der Mikrowelle.

6. Gib das Fruchtfleisch der Avocado, die Kokosmilch, die Pistazien-Kokos Creme und das geschmolzene Kokosöl & Kokosmus in eine Rührschüssel und verquirle es, bis es eine homogene Masse bildet. (Am besten eignet sich die Aroy D Kokosmilch. Wenn du eine andere nimmst, musst du diese erst erhitzen und die getrennten Teile wieder gut vermischen)

8. Nimm die Hälfte der Masse aus der Rührschüssel und gieße sie in einen kleinen Topf.

9. Nun kommen die restlichen Zutaten für die Creme (Erythrit, Agar-Agar) mit in den Topf. Lass den Inhalt des Topfes unter ständigem Rühren für etwa 2-3 Minuten aufkochen.

10. Gib anschließend den Inhalt aus dem Topf zurück zum anderen Teil der Masse in die Rührschüssel und verquirle alles wieder gut miteinander.

11. Gieße die Creme nun auf den fertig gebackenen Tortenboden und stelle die Tarte für mindestens eine Stunde kalt.

FRUCHTIGER STREUSELKUCHEN

ZUTATEN
FÜR EINE 24ER FORM

Für den Boden:
- 8 Eier
- 100 g Kokosmehl
- 150 g Erythrit
- 70 g Mandelmehl
- 160 g Butter
- 1/2 Tl Weinstein Backpulver
- 280 g Beeren o. Rhabarber

Für die Streusel:
- 100 g gemahlene Mandeln
- mit Schale
- 60 g Erythrit
- 80 g Butter

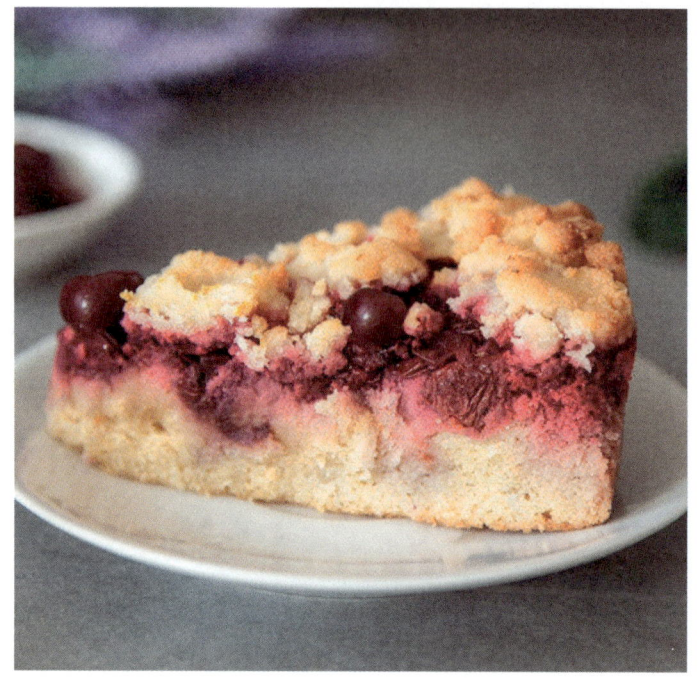

ZUBEREITUNG:

1. Gib alle Zutaten für den Boden in eine Schüssel und verrühre alles, bis eine homogene Masse entsteht.

2. Gib nun den Teig in die Backform und drück ihn gleichmäßig flach.

3. Verteile die Beeren auf dem Boden und drück sie ein bisschen in den Teig.

4. Backe den Boden für 20 Minuten bei ca. 175 Grad.

5. Schmelze währenddessen die Butter oder vorsichtig in der Mikrowelle.

6. Vermenge nun alle Zutaten für die Streusel und knete sie gut durch.

7. Nimm den Kuchen nach 20 Minuten aus dem Ofen.

8. Verteile die Streuselmasse in Form von kleinen Kügelchen bzw. Häufchen auf dem heißen Kuchenboden.

9. Backe den Kuchen mit den Streuseln noch einmal für 15 Minuten.

10. Lasse den Kuchen anschließend für eine Stunde auskühlen, denn erst, wenn der Kuchen ausgekühlt ist, sind die Streusel richtig knusprig.

ERDBEER-ZITRONEN-TORTE OHNE ZUCKERZUSATZ

ZUTATEN:

Für den Boden:
- Simply Keto Kuchenglück Backmischung
- 260g Wasser

Für die Erdbeer-Sahne-Schicht:
- 400 ml Sahne
- 300 g Erdbeeren
- 30 g - 50 g Pudererythrit
- 7 Blatt Gelatine

Für die Zitronen-Sahne-Schicht
- 300 ml Sahne
- 60 ml Zitronensaft
- 30 g Puder Erythrit
- 4 Blatt Gelatine

Außerdem benötigst du für dieses Rezept einen Tortenring!

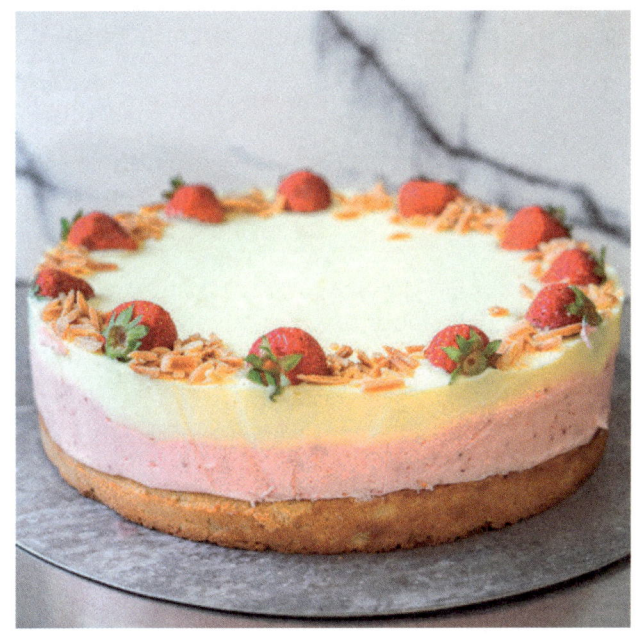

ZUBEREITUNG:

Für den Tortenboden:
Backe zuerst den Tortenboden mit der Keto Kuchenglück Backmischung in einer runden Kuchenform nach Anleitung auf der Packung.

Für die Erdbeer-Sahne-Schicht:
1. Weiche die Gelatine Blätter für etwa 5 Minuten in kaltem Wasser ein.

2. Püriere die Erdbeeren zu einem feinem Mus ohne Stückchen.

3. Schlage nun die Sahne steif.

4. Siebe das Pudererythrit durch ein Sieb, um zu vermeiden, dass du Klumpen in deiner Torte hast.

5. Gib das Pudererythrit in die steif geschlagenen Sahne und mixe alles nochmal kräftig durch.

6. Gieße nun vorsichtig, nach und nach und unter ständigem Rühren etwas von der Fruchtmasse in die Sahne, bis alles schön gleichmäßig eingefärbt ist. Achte darauf nicht zu viel auf einmal dazuzugeben, da die Sahne sonst zusammenfällt und recht flüssig wird.

7. Gieße nun das Wasser der Gelatine ab und lass die Blattgelatine etwas abtropfen.

8. Schmelze diese nun vorsichtig, bis sie sich komplett auflöst. Stelle sicher, dass sie nicht kocht!

9. Gieße die Gelatine langsam und unter ständigem Rühren dazu.

10. Lege deinen Tortenring um den Tortenboden und ziehen ihn fest. Wenn deine Masse noch zu flüssig ist um sie über den Tortenboden in den Tortenring zu gießen, dann warte etwa 10 Minuten, bis die Gelatine etw anzieht.

11. Sobald die Masse dickflüssig genug ist, gieße sie in den Tortenring und streiche sie mit deinem Küchenschaber glatt

12. Stelle sie nun für etwa 10 Minuten in den Kühlschrank und fange währenddessen mit der Zitronen Schic an.

Für die Zitronen-Sahne-Schicht:
1. Weiche die Gelatine Blätter für etwa 5 Minuten in kaltem Wasser ein.

2. Schlage nun die Sahne steif.

3. Gib den Zitronensaft das Kurkuma und das Pudererythrit in eine kleine Schüssel und verrühre alles miteinander.

4. Gieße nun vorsichtig, nach und nach und unter ständigem Rühren etwas von dem Zitronen-Erythrit-Gemisch in die Sahne. Achte darauf nicht zu viel auf einmal dazuzugeben, da die Sahne sonst zusammenfäll und recht flüssig wird.

5. Gieße nun das Wasser der Gelatine ab und lass die Blattgelatine etwas abtropfen.

6. Schmelze diese nun vorsichtig, bis sie sich komplett auflöst. Stelle sicher, dass sie nicht kocht!

7. Gieße die Gelatine langsam und unter ständigem Rühren dazu.

8. Nimm nun die Torte aus dem Kühlschrank und verteile die Zitronen-Schicht auf die Erdbeer-Schicht.

9. Stelle die Torte nun für etwa 1 Stunde in den Kühlschrank.

NO BAKE CHEESECAKE

ZUTATEN:

Für den Boden:
- 140 g entöltes Madelmehl
- 110 g Butter
- 40 g Pudererythrit

Für die Creme:
- 200 g Creme Fraiche
- 200 g Frischkäse (Zimmertemperatur)
- 120 g Butter (Zimmertemperatur)
- 50 g Pudererythrit
- Mark einer 1/2 Vanilleschote
- 1-2 EL Zitronensaft

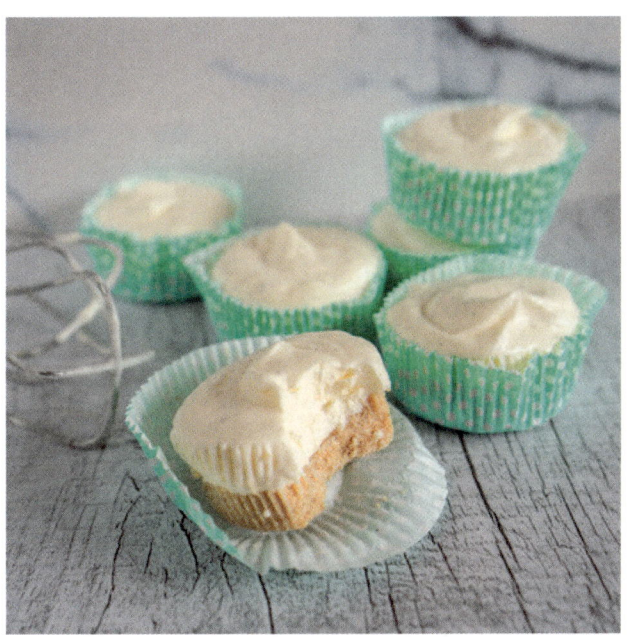

ZUBEREITUNG:

1. Für den Boden, schmelze die Butter in der Mikrowelle oder auf dem Herd.

2. Siebe 40g Pudererythrit.

3. Mische die geschmolzene Butter mit dem Mandelmehl und Pudererythrit mit einem Handmixer oder einfach mit einem Löffel, bis eine bröselige trockene Masse entsteht.

4. Verteile die Masse auf 10 Muffinförmchen und drücke sie mit einem kleinen Löffel fest Stelle die Förmchen in den Kühlschrank, während du die Creme zubereitest.

5. Für die Creme, vermische alle Zutaten mit einem Handmixer oder in einem Standmixer bis eine cremige, fluffige Masse entsteht.

6. Verteile die Creme auf die Muffinförmchen und stelle die Mini-Cheesecakes für ca.45 Minuten ins Gefrierfach oder wenn du mehr Zeit hast über Nacht in den Kühlschrank.

KOKOS-ZITRONEN TORTE

ZUTATEN:

Für den Tortenboden:

- 6 Eier
- 75 g Kokosmilch
- 60 g Kokosmehl
- 65 g gemahlene Mandeln
- 140 g Erythrit
- 40 g Kokosraspel
- 50 g Butter
- Saft von 2 Zitronen

Für die Crème:

- 160 g Butter
- 100 g Kokosmus
- 120 g Kokosmilch
- Schale einer Zitrone
- 1 EL Zitronensaft
- 60 g Puder Erythrit

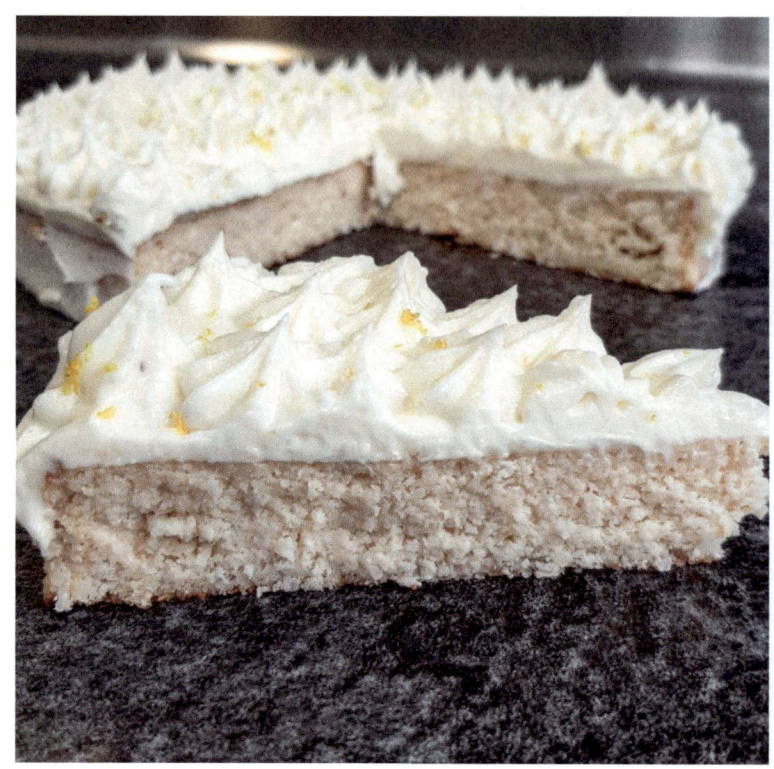

ZUBEREITUNG TORTENBODEN :

1. Schmelze die Butter in einer Schüssel in der Mikrowelle oder in einem Wasserbad.

2. Presse den Saft beider Zitronen aus und achte darauf, dass du alle Kerne aus dem Saft entfernst.

3. Gib alle Zutaten für den Boden zusammen in eine Rührschüssel und verrühre alles, bis eine homogene Masse entsteht.

4. Gib die gesamte Torten Masse in eine Silikonbackform und backe diese für etwa 30 - 35 Minuten auf 175 Grad goldbraun.

5. Nimm sie anschließend raus und lasse sie komplett auskühlen.

ZUBEREITUNG CRÈME:

1. Leg alle Zutaten für die Creme schon bereit, während du den Tortenboden backst.
Die Butter und die Kokosmilch müssen dringend Zimmertemperatur haben, da sich sonst beim schaumig schlagen dem Erythrit das Wasser aus dem Butter löst und die Creme nicht gelingt.

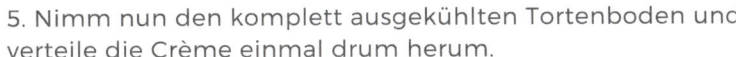

2. Gib nun die Butter, das Kokosmus und die Kokosmilch (Schüttele/Mixe die Kokosmilch gut bevor du sie nutzt.) in eine Rührschüssel und schlage sie mit dem Handrührgerät schaumig. Wenn die Crème weißlicher geworden ist, ist sie gut.

3. Gib nun die Hälfte des Abriebs der Zitronenschale und den Zitronensaft in die Crème.

4. Siebe nun das Pudererythrit durch ein Sieb mit in die Schüssel und schlage die Crème noch einmal auf.
Sollte sich Wasser aus der Crème lösen, kannst du 2 El Crème herausnehmen, erhitzen und wieder mit dem Handrührgerät unterrühren. So sollte sich das Wasser wieder mit der Crème verbinden. Wiederhole gegebenenfalls den Vorgang noch einmal.

5. Nimm nun den komplett ausgekühlten Tortenboden und verteile die Crème einmal drum herum.

6. Gib die restliche Crème in einen Spritzbeutel und verziere die Torte mit der Butter Crème.
6.
Verteile nun die andere Hälfte des Zitronenschalen-Abriebs über die Torte.

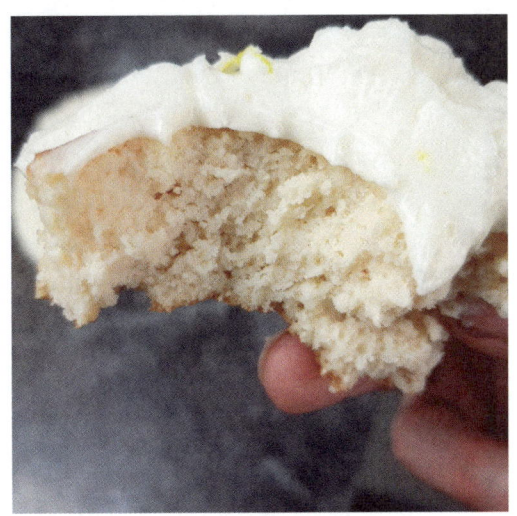

Weitere leckere

low-carb & keto Rezepte findest du auf

SIMPLYKETO.DE

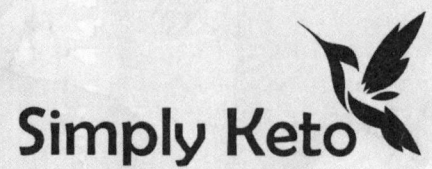

Simply Keto

30 TAGE SIMPLY KETO CHALLENGE
URKUNDE

IN DEN 30 TAGEN HABE ICH FOLGENDE ERGEBNISSE ERZIELT:

Ich bin stolz auf dieses Ergebnis und werde weiterhin eine gesunde Ernährungsweise praktizieren und nicht sofort alles vergessen, was ich gelernt habe!

HERZLICHEN GLÜCKWUNSCH:

DU HAST ES GESCHAFFT!

Es ist vollbracht: 30 Tage Simply Keto Challenge sind vorbei und wenn du bis zum Schluss durchgehalten hast, sind wir uns sicher, dass deine Erfolge für sich sprechen!

Wir gratulieren dir!
Deine Superhelden-Ausbildung ist abgeschlossen!
Du kannst mächtig stolz auf dich sein!
Wir sind es auf jeden Fall!
Wie war es?
Wie fühlst du dich?
Was hat dich am meisten überrascht?
Wirst du weiterhin ketogen leben und kochen?
Wie hättest du Keto am Anfang der Challenge jemandem erklärt
und wie würdest du es jetzt tun?

Wir hoffen jedenfalls, dass du zuallererst Spaß an der Challenge hattest, großartige Erfolge erzielt hast und viele Dinge lernen konntest, mit denen du ein gesünderes und energetischeres Leben führen kannst!

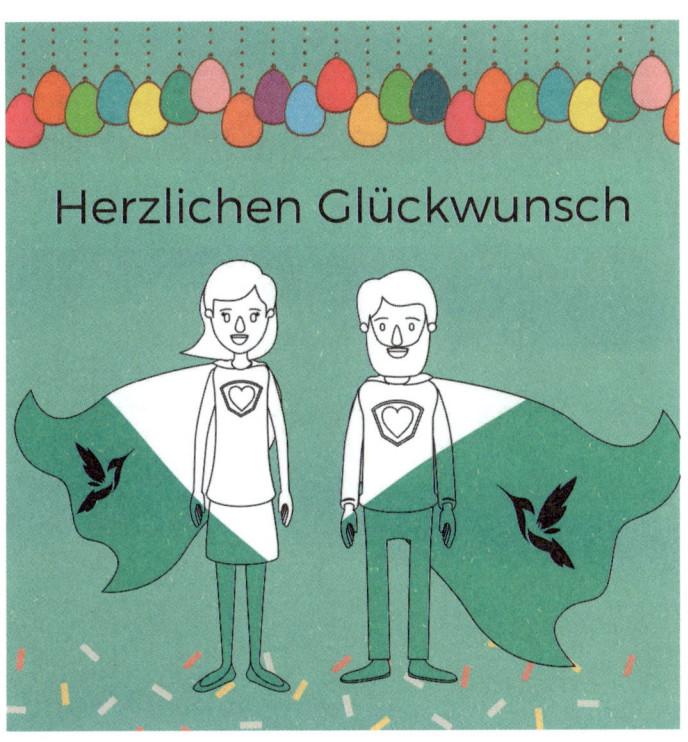

Wenn du Lust hast, Teil der Challenge-Absolventen Community zu werden, findest du unsere Gruppe unter "Simply Keto Challenge – Absolventen" auf Facebook.

Außerdem sind wir bei Facebook und Instagram sehr aktiv und versorgen dich regelmäßig mit unseren neuesten Rezepten.

Und wenn du mal keine Lust auf Kochen hast oder der süße Zahn an deiner Geduld nagt, bieten wir dir super leckere und gleichzeitig keto-konforme Produkte in unserem großen Online Paradies unter www.simplyketo.de.

Mit deinem Einkauf machst du nicht nur dir eine Freude, sondern unterstützt auch weitere tolle Projekte aus dem Hause Simply Keto ;)

Wir freuen uns auf dich und bedanken uns für dein Vertrauen & deine Unterstützung!

Liebe Grüße und weiterhin viel Erfolg,
dein Simply Keto Team

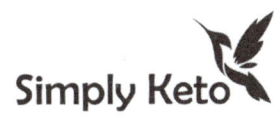

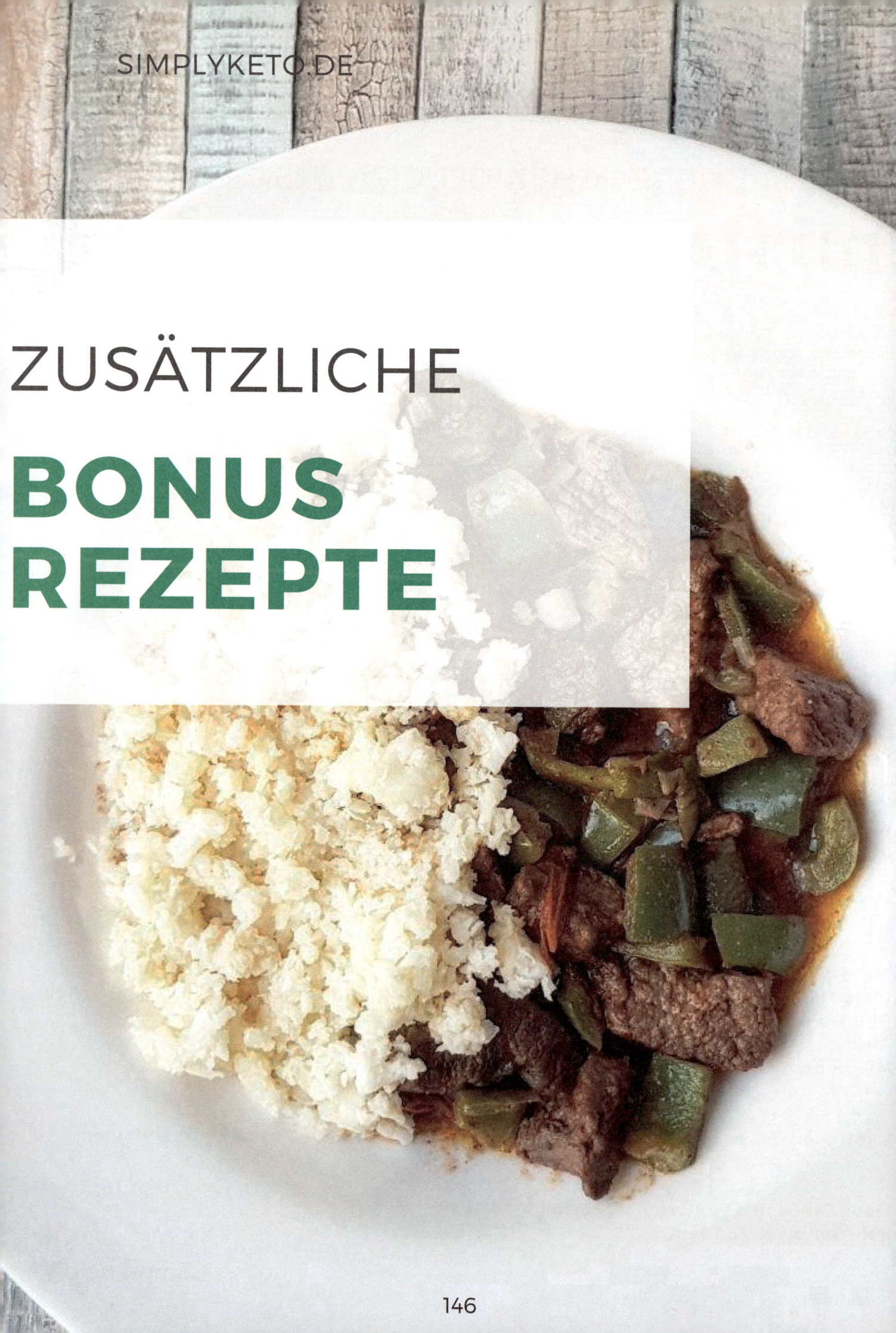

SIMPLYKETO.DE

ZUSÄTZLICHE

BONUS
REZEPTE

SPARGEL-HÄHNCHEN SALAT

ZUTATEN:

- 250 g grüner Spargel
- 1/2 Avocado
- 120 g Hähnchenbrust
- 25 g Walnüsse
- 20 g Butter
- 15 g Olivenöl
- 1/2 Zitrone
- Salz & Pfeffer

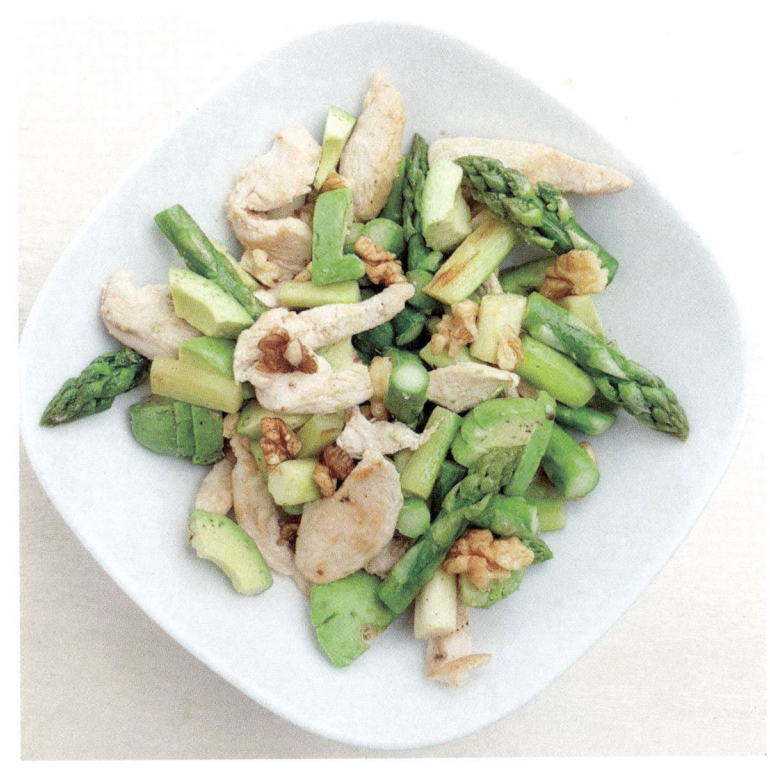

ZUBEREITUNG:

Schäle den unteren Teil des Spargels und schneide das holzige Ende ab. Schneide den Spargel in Stückchen und brate diesen in 10 g Butter an und gib ihn anschließend in eine Schüssel. Brate als Nächstes das bereits in Würfel geschnittene Hähnchenfleisch in 10 g Butter an und gib es zum Spargel. Schneide das Avocadofleisch in Würfel. Verteile die Würfel und die gehackten Walnüsse über den Spargel in der Schüssel.
Mische nun das Dressing aus Zitronensaft & Olivenöl. Würze das Gericht abschließend mit Salz & Pfeffer.

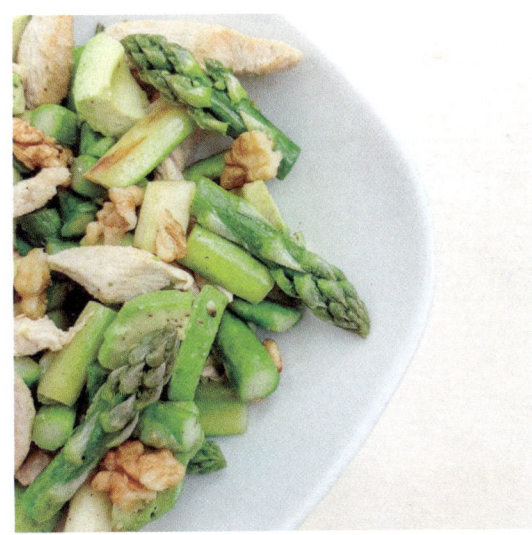

Tipp: Solltest du keinen Spargel bekommen, kannst du Zucchini verwenden.

ROSENKOHLPFANNE

ZUTATEN:

- 250 g Rosenkohl
- 100 g Champignons
- 90 g Rinderhack
- 50 g Butter
- Salz, Pfeffer & Cayenne Pfeffer

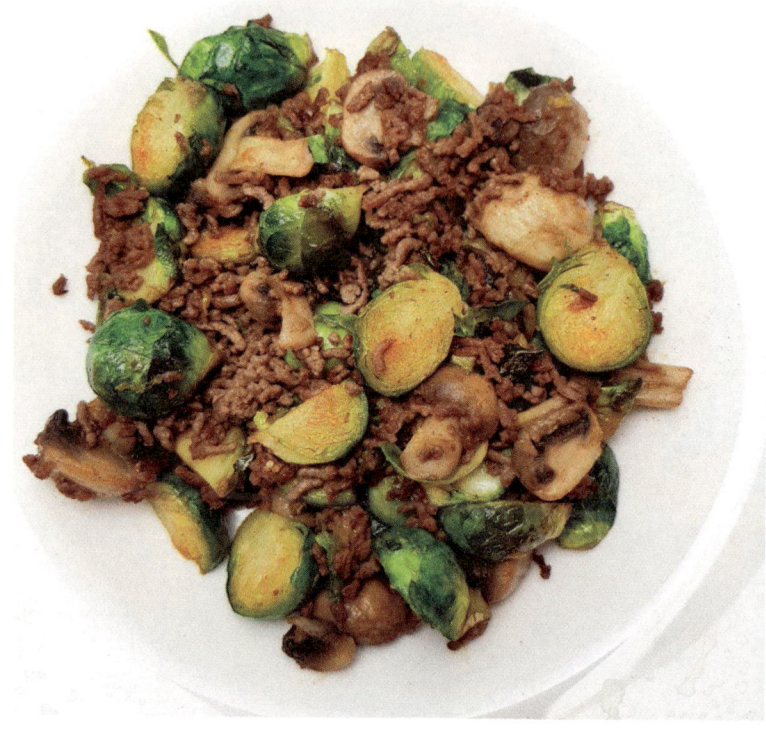

ZUBEREITUNG:

Den Rosenkohl in Spalten schneiden und in einer Pfanne mit Butter anbraten, bis er weich ist. Champignons in Spalten schneiden und mit dem Hackfleisch nachträglich zum Rosenkohl in die Pfanne geben. Alles braten bis es durch ist. Mit Salz, Pfeffer und Cayenne Pfeffer abschmecken.

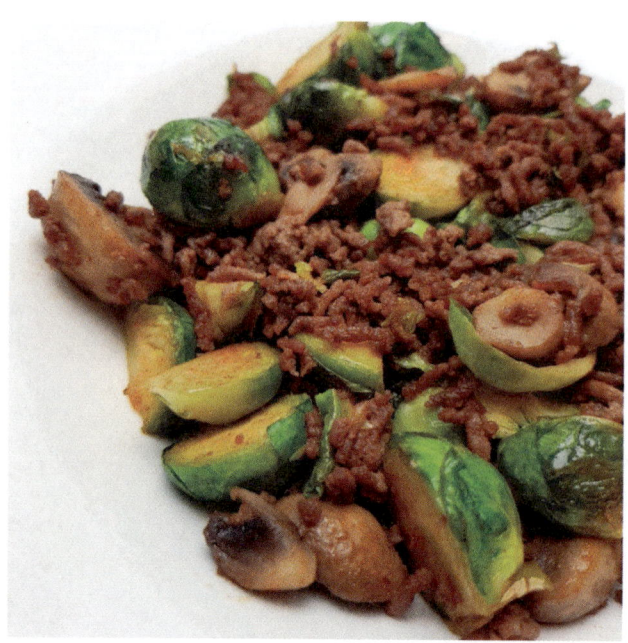

Tipp: Anstatt Hackfleisch passt in dieses Rezept auch sehr gut Bacon.

RINDER GULASCH MIT BLUMENKOHL-REIS

ZUTATEN:

- 150 g Blumenkohl
- 150 g Gulasch
- 50 g Cherrytomaten
- 40 g Butter
- 1 mittelgroße, grüne Paprika
- 1 Knoblauchzehe
- 1/2 Frühlingszwiebel
- 20 g Kokosöl
- Salz, Pfeffer & Paprikapulver
- Optional Gewürze nach Wahl

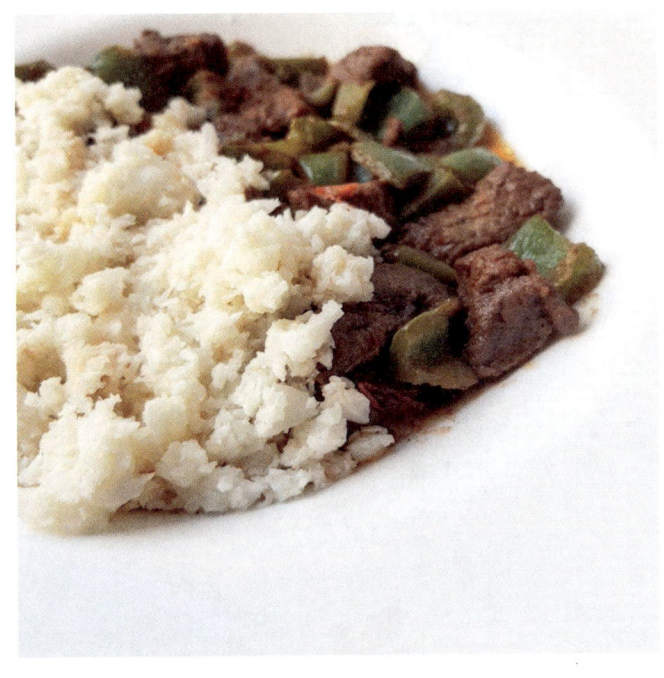

ZUBEREITUNG:

Blumenkohlreis:
Schneide den Blumenkohl in mittelgroße Stückchen. Fülle deinen Standmixer zu 1/3 mit Wasser. Gib anschließend den Blumenkohl dazu, bis das Gefäß zur Hälfte gefüllt ist und mixe für 1 Sekunde. Wiederhole den Vorgang, bis der Blumenkohl von der Größe her Reis ähnlich ist. Siebe das Wasser nun durch einen Sieb ab und wiederhole den Vorgang, bis der komplette Blumenkohl zu Reis verarbeitet ist. Brate ihn nun mit 20 g Butter an.

Gulasch:
Schneide die Tomaten, die Frühlingszwiebel, die Paprika und die Knoblauchzehe in kleine Würfel und gib sie mit dem Fleisch und den restlichen Fetten in eine Pfanne und lasse alles zusammen köcheln, bis eine sämige Soße entsteht. Schmecke es mit Salz, Pfeffer, Paprikapulver und Gewürzen deiner Wahl ab. Serviere beides zusammen.

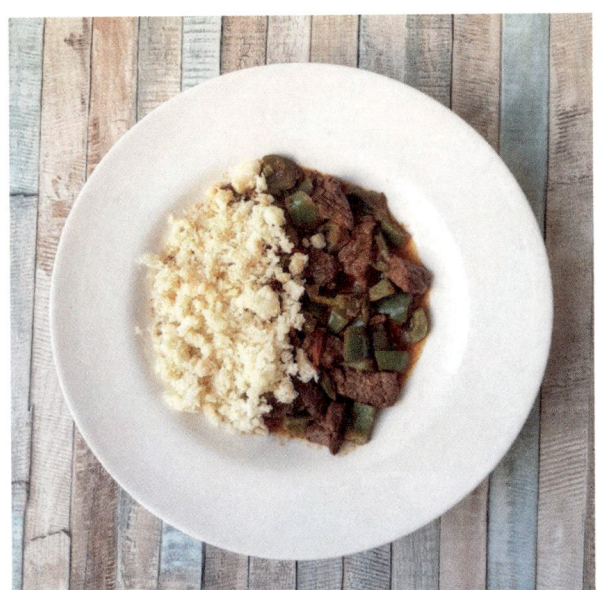

Tipp #1: Grüne Paprika haben mit Abstand am wenigsten Kohlenhydrate, es ist nicht ratsam, diese gegen gelbe oder rote zu tauschen.

Tipp #2: Wenn du keine grüne Paprika magst, kannst du alternativ Auberginen verwenden.

CHAMPIGNON-OMELETTE

ZUTATEN:

- 250 g Champignons
- 4 Eier
- 1 Knoblauchzehe
- 1/2 Frühlingszwiebel
- 20 g Olivenöl
- 25 g Butter
- Salz, Pfeffer
- Optional Kräuter deiner Wahl

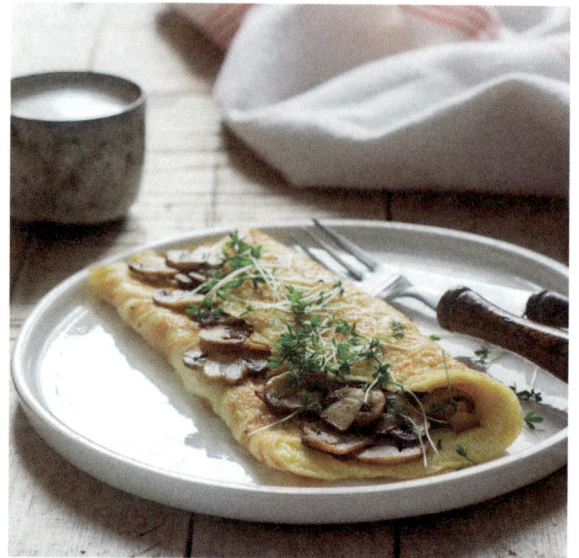

ZUBEREITUNG:

Schneide die Champignons, Frühlingszwiebel und die Knoblauchzehe klein und brate diese in einer Pfanne mit 10 g Butter & 10 g Olivenöl an. Schmecke diese mit Salz, Pfeffer und den Gewürzen deiner Wahl ab.

Schlage die Eier in eine Schüssel auf und verquirle diese mit einer Gabel/einem Schneebesen, bis eine homogene Masse entsteht. Gib die restliche Butter und das Olivenöl bei mittlerer Temperatur in eine Pfanne und lasse die Butter komplett schmelzen. Gieße nun die Eier-Masse in die Pfanne und brate sie mit geschlossenem Deckel, bis sie fest wird. Gib das fertige Omelette auf einen Teller, verteile die Pilze obendrauf. Falte nun das Omelette in der Mitte und klappe es zu. Bon appétit :)

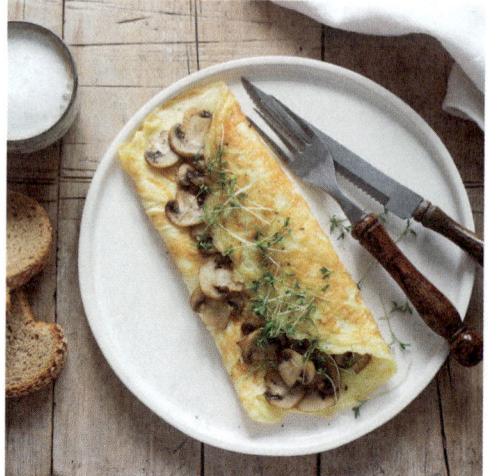

Tipp: Du kannst auch Rührei daraus machen. Geht schneller, sieht aber nicht so schön aus ;)

SPARGEL SALAT MIT ERDBEEREN

ZUTATEN:

- 200 g grüner Spargel
- 80 g Rucola
- 120 g Hähnchenbrust
- 80 g Avocado
- 60 g Erdbeeren
- 20 g Apfelessig
- 15 g Olivenöl
- 20 g Kokosöl
- 15 g Butter
- Salz, Pfeffer
- Stevia / Erythrit nach Belieben

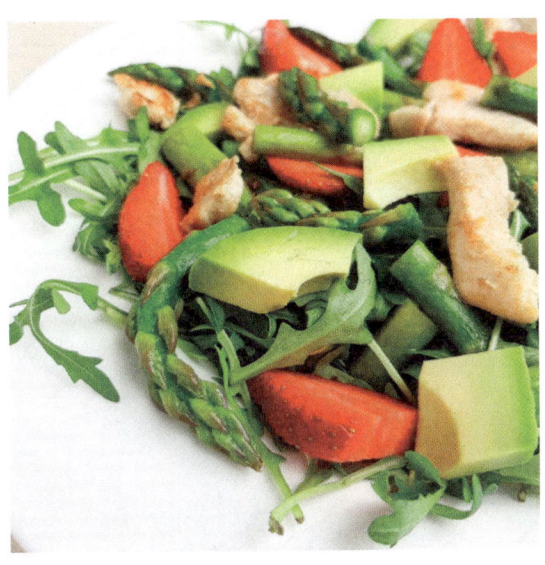

ZUBEREITUNG:

Entferne den holzigen, unteren Teil des Spargels und schneide den Rest in kleine Stückchen.
Brate den Spargel und die klein geschnittenen Hähnchenbrust-Teile bei mittlerer Temperatur in Butter an.
Wasche den Rucola und gib ihn in eine Schüssel. Würfele die Erdbeeren und gib sie mit in den Salat.
Verteile den Spargel und das Hähnchen inklusive des Bratfetts über den Salat.
Schmelze nun das Kokosöl und rühre das Olivenöl und den Apfelessig unter. Schmecke das Salatdressing mit Stevia ab. Aber Vorsicht: Stevia ist sehr süß und wird leicht überdosiert. Gieße das Dressing über den Salat und vermische alles gut miteinander. Das Gericht eignet sich wunderbar zum kalt essen & Mitnehmen.

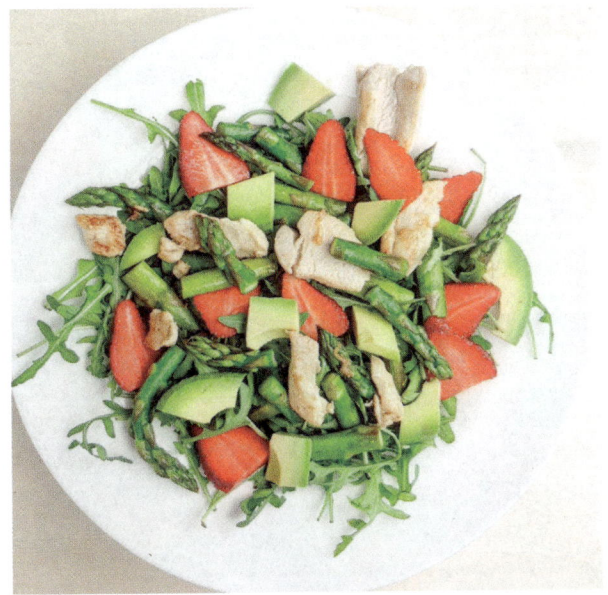

Tipp #1: Solltest du keinen Spargel bekommen, kannst du diesen mit Zucchini ersetzen.

Tipp #2: Je größer und dicker der Spargel ist, desto wahrscheinlicher ist es, dass du das untere Drittel schälen musst.

KRAUTSALAT SÜSS-SAUER MIT ZUCCHINI-HACK BULETTEN

ZUTATEN:

- 250 g Spitz-/Weiß-/Chinakohl
- 150 g Zucchini
- 120 g Hackfleisch
- 1 Ei
- 1 Zitrone
- 30 g Kokosöl
- 10 g Olivenöl
- 10 g Butter
- Salz & Pfeffer
- Optional Spritzer Stevia

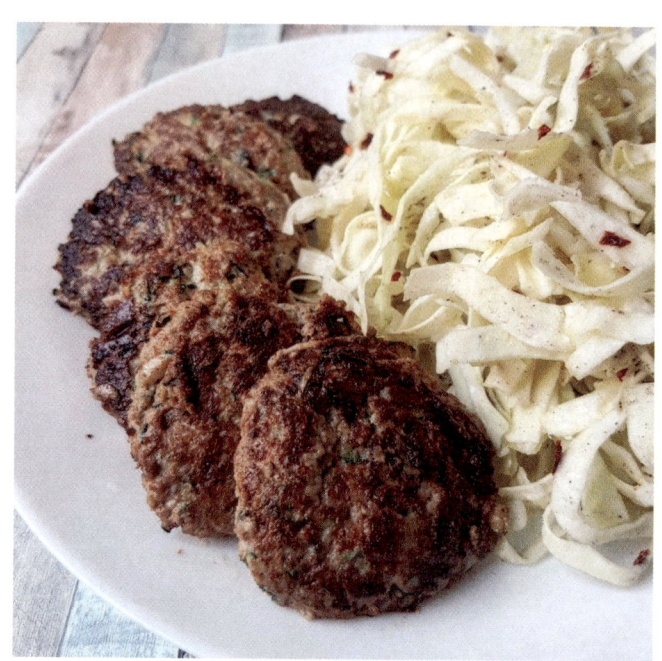

ZUBEREITUNG:

Schneide den Kohl in dünne Streifen und gib ihn in eine Schüssel.
Reibe die Zucchini mithilfe einer Reibe ganz fein. Nimm die geriebene Zucchini in die Hand, presse das Wasser aus ihnen heraus und gieße es ab. Vermische in einer Schüssel nun die Zucchini mit dem Hackfleisch, dem Ei und ein bisschen Salz und Pfeffer. Gib etwa 10 g Butter und 10 g Kokosöl in eine Pfanne. Forme aus dem Hack-Zucchini-Gemisch nun Buletten und brate diese bei niedriger Temperatur, bis sie durch sind.

Schmelze nun 20 g Kokosöl (in der Mikrowelle oder in einem kleinen Topf) und gib 10 g Olivenöl dazu. Presse dazu den Saft einer Zitrone aus. Wenn die Zitrone groß ist, reicht die Hälfte. Schmecke das Dressing für den Kohlsalat mit etwas Flüssig-Stevia ab. Taste dich vorsichtig an die Süße heran, Stevia ist sehr süß und wird leicht überdosiert.

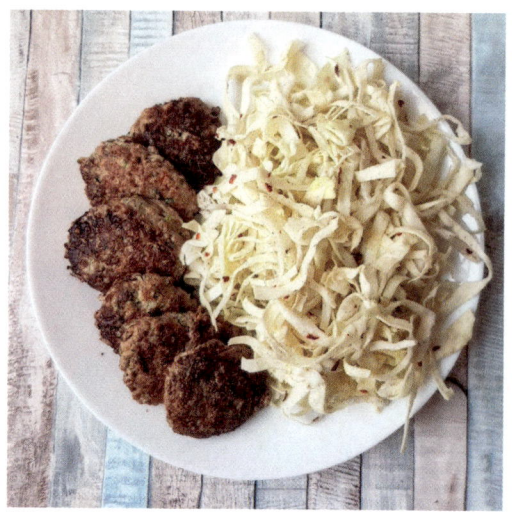

Tipp #1: Sollte dir Stevia nicht schmecken, kannst du das Dressing mit Erythrit machen. Erythrit löst sich aber nicht so gut auf, daher musst du das Dressing etwas erhitzen, um das Erythrit zu schmelzen.

Tipp #2: Solltest du kein Fleisch essen, kannst du auch Lachs dafür nehmen. Einfach ganz klein schneiden und wie das Hackfleisch verwenden.